HEYNE
BÜCHER

Die Autoren:

Der amerikanische Mediziner Norman Rosenthal hat auf dem Forschungsfeld der Licht-Therapie Pionierdienste geleistet. Als Direktor des *National Institute of Mental Health* gewann er internationale Anerkennung und ist in den USA einer breiten Öffentlichkeit durch zahlreiche Medienauftritte bekannt. Er ist außerdem Co-Autor eines erfolgreichen Buches zur Bekämpfung des »Jet Lags«.

Professor Siegfried F. Kaspar, Jahrgang 1950, ist Ordinarius für Psychiatrie und Vorstand der klinischen Abteilung für Allgemeine Psychiatrie an der Universität Wien, die über eine eigene Ambulanz für Herbst- und Winterdepression verfügt. Mit über 300 Publikationen zur Psychologie, Diagnostik und Therapie seelischer Erkrankungen und als Herausgeber und Beiratsmitglied zahlreicher nationaler und internationaler psychiatrischer Zeitschriften hat er den Ruf als international anerkannte Kapazität auf dem Gebiet der Depressionsforschung erworben.

Dr. Norman E. Rosenthal
und Prof. Siegfried Kasper

Licht-Therapie

Das Programm gegen Winterdepressionen

So entkommen Sie der tristen Stimmung in der dunklen Jahreszeit

Aus dem Amerikanischen von
Dr. Doris Märtin

WILHELM HEYNE VERLAG
MÜNCHEN

HEYNE RATGEBER
Nr. 08/5150

Umwelthinweis:
Dieses Buch wurde auf
chlor- und säurefreiem Papier gedruckt.

Printed in Germany 1997
Bearbeitung für den deutschsprachigen Raum:
Prof. Dr. Siegfried Kasper, Wien
Lektorat: Barbara Hörmann
Umschlaggestaltung: Atelier Adolf Bachmann, Reischach
Umschlagabbildung: P. Freytag/Mauritius Bildagentur, Mittenwald
Satz: MPM, Wasserburg
Druck und Verarbeitung: Presse-Druck, Augsburg

ISBN 3-453-13243-2

Für Leonora, Joshua und Anita

Inhalt

Dank

Wir würde gerne all denen persönlich danken, die zur Entstehung dieses Buches beigetragen haben. Leider geht dies jedoch nicht: zum einen, weil so viele Menschen daran beteiligt waren, und zum anderen, weil einigen von ihnen – z. B. den Patienten, die uns so großzügig erlaubt haben, persönliche Einzelheiten aus ihrem Leben zu schildern – am besten mit einer anonymen Würdigung gedient ist. Mein besonderer Dank gilt meinen Kollegen am NIMH, sowie an den Universitäten Bonn und Wien Dr. Thomas Wehr und Dr. Dan Oren, Prof. Möller und Dr. Ruhrmann, Dr. Neumeister und Dr. Praschak-Rieder für die kreative Zusammenarbeit und die vielen anregenden Diskussionen; Dr. Rachael Heller und Dr. Richard Heller sowie Michael und Jiuan Su Terman, die große Teile des Manuskripts gelesen und uns kritische Befunde und Unterlagen zur Verfügung gestellt haben; Neal Owens, von dem die Photographien stammen; Bette Flax, die uns bei der Zusammenstellung der Diäten beraten hat; Abby Kohn und Patty Owen, die uns bei der Recherche unterstützt haben; und Jennifer Eastwood, die die weiterführenden Informationen zusammengetragen hat. Bedanken möchten wir uns auch bei den vielen Kollegen, deren Hilfe weit über ihre kollegiale Verpflichtung hinausging: Paul Arbisi, David Avery, John Booker, George Brainard, Charmane Eastman, Chris Gorman, Friedrich Grass, Carl Hagfors, Barbara Heßelmann, Hermes Kick, Wilfried Köhler, Raymond Lam, Alfred J. Lewy, Odd Lingjaerde, Ybe Meesters, Giovanni Mucettola, Michael Norden, Barbara Parry, Burkhard Pflug, Hans-Martin Schuchardt, Chris Thompson und Anna Wirz-Justice.

TEIL I

Jahreszeitlich bedingte Krankheitsbilder

I

SAD und Licht-Therapie: Neu- oder wiederentdeckt?

Vier Zeiten füllen eines Jahres Maß;
Es gibt vier Zeiten in des Menschen Geist.
John Keats

Genauso wie Bären, Eichhörnchen und Vögel hat der Mensch sich unter dem Einfluß der Sonne entwickelt. In der Maschinerie unseres Körpers sind die Rhythmen von Tag und Nacht, Licht und Dunkelheit, Wärme und Kälte, Mangel und Fülle fest verankert. Über Hunderttausende von Jahren hinweg wurde die Architektur unseres Körpers von den Jahreszeiten geformt, und wir haben Mechanismen zur Bewältigung der damit verbundenen Veränderungen entwickelt. Bis heute werden unsere Gefühle und unser Verhalten vom Rhythmus der Jahreszeiten beeinflußt. Allerdings können die saisonalen Veränderungen bei manchen Menschen schwere Lebenskrisen auslösen.

Unsere Vorfahren wußten um den Einfluß der Jahreszeiten auf den Menschen. Bei den Ärzten unserer Tage dagegen war er bis vor kurzem mehr oder weniger vergessen. Es waren Künstler, Dichter und Liedtexte, die jahrhundertelang auf ihre Bedeutung hinwiesen. So ist in Shakespeares *Wintermärchen* zu lesen: »Für den Winter passen die Märchen besser, die traurig sind«; der englische Dichter John Keats beschreibt, wie eine Nachtigall »ruhig aus vollem Hals vom Sommer« singt, und in einer modernen Ballade heißt es: »You are the sunshine of my life«.

In den vergangenen fünfzehn Jahren hat die Wissenschaft die Kunst eingeholt, und die medizinische Bedeutung der Jahreszeiten fand neue Beachtung. Studien haben ergeben, daß die meisten Menschen im Verlauf der Jahreszeiten gewissen Stimmungs- oder Verhaltensschwankungen unterliegen. Für eine von vier Personen stellen diese

Schwankungen ein Problem dar. Natürlich wirksame Verfahren wurden entwickelt, um Menschen mit saisonabhängiger Depression (SAD) – Winterdepression, Sommerdepression und Winter-Blues, einer milderen Form der Winterdepression – zu helfen. Gleichzeitig haben wir neue Erkenntnisse über die Wirkung der Jahreszeiten – des Lichts und der Temperatur – auf die Gefühle gewonnen. Wir können unsere Beziehung zu der uns umgebenden Welt jetzt besser verstehen. Wie es zu diesen Erkenntnissen und Entwicklungen kam, ist das Thema dieses Buches. Es diskutiert, wie Jahreszeit und Licht auf Gemüt und Verstand einwirken und wie wir den dadurch verursachten Problemen begegnen können.

Es gibt tatsächlich »vier Zeiten in des Menschen Geist«, auch wenn nicht jeder sie auf die gleiche Weise erlebt. Der Herbst verzaubert manche mit seinen prächtigen Farben, für andere kündigt er die Trostlosigkeit des Winters an. Der Winter, den viele Menschen als freudlos und bedrohlich fürchten, erinnert an Stillstand, Verfall und Verlust. Aber es gibt auch Menschen, die die kalte Jahreszeit ganz anders erleben – sie verbinden den Winter mit Bratapfelduft und gemütlichen Abenden am Kamin. Der Frühling bringt Knospen und Blüten, alles erwacht zu neuem Leben, die Säfte regen sich, drängendes Begehren und Reiselust prägen unser Empfinden. Andererseits aber lesen wir bei T. S. Eliot in *Das wüste Land*: »April ist der grausamste Monat, er [. . .] vermischt Erinnern und Verlangen.« Im Sommer ernten wir Früchte und Blumen, manchmal aber, so steht es schon bei Shakespeare zu lesen, »fühlst zu heiß des Himmels Aug' du brennen«. Wenn die Ärzte des zwanzigsten Jahrhunderts den Worten der Dichter Beachtung geschenkt hätten, wüßten sie seit langem, daß die Jahreszeiten unser Fühlen grundlegend beeinflussen und daß wir auf den Wechsel der Jahreszeiten unterschiedlich reagieren.

Als bildhafte Beschreibung von Gemütszuständen sind Jahreszeiten und Wetter Teil unserer Sprache geworden. Jemand hat ein »sonniges Wesen«, ein »strahlendes Lächeln«, gilt als »warm« oder »unterkühlt«. Es gibt keine Nachrichtensendung ohne Wetterbericht. Und uns interessiert am Wetter nicht nur, ob wir einen Regenschirm mitnehmen müssen oder nicht. Bei vielen von uns entscheiden das Wetter und die wechselnden Jahreszeiten, wie wir uns fühlen, wie wir schlafen, was wir essen, ob wir uns auf unsere Arbeit konzentrieren können oder nicht und ob wir fähig sind zu lieben.

Dieser Gedanke erscheint heute so offensichtlich, daß es schwerfällt zu glauben, es habe jemals eine Zeit gegeben, in der wir die Wirkung der wechselnden Jahreszeiten auf den Menschen nicht beachtet haben. Noch vor zwanzig Jahren, als wir Medizin studierten, stand der Einfluß der Jahreszeiten nicht auf dem Lehrplan. Statt dessen wurde uns vermittelt, Menschen seien jahreszeitenunabhängige Wesen: Elektrizität versorgt uns mit Licht und Wärme. Nahrung steht das ganze Jahr über zur Verfügung. Im Gegensatz zur Tier- und Pflanzenwelt sind wir nicht mit den Herausforderungen der wechselnden Jahreszeiten konfrontiert.

Hätten wir die Alten studiert, wäre uns vielleicht die Unsinnigkeit der Lehre klar geworden, Physiologie und Verhalten des Menschen seien unabhängig von den Jahreszeiten. Hippokrates zum Beispiel schrieb im vierten Jahrhundert v. Chr., daß jeder, »der sich für die Wissenschaft der Medizin interessiert, als erstes die Jahreszeiten erforschen muß, und was in ihnen passiert«. Auch viele Ärzte nach Hippokrates haben den Einfluß der verschiedenen Jahreszeiten auf Körper und Geist betont. Offensichtlich ist diese Einsicht mit den Wundern der industriellen Revolution in Vergessenheit geraten. Uns ist entfallen, daß wir der Natur einmal sehr viel näher waren als heute. Es ist uns nicht bewußt, daß die Beherrschung unserer physischen Umwelt unsere Reaktion auf den Wechsel der Jahreszeiten gar nicht außer Kraft setzen kann: Sie ist vermutlich in unseren genetischen Code einprogrammiert.

Künstliche Methoden, Dunkelheit, Kälte, Nässe und extreme Hitze zu vermeiden, schirmen uns effektiv gegen die Wirkungen der Jahreszeiten auf Körper, Geist und Seele ab. Dank dieser Puffer bilden die wechselnden Jahreszeiten für viele Menschen nur das Bühnenbild, vor dem sich ihr Alltag abspielt. Andere dagegen spüren die Jahreszeiten mit extremer Intensität. Zu ihnen gehören viele Dichter und Künstler, die die wechselnden Jahreszeiten von jeher als Metaphern unseres Lebens gesehen haben. Den Gefühlsaufwallungen, die Wind und Wetter in ihnen hervorgerufen haben, verdanken wir einige der schönsten Produkte des menschlichen Geistes.

Daneben aber gibt es auch jene, bei denen die jahreszeitlichen Veränderungen extreme Stimmungs- und Energieschwankungen bis hin zu Traurigkeit und Verzweiflung auslösen. In diesem Buch beschreibe ich nicht nur die Symptome, unter denen manche Menschen angesichts der wechselnden Jahreszeiten leiden, sondern auch, wie sich diese Probleme erkennen und behandeln lassen. Andererseits wäre es verfehlt, unsere Reaktionen auf die wechselnden Jahreszeiten lediglich durch das Mikroskop der Pathologie zu sehen. Sie sind eine natürliche Reaktion auf unsere Umwelt und erweitern unser Gefühlsspektrum. Wir werden uns deshalb auch mit dieser Facette der Saisonfühligkeit eingehend befassen. Es sind übrigens die intensiven Erfahrungen meiner Patienten, nicht medizinische Fachtexte, die mich darauf gebracht haben.

Meine eigene SAD-Geschichte (Dr. Rosenthal)

Ich habe in Südafrika Medizin studiert – einem Land, das sich ungeachtet aller politischen Turbulenzen zu Recht seines Klimas rühmen darf. In Johannesburg, wo ich aufwuchs, gab es eigentlich nur zwei Jahreszeiten: Sommer und Winter. Im Sommer konnte man im Freien schwimmen und Sommerfrüchte essen: Pfirsiche, Papayas, Mangos. Im Winter war das nicht möglich. Es war zwar tagsüber warm draußen, aber am Abend brauchte man einen Pullover. Frühjahr und Herbst waren Zeiten des Übergangs. Nach mehreren Wintermonaten fingen die Bäume wieder an zu blühen und man wußte, es war Frühling. Ähnlich unauffällig begann sich das Laub am Ende des langen Sommers braun zu färben und ohne großes Farbspektakel von den Bäumen abzufallen: Der Winter war gekommen. Doch trotz der Milde der Jahreszeiten spürte ich, daß sie meine Stimmung beeinflußten. Ich hatte sogar daran gedacht, einen Roman zu schreiben, in dem sich die Stimmung der Hauptfigur regelmäßig mit den Jahreszeiten änderte. Der Roman wurde nie geschrieben, aber die Idee war geboren und reifte, fast unbemerkt, in mir heran. Es bedurfte der intensiven jahreszeitlichen Veränderungen der nördlicheren Breitengrade, um den schlummernden Gedanken zu aktivieren; es bedurfte auch meiner Begegnungen mit einigen inspirierenden Menschen, die in diesem Buch eine Hauptrolle spielen. Ich kam im Sommer 1976 in die Vereinigten Staaten, begann meine Ausbildung zum Facharzt für Psychiatrie am New York State Psychiatric Institute und stürzte mich darüber hinaus in meine Forschungsarbeiten über Stimmungsstörungen. Die Sommertage wirkten endlos lang, und meine Energie kannte keine Grenzen. Ich hatte in Johannesburg, das sehr viel näher am Äquator liegt als New York City, niemals solche langen Sommertage erlebt.

Die Monate vergingen und ich staunte über das Drama der wechselnden Jahreszeiten. Ich war nicht auf die glühenden Farben des Herbstlaubs im Norden vorbereitet, auf die klaren Tage und die kalten Nächte und am allerwenigsten auf das Verschwinden des Lichts. Ich hatte nicht vorausgesehen, wie kurz die Tage sein würden. Wenn die Sonne schien, fielen ihre Strahlen ungewohnt flach ein, und ich verstand, was der Dichter Shelley meinte, als er schrieb:

> Klarer Verstand wird dich narren
> Wie die Sonne am Winterhimmel.

Dann war die Sommerzeit vorbei, und die Uhren wurden eine Stunde zurückgestellt. Ich ging am ersten Montag nach der Zeitumstellung abends nach Hause, und die Welt lag im Dunkeln. Vom Hudson River her blies ein kalter Wind und erfüllte mich mit bösen Vorahnungen. Der Winter kam. Ich fühlte mich leer und erschöpft, und es war mir schleierhaft, wie ich im vergangenen Sommer so viele Aufgaben hatte übernehmen können. Ich mußte verrückt gewesen sein! Mir blieb nichts anderes übrig, als mich in die Arbeit zu hängen und alles am Laufen zu halten. Ich verstand zum ersten Mal das stoische Temperament der Menschen, die im Norden zu Hause waren. Dann wurde es endlich wieder Frühling. Ich hatte neue Energie und fragte mich, warum ich mir so viele Sorgen über mein Arbeitspensum gemacht hatte.

Ich registrierte alle diese Eindrücke, aber ich verband sie nicht zu einer zusammenhängenden Geschichte – und hätte das wahrscheinlich ohne die folgenden Ereignisse und die bemerkenswerten Menschen, die ich dabei kennenlernte, nie getan. Nach meiner Facharztausbildung ging ich an das National Institute of Mental Health (NIMH) in Bethesda, Maryland, um bei Dr. Frederick Goodwin zu forschen, den ich über die biologischen und psychologischen Implikationen manisch-depressiver Erkrankungen hatte sprechen hören. Wenn Dr. Goodwin beschrieb, wie unsere schwankenden Stimmungen und unsere wechselnde Wahrnehmung der Welt mit bestimmten Veränderungen in unserer Gehirnchemie einhergingen, verstand er es, das Thema mit Leben zu erfüllen. Geist und Gehirn erschienen mir als gleichermaßen faszinierende Bezugssysteme. Deshalb entschloß ich mich, Stimmungsstörungen aus beiden Perspektiven – der psychologischen und der neurologischen – zu untersuchen.

Kurz vor meinem ersten Besuch am NIMH traf ich mit Dr. Alfred Lewy zusammen, einem von mehreren Psychiatern, die damals bei Goodwin arbeiteten. Dr. Lewy hatte gerade zusammen mit Dr. Sanford Markey eine Technik zur Messung des Hormons Melatonin entwickelt. Melatonin wird von der Zirbeldrüse (Epiphyse) produziert, einer erbsengroßen, am Mittelhirn gelegenen Struktur. Wie ein Uhrwerk gibt die Zirbeldrüse Nacht für Nacht bis zum Morgengrauen Melatonin in den Blutstrom ab. Die Ausschüttung von Melatonin signalisiert die Dauer der Dunkelheit. Tiere können daraus den Ablauf der Jahreszeiten erkennen. Obwohl nicht klar ist, ob Melatonin auch beim Menschen das Stichwort für jahreszeitliche Veränderungen gibt, erwiesen sich die Forschungen auf diesem Gebiet als wichtiger Schritt für die Wiederentdeckung von SAD und die Entwicklung der Licht-Therapie.

Dr. Lewy und ich sprachen über unsere gemeinsamen Interessen und die verschiedenen Richtungen, in die uns unsere Forschungsarbeiten möglicherweise führen würden. Wir unterhielten uns auch über das Massenspektrometer, ein Gerät, das er zur Entwicklung seiner Technik zur Melatoninmessung benutzt hatte. Es sah wie eine übergroße Waschmaschine aus. Er injizierte oben über eine kleine Öffnung genau dosierte Mengen klarer Flüssigkeit. Unten liefen riesige Mengen von Endlospapier heraus, auf das ein Graph geplottet wurde. Er zeigte mir einen Ausschlag auf dem Graphen und sagte: »Das ist Melatonin.« Ich war gebührend beeindruckt.

Meine Arbeit in der Forschungsgruppe um Goodwin führte zu einer engen Zusammenarbeit mit Dr. Thomas Wehr, einem herausragenden klinischen Forscher, der bereits seit einigen Jahren biologische Rhythmen analysierte. Er wollte herausfinden, ob Regelwidrigkeiten in diesen Rhythmen die Wurzel für Niedergeschlagenheit bei Depression und Manie sein könnten. Kurz bevor ich am NIMH anfing, hatten Dr. Lewy und Dr. Wehr nachgewiesen, daß helles Licht beim Menschen die nächtliche Melatoninproduktion unterdrücken konnte – eine Erkenntnis, die großen Einfluß auf die nachfolgenden Ereignisse haben sollte. In Goodwins Truppe herrschte in diesen Tagen fiebrige Hektik – eine Art gespannter Erwartung – und ich war mir sicher, zur rechten Zeit am rechten Ort zu sein.

Die ersten Forschungsergebnisse und Kongreßberichte der NIMH-Gruppe stimulierte eine Reihe von europäischen Forschern zu einem Besuch und einige auch zu einem nachfolgenden Forschungsaufenthalt in Bethesda. Prof. A. Wirz-Justice aus der Schweiz, Prof. Thompson aus Großbritannien, Prof. Kasper aus Deutschland sowie Prof. Danzinger und Dr. Neumeister aus Österreich waren von der klinischen Praktikabilität und den theoretischen Überlegungen zur Licht-Therapie beeindruckt. Einige von ihnen, Prof. Wirz-Justice, Prof. Kasper und zuletzt auch Dr. Neumeister blieben längere Zeit in Bethesda, um mit den Kollegen an klinisch relevanten Fragestellungen zu arbeiten. Prof. Wirz-Justice, eine Biochemikerin, untersuchte die biochemischen Grundlagen circadianer Rhythmen, Prof. Kasper führte grundlegende Untersuchungen zur Epidemiologie der Herbst-/Winterdepressionen durch und beschrieb erstmals das Krankheitsbild der subsyndronalen SAD, d. h. das Krankheitsbild von Menschen, bei denen es nicht zum vollen Ausprägungsgrad der Herbst-/Winterdepression kommt, die jedoch von einer lege artis durchgeführten Licht-Therapie profitieren. Dr. Neumeister, ein junger Kollege der Arbeitsgruppe von Dr. Kasper in Wien, setzte vor kurzem die Tradition fort und trug wesentlich zum

Verständnis des Neurotransmitters Serotonin in der Pathogenese der SAD und der Wirkungsweise der Licht-Therapie bei.

Dr. Kasper und ich haben in enger Zusammenarbeit mehrere Forschungsrichtungen bearbeitet. Im Vordergrund standen epidemiologische Arbeiten zur erstmaligen Bestimmung der Häufigkeit saisonaler Depression und deren subsyndronalen Form in Montgomery County, dem Bezirk rund um Washington, D.C., aber auch eine Vier-Zentren-Studie in Nashua (New Hamshire), in New York, Washington, D.C. und Sarasota (Florida). Diese Forschungsergebnisse wiesen erstmals darauf hin, daß es sich bei der SAD um eine sehr häufige Form depressiver Erkrankung handelt, an der bis zu 5% der Bevölkerung, abhängig vom Breitengrad, an dem die Menschen leben, leiden. Die subsyndromale Form kann als bis zu dreimal häufiger eingeschätzt werden. Unsere Kooperation führte auch zu zahlreichen Arbeiten über die biologischen Grundlagen cirkadianer Rhythmusstörungen. Hormonelle Veränderung sowie der Einfluß des Lichts auf die Körperkerntemparatur standen dabei im Vordergrund. In zahlreichen Diskussionen wurden nicht nur Forschungsergebnisse, sondern auch persönliche Erfahrungen ausgetauscht, die zum Wachsen und später auch zur Festigung der Freundschaft zwischen uns beiden beitrug.

Ein lichtempfindlicher Wissenschaftler

Obwohl viele Leute zur Wiederentdeckung von SAD beitrugen, lassen sich unsere Anstrengungen in diese Richtung ausnahmslos auf einen einzigen Mann zurückführen: Herb Kern. Es mag ungewöhnlich erscheinen, daß ausgerechnet ein Mensch wie Herb den Anstoß für einen neuen Bereich der medizinischen Forschung gegeben haben soll: Er selbst war nämlich kein Mediziner, sondern Forschungsingenieur bei einem großen Unternehmen. Ich begegnete Herb ein Jahr nachdem ich am NIMH angefangen hatte. Herb war ein jugendlich wirkender Dreiundsechzigjähriger mit einem drahtigen Körper, einem Bürstenhaarschnitt und einem Zwinkern in den Augen. Wißbegierig wie er war, hatte er an sich selbst ein seit mindestens fünfzehn Jahren regelmäßig wiederkehrendes Muster von Stimmungs- und Verhaltensänderungen beobachtet. Als geborener und ausgewiesener Wissenschaftler hatte er diese Veränderungen in zahllosen kleinen Notizbüchern sorgfältig festgehalten. So konnte er nachvollziehen, wie Jahr für Jahr ab Juli sein Energieniveau nachließ und er sich von der Welt zurückzuziehen begann. In diesen Phasen vermißte er den gewohnten Schwung, es fiel ihm schwer, Entscheidungen zu treffen, er verlor das Interesse an Sex, er fühlte sich gebremst und war »bereit für den Winterschlaf«. Es fiel ihm schwer, morgens zur Arbeit zu fahren. Dort angekommen saß er an seinem Schreibtisch und fürchtete, das Telefon könnte klingeln und ihn zwingen, sich mit jemandem zu unterhalten. Es ist typisch für deprimierte Personen, sich zurückzuziehen und weder den Wunsch noch die Energie zu verspüren, mit anderen zu kommunizieren. Tatsächlich empfinden viele Betroffene den Kontakt zu anderen als unerträgliche Anforderung. Leute, die deprimiert sind, wollen einfach in Ruhe gelassen werden.

Mehr als unter der sozialen Isolation in den Phasen der Depression litt Herb unter seiner nachlassenden Kreativität. Er schob einen Berg von Arbeit vor sich her, und seine Produktivität sackte merklich ab. Nur unter größten Mühen gelang es ihm, die Forschungsergebnisse der zurückliegenden Frühjahrs- und Sommermonate zu Papier zu bringen. Er litt unter Schlafstörungen und schleppte sich freudlos durch den Tag.

Auf diese Art schlich Monat um Monat dahin, bis Herbs Energie Mitte Januar innerhalb von zwei Wochen zurückkehrte. Oder wie er sagt: »Mein Gehirn kam wieder in die Gänge.« Plötzlich verfügte er über Energieüberschüsse und kam mit vier Stunden Schlaf in der Nacht aus. Die Ideen stellten sich wie von selbst ein, und er brannte darauf, sie anderen mitzuteilen. Fünf oder sechs Monate lang hatte er großes Zutrauen zu seinen Fähigkeiten und das Gefühl, Berge versetzen zu können. Er arbeitete sehr effizient und kreativ und hatte wieder Interesse an Sex, gutem Essen und Konsum.

Herb hatte nicht nur beobachtet, daß sich seine Stimmung mit dem Längerwerden der Tage besserte und mit ihrem Kürzerwerden sank, sondern sogar die Theorie entwickelt, Lichtveränderungen könnten dabei eine Rolle spielen. Er versuchte, mehrere Leute für seine Vermutung zu interessieren, es gäbe einen Zusammenhang zwischen seinen Stimmungen und seinem Energiehaushalt und der Jahreszeit. Einer von ihnen, Dr. Peter Mueller, ein privat praktizierender Psychiater in New Jersey, der aus der Forschung kam, hörte Herb an und suchte daraufhin nach anderen Patienten mit einer ähnlichen Geschichte. Herb wurde mit verschiedenen Antidepressiva behandelt, die alle zu unzumutbaren Nebenwirkungen führten, ohne die Symptome zu lindern. Schließlich stieß er auf die Arbeiten von Goodwin, Wehr und Lewy und fand den Weg ins NIMH, wo er uns bat, mit ihm an seinen jahreszeitbedingten Problemen zu arbeiten.

Dr. Lewy schlug vor, Herbs Wintertage durch helles Licht zu verlängern und so zu versuchen, einen Sommertag zu simulieren. Das hieß konkret: sechs Stunden Bestrahlung pro Tag, drei vor der Morgendämmerung und drei nach Einbruch der Dunkelheit. Dahinter stand der folgende Gedanke: Da helles Licht zur Unterdrückung der menschlichen Melatoninproduktion notwendig ist, sorgt es möglicherweise auch für Stimmungs- und Verhaltensänderungen. Diese Argumentation basierte auf zwei Fakten: Erstens ist die Ausschüttung von Melatonin ein wichtiges chemisches Signal für die Steuerung vieler saisonabhängiger Rhythmen bei Tieren. Zweitens verlaufen die Nervenbahnen, die an der Unterdrückung der Melatoninproduktion durch Licht beteiligt sind, durch Teile des Gehirns, von denen wir annehmen, daß sie für die Steuerung vieler der Körperfunktionen notwendig sind, die bei Depressionen aus dem Gleichgewicht geraten: Essen, Schlafen, Gewichtskontrolle und sexuelles Verlangen. Wenn aber die Unterdrückung der Melatoninproduktion ein sehr viel helleres Licht erfordert, als es die normale Raumbeleuchtung liefert, könnte dann helles Licht nicht auch die Voraussetzung dafür sein, daß das Gehirn andere stimmungsbeeinflussende Funktionen ausführt?

Wir baten Herb, sich vor eine 60 120 Zentimeter große Lichtbox aus Metall zu setzen. Die Box gab etwa so viel Licht ab, wie man aufnehmen würde, wenn man an einem Frühlingstag im Nordosten der USA an einem Fenster steht. Wir wählten »Vollspektrum«-Leuchtstoffröhren – einen Lampentyp, der die Zusammensetzung des natürlichen Sonnenlichts an einem Sommertag nachahmt –, um die Bedingungen nachzustellen, die Herb aus seinen Winterdepressionen zu reißen schienen. Die Lampen in der Lichtbox deckten wir mit einem Plastikschirm ab, um eine glatte Oberfläche zu schaffen. Moderne Lichtboxen unterscheiden sich in einigen Punkten von dem Originalmodell, das wir bei der Behandlung von Herb einsetzten. Wir wissen heute, daß es nicht nötig ist, das Licht des vollen Spektrums zu verwenden und daß die ultravioletten Strahlen in manchen Vollspektrumlampen schädlich für Haut und Augen sein können. Darüber hinaus sind neuere Lichtboxen erheblich kleiner und leichter transportierbar. Einige Modelle sind zu den Augen des Patienten hin geneigt – dies hat sich als vorteilhaft gegenüber der aufrecht montierten Originalversion erwiesen. Ausführlichere Informationen zu Lichtboxen finden Sie in Kapitel 6 »Licht-Therapie« und in Teil 5 »Weiterführende Informationen«.

Innerhalb von drei Tagen begann Herb, sich besser zu fühlen. Die Veränderung war dramatisch und eindeutig. Mehrere Wochen früher als sonst stellten sich Herbs »Frühlingsgefühle« ein. Durften wir zu hoffen wagen, eine neue Art der Behandlung für Depressionen gefunden zu haben? Diese Möglichkeit klang zwar faszinierend, wurde aber umgehend durch unsere wissenschaftlichen Instinkte gedämpft. Schließlich brachte Herb der Licht-Therapie ein ungewöhnlich hohes emotionales Interesse entgegen. War es denkbar, daß seine Reaktion auf etwas anderes als die Lichtbehandlung zurückzuführen war? Zum Beispiel auf den Wunsch, sich besser zu fühlen? Oder die emotionale Wirkung, an einem Experiment teilzunehmen, bei dem drei Forschungspsychiater das Ergebnis einer Behandlungsmethode analysierten, die auf seinen Ideen basierte? Diese Möglichkeit – der sogenannte »Placebo-Effekt« – mußte ernsthaft in Betracht gezogen werden. Der Placebo-Effekt führt die Forschung oft jahrelang an der Nase herum. Er konnte auch bei der Auswertung der antidepressiven Wirkung der Licht-Therapie auf Herb nicht einfach ausgeschlossen werden.

Bridget, die Bärenfrau

Im gleichen Winter, in dem Herb die Lichtbehandlung am NIMH erhielt, probierte Dr. Mueller in Absprache mit Dr. Lewy die Behandlung mit künstlichem Licht an einer seiner Patientinnen aus: Bridget. Auch sie schien von der Licht-Therapie zu profitieren und hatte in diesem Jahr einen ungewöhnlich guten Winter. Wie es der Zufall wollte, zog Bridget im folgenden Sommer nach Washington um, und Dr. Mueller schlug ihr vor, Kontakt zu uns aufzunehmen. Bridgets Vorgeschichte und ihre Sensibilität, die Puzzleteile ihrer saisonabhängigen Probleme zu einem großen Ganzen zusammenzufügen, waren ähnlich bemerkenswert wie bei Herb. Sie nannte sich selbst eine »menschliche Bärin«.

Bridget war Akademikerin, Mitte Dreißig, und hatte den Winter seit ihrer Kindheit verabscheut. Aber erst mit Anfang Zwanzig wurde ihr bewußt, daß ihre jahreszeitlichen Veränderungen einem bestimmten Muster folgten. Jedes Jahr im August oder September – also schon im Sommer, wenn die Tage noch warm waren – begann Bridget, dem kommenden Winter mit wachsender Beklemmung entgegenzusehen. Ihr war schleierhaft, welche subtilen Frühwarnsignale dieses bange Ahnen hervorriefen. War es die Wintermode in den Schaufenstern und Herbstkatalogen, die Erinnerungen an die unerfreulichen Winter früherer Jahre zurückbrachte? Wie auch immer – sobald sich das Laub zu färben begann, drängte es sie danach, ihre Wintersachen hervorzuholen und ihre Vorratsschränke zu füllen, »wie ein Eichhörnchen, das sich auf den Winter vorbereitet«.

Mit dem Nahen des Winters litt Bridget unter vielen der Symptome, die auch Herb beschrieben hatte – vor allem unter bleierner Müdigkeit und dem Bedürfnis, sich zu verkriechen und den ganzen Tag zu schlafen. Sie neigte in diesen Phasen dazu, zu viel zu essen und verspürte ein unbezähmbares Verlangen nach Süßigkeiten und Kohlenhydraten. Wie Herb zwang sich Bridget Tag für Tag zur Arbeit, obwohl ihre Produktivität deutlich sank. Dazu kam, daß sie sich unabhängig von der Jahreszeit in den Tagen vor der Menstruation deprimiert und gereizt fühlte. Im Frühjahr löste dann ein Gefühl der Hochstimmung die Winterdepression ab. »Ich war wie die Heuschrecke«, sagte sie in Anspielung an die Fabel von der Heuschrecke und der Ameise, »die den ganzen Sommer über sang und sich des Lebens freute«, ohne an den nächsten Winter zu denken.

Aber nicht nur die Jahreszeiten, sondern auch andere Veränderungen der Umwelt wirkten sich auf ihre Stimmung aus. Sie hatte in den beiden Wintern vor ihrer ersten Licht-Therapie Urlaub auf den Jungferninseln gemacht. Beide Male stellte sie mit Erstaunen fest, wie sich ihre Stimmung bereits wenige Tage nach ihrer Ankunft auf den Inseln verbesserte, aber kurz nach der Rückkehr in den Norden im Nu wieder umschlug. Bridget hatte im Lauf der Jahre an Orten auf unterschiedlichen Breitengraden gelebt: Georgia, New York und Quebec. Je weiter nördlich sie wohnte, desto früher begannen die Depressionen, desto später klangen sie im Frühjahr ab und desto deprimierter fühlte sie sich. Allmählich kam ihr der Verdacht, etwas in ihrer Umwelt müsse ihre Stimmung beeinflussen – vielleicht das Licht? Warum sonst sollte sie sich so danach sehnen? Warum sonst haßte sie ihr schlecht beleuchtetes Büro? Sie nahm jede Gelegenheit wahr, in den hell erleuchteten Kopierraum zu gehen. Bridget war mühelos für die Lichtbehandlung zu gewinnen. Sie brannte darauf, sie auszuprobieren und stellte begeistert fest, daß sie ihr half.

Aber auch aus Deutschland, Österreich und der Schweiz können ähnliche Fallgeschichten berichtet werden. Ausgehend von Medienberichten meldeten sich in verschiedenen Zentren – Bonn, Basel, Wien – Menschen, die sich voll und ganz bestätigt fühlten und mit Dank aufnahmen, daß sich nun Forscher ernsthaft mit ihrer Problematik beschäftigten.

Eine Patientin berichtete z. B., daß das alte Fachwerkhaus, in dem sie wohnte und das von der Familie ihres Mannes stammte, sehr wenige und sehr kleine Fenster habe. Im Herbst und im Winter sei immer eine düstere Stimmung in dem Haus. Darüber hinaus würde das Fachwerkhaus auch noch an einem Nordhang stehen. Ihre Familienangehörigen wußten, daß die Mutter im Herbst und im Winter »zu nichts zu gebrauchen sei«, wenig Energie habe, häufig grantig sei und erst im Frühjahr bzw. Sommer wieder zum Leben erwachen würde, wenn sie im Bikini bzw. mit aufgekrempelten Ärmeln im Garten arbeiten könne. Nun, da sie erstmals von dieser Forschungsrichtung erfahren habe, würde sie ihrem Mann vorschlagen, in ein Haus an der Sonnenseite der hügeligen Landschaft zu ziehen und dabei ein Haus mit größeren Fenstern zu wählen.

Der inzwischen verstorbene Augenarzt Prof. Hollwich war hoch erfreut von dieser Forschungsrichtung und sagte in einem Interview zu Dr. Kasper, daß er der erste Psychiater sei, mit dem er ernsthaft über diese Probleme sprechen könne. Er selbst habe bereits in den fünfziger Jahren begonnen, den Einfluß des Tageslichtes auf die Befindlichkeit zu untersuchen und sei bei seinen eigenen Fachkollegen auf Erstaunen, bei den Psychiatern jedoch vorwiegend auf Ignoranz gestoßen. Er selbst habe jedoch den Einfluß der Jahreszeiten auf seine eigene Befindlichkeit sehr genau beobachtet, vielleicht beeinflußt durch seine eigenen Forschungsergebnisse, und habe darauf geachtet, daß seine Wohnung von seiner Arbeitsstelle mindestens eine halbe Stunde entfernt ist, damit er beim täglichen Fußmarsch in die Klinik – zuletzt Universitätsklinik Münster – wenigstens diese Zeit in hellem weißem Licht verbrachte. Von der Licht-Therapie hat er allerdings nicht gewußt und er war sehr erstaunt zu hören, daß man nun auch versuchte, Licht therapeutisch zu nutzen.

Es ist eine häufige Erfahrung, daß Forscher, die sich mit dem Thema der Jahreszeiten beschäftigen, auch im privaten Kreis mit dem Einfluß der Jahreszeiten konfrontiert werden. Bei Einladungen oder im Gespräch mit Nachbarn werden ihnen reichlich Fallgeschichten präsentiert und sie erfahren häufig Zustimmung zu ihren Forschungsergebnissen.

Auf der Suche nach SAD

Ungewöhnliche Einzelfälle spielen in der medizinischen Forschung im allgemeinen und in der Psychiatrie im besonderen von jeher eine wichtige Rolle. Wir fragten uns, ob wir in Bridget und Herb Beispielsfälle für eine eigenständige saisonabhängige Form der Depression gefunden hatten. Konnten ihre Erfahrungen uns helfen, die Reaktionen anderer Menschen auf die wechselnden Jahreszeiten und Lichtverhältnisse zu verstehen?

Einzelfälle können ein wichtiger Anstoß für die Entwicklung einer neuen Hypothese sein. Ihre experimentelle Erforschung erfordert aber normalerweise Gruppen von Patienten. Dr. Mueller kannte mehrere andere Patienten mit jahreszeitlich bedingten Depressionen, und wir fragten uns, wie verbreitet das Problem war. Gab es andere Patienten in Washington und Umgebung, die Interesse daran hatten, an einem Forschungsprogramm teilzunehmen? Wir riefen ein paar ortsansässige Psychiater an, die sich auf die Behandlung von Depressionen spezialisiert hatten. Von ihnen war aber bisher keiner auf das Problem gestoßen zu sein. Daraus schlossen wir, daß Winterdepressionen relativ selten sein mußten und daß eine Veröffentlichung unseres Forschungsinteresses in der *Washington Post* unsere einzige Chance war, eine Gruppe von Betroffenen zu finden.

Sandy Rovner, eine Journalistin, die auf Gesundheitsfragen spezialisiert ist, hörte sich unsere Geschichte bei laufendem Kassettenrecorder an. Sie glaubte, das Thema könne ihre Leser interessieren, und schrieb einen Artikel für die *Washington Post* – unser Forschungsgebiet war lanciert. Rovners Artikel begann mit Bridgets eigenen Worten: »Ich hätte als Bärin auf die Welt kommen sollen. Bären dürfen einen Winterschlaf halten, Menschen nicht.«

Die Reaktion auf den Artikel übertraf alle unsere Erwartungen. Wir erhielten Tausende von Reaktionen aus allen Teilen des Landes, und unsere Telefone standen tagelang nicht still. Wir verschickten Fragebögen, von denen hunderte ausgefüllt wieder auf unseren Schreibtischen landeten. Als wir sie durchsahen, verstärkte sich unser Gefühl, auf einer heißen Spur zu sein. In der psychiatrischen Forschung ist »Heterogenität« ein ernstzunehmendes Problem. In anderen Worten: Das gleiche Leiden kann sich von Patient zu Patient ganz anders äußern. Dies hat sich als enormes Hindernis für die psychiatrische Forschung erwiesen, vor allem auf dem Gebiet der Schizophrenie. Bei der Auswertung der Fragebögen schien es, als sei Bridget geclont worden: Ein Befragter nach dem anderen schilderte die Symptome des Zustands, den wir weiterhin als SAD bezeichneten. Wir fragten uns, ob der Gleichartigkeit der Symptome auch eine bei allen Befragten ähnliche Störung der Gehirnchemie zugrunde lag. Dies könnte darauf hindeuten, daß sie wie Herb und Bridget auf die Licht-Therapie ansprechen würden.

Wir interviewten viele Leute und nahmen alle die Personen in unser Programm auf, bei denen eine eindeutige Winterdepression vorlag. Während des ersten Sommers fühlten sich alle Teilnehmer, wie nicht anders erwartet, wohl und energiegeladen. Dies führte zu beträchtlicher Skepsis bei manchen unserer Kollegen; sie spekulierten, daß wir es mit einer Gruppe hochgradig suggestibler Personen zu tun hatten, die den Artikel gelesen hatten und sich nun einbildeten, unter dem Syndrom zu leiden. Wir hielten das zwar für unwahrscheinlich, konnten aber das Gegenteil nicht beweisen. Ein leises Gefühl des Unbehagens schlich sich ein, als einer unserer Kollegen meinte, wenn zu Winterbeginn keiner der Teilnehmer Depressionen entwickele, würden wir uns alle ziemlich blamieren.

Die erste kontrollierte Studie zur Behandlung von SAD durch Licht-Therapie (Dr. Rosenthal)

Die Tage wurden kürzer, und im Oktober und November ließ die Energie der Patienten prompt nach. Wie auf Bestellung stellten sich die von ihnen beschriebenen Wintersyndrome ein. Auch ich merkte, daß ich mich stärker zwingen mußte als sonst, um mein Pensum zu schaffen, war aber eindeutig weniger betroffen als meine winterdepressiven Patienten. Es fiel mir schwer, morgens aus dem Bett zu kommen. Selbst das Projekt begeisterte mich weniger als im Sommer davor.

Wir hatten vor, die Patienten mit Licht zu behandeln, sobald die Depressionen einsetzten und gerade so stark waren, daß wir die Wirkung der Behandlung messen konnten, aber noch nicht so stark, daß die Patienten sich lahmgelegt fühlten. Wir entschieden uns, wie bei Herb Kern, das Licht des vollen Spektrums einzusetzen – drei Stunden vor Tagesanbruch und drei Stunden ab Einbruch der Dunkelheit. Bei jedem Experiment, das darauf abzielt, die Wirksamkeit einer Behandlung zu zeigen, ist eine »Kontrollbehandlung« erforderlich. Diese umfaßt alle Faktoren der »experimentellen Behandlung«, ausgenommen den einen Faktor, von dem angenommen wird, daß er entscheidend für das Erreichen der gewünschten Wirkung ist. In unserer Studie hielten wir die Helligkeit des Lichts für entscheidend, deshalb verwendeten wir als Kontrollfaktor gedämpftes Licht. Um die Kontrollbehandlung plausibler zu machen, führten wir sie mit goldgelbem Licht durch – einer Farbe, die mit der Sonne assoziiert wird und auf die das Auge hochempfindlich reagiert.

Wir behandelten jeden Patienten zwei Wochen lang mit hellem und zwei Wochen mit gedämpftem Licht und verglichen dann die Wirkung. Diese Art des Versuchsplans heißt »Variation innerhalb«, weil die Versuchsperson nacheinander verschiedenen Behandlungsvarianten ausgesetzt wird. In unserem Fall hieß das: Einige Patienten wurden zunächst mit dem hellen weißen Licht, andere mit dem gedämpften gelben Licht behandelt, um den Ausgang nicht einseitig zu beeinflussen. Mittlerweile wird dieser Versuchsplan standardmäßig für Licht-Therapie-Studien eingesetzt. Darüber hinaus ist es wichtig, daß ein Psychiater, der die Wirkung einer Behandlung evaluiert, nicht weiß, welche Behandlung der jeweilige Patient bekommen hat. Dies verhindert, daß etwaige vorgefaßte Meinungen in die Bewertung des Behandlungserfolgs einfließen. Aus diesem Grund waren die Behandlungsbedingungen nur mir bekannt, nicht meinen an der Studie beteiligten Kollegen, den Doktoren Wehr, David Sack und J. Christian Gillin.

Ich werde nie die erste Patientin vergessen, die sich der Behandlung mit hellem Licht unterzog – eine Frau mittleren Alters, deren Alltag durch SAD deutlich beeinträchtigt war. Im Winter schaffte sie es nur mit größter Mühe, mit dem Haushalt zurechtzukommen, zur Arbeit zu gehen und ihre Abendkurse zu besuchen. Nach einwöchiger Behandlung kam sie strahlend in die Sprechstunde. Sie fühlte sich ausgezeichnet und war ihrem Pensum problemlos gewachsen. Ihre Studienkollegen betrachteten ihre Unterrichtsbeiträge mit neuem Respekt, so als wollten sie sagen: »Wo haben Sie die ganze Zeit gesteckt?«

Die zweite Patientin wurde um Weihnachten herum mit hellem

Licht behandelt. Ich rief von New York aus, wo ich die Feiertage verbrachte, in der Klinik an und fragte Dr. Sack, wie die Studie lief. Er antwortete: »Ich weiß nicht, welche Behandlung Joan bekommt, auf jeden Fall ist sie aufgeblüht wie eine Rose.«

Und so ging es weiter. Neun Patienten reagierten auf das helle Licht, während sich das gedämpfte Licht als wirkungslos erwies. Ich begann die Lichtboxen selbst zu nutzen, und war sicher, daß sie auch mein Befinden verbesserte. Einige meiner Kollegen waren ebenfalls an den Lampen interessiert. Nach ein paar Wochen mußte ich ein großes Schild vor einem schwindenden Stapel Lichtboxen aufstellen: Jeder, der eine Lampe leihen wollte, möge das doch vorher mit mir absprechen, damit genug Lichtboxen für die Studie zur Verfügung stünden. Ein ortsansässiger Psychiater, der mir vor unserer Studie versichert hatte, keine SAD-Patienten zu kennen, rief an, um mir mitzuteilen, ihm sei bewußt geworden, daß er selbst unter dem Syndrom leidet, und er wollte wissen, wie man die Lichtboxen verwendet.

Die Ergebnisse unserer ersten Studie warfen viele Fragen auf. Ist es wirklich möglich, daß Licht die Stimmung beeinflußt? Konnte es eine andere Erklärung für die Verbesserung im Befinden der Patienten geben als das Licht? War das Ganze vielleicht auf einen Placebo-Effekt zurückzuführen? Und falls das Licht wirklich den Ausschlag gab, wie war das zu erklären? Alle diese Fragen waren wichtig, und wir und andere Forscher wollten sie uns zu gegebener Zeit der Reihe nach vornehmen. Aber als wir im Frühjahr 1982 auf die Studie zurückblickten, war klar, daß die Depressionen der Patienten im Herbst und Winter aufgetreten waren, genau wie sie es vorhergesagt hatten. Die Lichtbehandlung hatte sehr viel bessere Erfolge gebracht als wir je zu hoffen gewagt hätten. Die Azaleen und Hartriegel blühten. Der Frühling hatte seinen Einzug gehalten, und in diesem Moment schien uns und unseren Patienten alles andere ziemlich einerlei.

In den darauffolgenden Jahren behandelten wir Winter für Winter neue Wellen von SAD-Patienten. Das gleiche geschah in anderen Forschungszentren. Lichtstudien, die in anderen Teilen der USA, in Europa und in Japan durchgeführt wurden, bestätigten unsere Erfahrungen. SAD ist ein weitverbreitetes Problem, und die Lichtbehandlung schlägt an. Angesichts der allgemeinen Einstimmigkeit nahm die American Psychiatric Association im Frühjahr 1987 eine Version von SAD in das Diagnostikhandbuch DSM-III-R auf. Damit wurde eine Form der Depression, die zunächst allenfalls ein seltenes Kuriosum zu sein schien, von der psychiatrischen Gemeinde als ernstzunehmendes medizinisches Leiden anerkannt. Kurze sechs Jahren, nachdem wir den ersten SAD-Patienten mit Licht behandelt hatten!

2

SAD: Das klinische Profil

Was genau sind saisonabhängige Depressionen (SAD)? Welche Beschwerden rufen sie hervor? Wer ist dafür anfällig? Unter welchen Umständen? Wie lange halten die Symptome an? Wie beeinflussen sie die Funktionsfähigkeit der Betroffenen im Beruf, im Privatleben und im Umgang mit anderen Menschen? In welchem Verhältnis steht SAD zum »Winter-Blues« oder »Februar-Verdruß«, über den so viele Menschen klagen? Diese und andere Fragen beantwortet dieses Kapitel.

Wir wissen heute, daß sich das Wohlbefinden und Verhalten der meisten Menschen im Rhythmus von Sommer und Winter bis zu einem gewissen Grad verändern: Davon betroffen sind zum Beispiel der Energiehaushalt, das Schlaf- und Eßverhalten und die Stimmung. Am einen Ende des Spektrums befinden sich die, die gar keine oder nur wenige jahreszeitlich bedingte Veränderungen kennen. Dann gibt es Menschen, die schwache Veränderungen an sich wahrnehmen, ohne daß deshalb gleich ihr Alltag durcheinander gerät. Eine dritte Gruppe erlebt die Veränderungen schon als störend – nicht schlimm genug, um deshalb zum Arzt zu gehen, aber doch als unangenehm. Möglicherweise leidet diese Gruppe unter dem, was der Volksmund als »Winter-Blues« und die Wissenschaft als »subsyndromale Form von SAD« (S-SAD) bezeichnet. Am anderen Spektrumrand schließlich befinden sich die SAD-Patienten, deren Stimmungs- und Verhaltensänderungen so einschneidend sind, daß sie ihren Alltag erheblich belasten.

Eine Patientin, Jenny, gibt eine eindringliche Beschreibung dieser Veränderungen. Sie hat das Gefühl, daß zwei Seelen in ihrer Brust wohnen – »eine Sommerperson und eine Winterperson«. Zwischen Frühjahr und Herbst ist sie energiegeladen, fröhlich und produktiv. Sie ist kontaktfreudig, trifft Verabredungen und ist als Freundin, Kollegin und Mitarbeiterin beliebt und anerkannt. Sie schafft, was man von ihr erwartet, ohne deshalb an die Grenzen ihrer Zeit und Energie gehen zu müssen. Im Winter dagegen lassen ihr Energiehaushalt und ihre Konzentrationsfähigkeit nach; es fällt ihr schwer, mit den Alltagsanforderungen zu Rande zu kommen. Meistens will sie einfach in Ruhe und allein gelassen werden, »wie ein Bär im Winterschlaf«. Dieser Zustand dauert bis zum Frühjahr an, wenn ihre Energie, Vitalität und Lebensfreude zurückkehren. Es ist leicht zu verstehen, warum sie sich selbst als zwei verschiedene Menschen sieht und warum ihre Freunde sich fragen, wer die »echte Jenny« ist.

Das gleiche Thema klingt bei anderen wintermüden Menschen an. So schreibt zum Beispiel ein Mann aus Bonn:

> Ich habe das Gefühl, nur in der helleren Jahreszeit wirklich zu leben. In der dunklen Jahreszeit befinde ich mich einer Art Leerlauf und muß mich häufig zu meinen Aktivitäten quälen. Ich spreche selten darüber, habe jedoch die Vermutung, daß es mehreren Menschen so geht, die dann nur die Hälfte des Lebens wirklich leben und auch nur die Hälfte von dem leisten, was sie leisten können. Obwohl es im Frühjahr und Sommer immer wieder besser wird, zieht sich durch mein ganzes Leben eine schwarze Lebenslinie.

Eine Frau schrieb über ihre Mutter, die ihr ganzes Erwachsenenleben lang unter SAD gelitten hatte:

> Am Ende des Frühjahrs bzw. Anfang des Sommers ist sie voller Energie und braucht nur fünf oder sechs Stunden Schlaf. Sie redet ohne Punkt und Komma und nimmt sich oft zu viel vor. Dann, Ende Herbst (oder manchmal erst zu Weihnachten), verändert sich ihre Persönlichkeit völlig. Sie schläft nachts zwölf Stunden, weint den ganzen Morgen und hält dann einen Mittagsschlaf. Sie weigert sich, Auto zu fahren, verläßt das Haus nur selten und geht nicht ans Telefon.

SAD kann jeden treffen. Ich kenne Hunderte von SAD-Patienten. Sie kommen aus den verschiedensten sozialen Schichten und Berufsgruppen; sie unterscheiden sich in ihrer Hautfarbe und ethnischen Zugehörigkeit. Die Störung tritt bei Frauen viermal häufiger auf als bei Männern. Obwohl Menschen zwischen Zwanzig und Vierzig am anfälligsten dafür zu sein scheinen, kommt SAD in allen Altersgruppen vor. Ich kenne sowohl Kinder und Jugendliche als auch Senioren, die unter dem Problem leiden.

Aufgrund unserer epidemiologischen Untersuchungen schätzen wir, daß etwa 6 Prozent der Bevölkerung unter SAD leiden und daß bei weiteren 14 Prozent eine mildere Form der Störung auftritt – der Winter-Blues. Die Häufigkeiten hängen jedoch von dem Breitengrad ab und die obengenannten Zahlen gelten für Mitteleuropa. In nördlichen Gegenden muß mit höheren und in südlichen Breiten mit niedrigeren Prozentsätzen gerechnet werden.

Saisonabhängige Schwierigkeiten sind nicht nur unterschiedlich schwer ausgeprägt, auch der Zeitpunkt ihres Auftretens ist von Mensch zu Mensch verschieden. Während sich bei dem einen bereits im September SAD-Symptome einstellen, fühlt sich der andere bis weit nach Weihnachten wohl. Eine stärker betroffene Patientin taucht erst im April aus ihrem Wintertief auf, während sich eine andere schon Mitte März wieder besser fühlt. Viele Leute können fast auf die Woche genau vorhersagen, wann sich die ersten Winterprobleme einstellen und wann sie im Frühjahr wieder abklingen werden – ungefähr so, wie man im voraus weiß, wann die verschiedenen Blumen zu blühen beginnen.

Wann die Symptome auftreten, hängt auch davon ab, wo jemand wohnt. Unsere Kollegin Dr. Carla Hellekson stellte fest, daß ihre SAD-Patienten in Alaska im Durchschnitt etwa einen Monat früher in die Depression fallen als Patienten in Washington, D.C., und auch erst einen Monat später wieder daraus auftauchen. Viele Betroffene, die auf unterschiedlichen Breitengraden leben, bestätigen die Erfahrungen von Terry, einer achtunddreißigjährigen Immobilienmaklerin: Als sie in Kanada und New York lebte, hatten sich die Winterprobleme früher im Jahr eingestellt als nach ihrem Umzug ins weiter südlich gelegene Washington, D.C.

Merrill, eine attraktive Berufsberaterin, sitzt vor mir und zählt an den Fingern die Symptome ab, mit denen sie im Laufe eines Jahres rechnen muß. In den achtzehn Jahren, seit denen sie an SAD leidet, hat sie ihren inneren Kalender gut kennengelernt. Sie ist heute zweiunddreißig – hat also mehr als ihr halbes Leben lang unter saisonabhängigen Problemen gelitten.

> Es gibt nur drei Monate, in denen es mir gut geht: Mai, Juni und Juli. Bereits im August lassen meine Kräfte nach. Ich schlafe morgens länger, aber ich schaffe es noch, rechtzeitig zur Arbeit zu kommen. Im September wird es schon schlimmer: Mein Appetit nimmt zu, und ich giere nach Süßigkeiten und Fast food. Im Oktober fange ich an, mich von meinen Freunden zurückzuziehen und Verabredungen abzusagen. Im November gehen die Schwierigkeiten dann richtig los.
>
> Ich fühle mich traurig und sorge mich um Kleinigkeiten, die mich im Sommer nicht weiter tangieren würden. Ich kann weniger klar denken als sonst und fange an, dumme Fehler zu machen. Anderen Leuten fällt auf, daß ich schlecht aussehe. Die Weihnachtsvorbereitungen sind jedes Jahr eine riesige Last für mich. Es fällt mir schwer, Karten schreiben und Geschenke einpacken zu müssen. Wenn es geht, meide ich die üblichen Feiern: Ich möchte nicht unhöflich wirken, aber es fällt mir sehr schwer so zu tun, als sei ich vergnügt und munter, und mich zu unterhalten, wenn mir in Wahrheit nach nichts anderem zumute ist, als nach Hause zu gehen und zu schlafen.
>
> Januar und Februar sind die schlimmsten Monate für mich. An vielen Tagen schaffe ich es kaum, zur Arbeit zu gehen, und ich melde mich oft krank. Wenn ich im Büro bin, habe ich Mühe, meine Arbeit zu erledigen. Ich schiebe so viel wie möglich vor mir her und hoffe, die liegengebliebene Arbeit später aufzuarbeiten.
>
> Im März und April kehrt meine Energie zurück. Das ist eine Erleichterung, aber ich bin immer noch nicht richtig bei der Sache und fühle mich weiterhin gelegentlich deprimiert. März und April sind tückische Monate, weil man nie weiß, wie das Wetter sein wird. Man fühlt sich ein paar Tage lang ganz gut und ist dann urplötzlich wieder völlig down. Und dann, wenn der Frühling fast vorbei ist und der Sommer kommt, bin ich endlich wieder ich selbst: freundlich und glücklich. Ich kann meine Arbeit tun und für die Menschen dasein, die mir wichtig sind. Aber es ist so schwer, alles, was man tun möchte, in drei Monate zu packen.

In Washington scheint der November der Monat zu sein, in dem die Leute anfangen, sich wirklich schlecht zu fühlen. Aber auch das ist von Person zu Person verschieden. Merrills Angstgefühle angesichts der entgleitenden Freuden des Sommers und der bevorstehenden winterlichen Qualen klingt denen, die dieses Gefühl an sich selbst kennen oder bei anderen miterlebt haben, wohlvertraut. Henry Adams, der berühmte Chronist des amerikanischen Lebens, schrieb im November 1869 in Washington einen Brief an Charles Milnes Gaskell, der seine Novemberstimmung widerspiegelt. Seine Worte weisen eine bemerkenswerte Ähnlichkeit zu den Gefühlen auf, die mir Patienten mit SAD viele Male geschildert haben:

> Lieber Boy!
> Ich setzte mich hin und schreibe Dir einen Brief, nicht weil ich von Dir eine Antwort auf meinen letzten bekommen hätte, sondern weil es einer der nassesten, nebligsten und trostlosesten Novemberabende ist, die man sich vorstellen kann, und ich, wie immer, wenn die Sonne nicht scheint, so außer mir bin, wie es ein Mensch nur sein kann, und ich diesen Zustand doch durchleben muß ... Diese Zeit des Jahres liegt mir wie ein Mühlstein auf der Seele. Meine Nerven versagen, meine Zähne schmerzen und mein Mut fällt in die bodenlose Tiefe der Unendlichkeit. Der Tod schleicht um mich herum [...], und ich fürchte mich davor, nicht weil ich so sehr am Leben hänge, sondern weil meine Nerven bloß liegen. Ich würde bereitwillig auf alle Bequemlichkeiten verzichten, wenn ich nur eine Maus sein und drei Monate durchschlafen könnte. Nun, man kann sich sein Leben nicht aussuchen, aber wenn ich jemals zuviel Laudanum einnehmen sollte, so mag man mich des vorsätzlichen Mordes am Monat November bezichtigen.

Im Dezember, Januar und Februar würden sich die meisten Patienten mit SAD am liebsten in Mäuse oder Murmeltiere verwandeln, sich einigeln und schlafen. Man könnte diese Monate mit Recht als SAD-Monate bezeichnen. Im März, April und Mai folgt eine Übergangsperiode. Die Betroffenen kommen auf unterschiedliche Weise aus ihrem Wintertief heraus. Manche gleiten ohne größere Widerstände durch den April und Mai hindurch und fühlen sich im Juni und Juli wohl und heiter. Andere erleben das Frühjahr als unberechenbares Auf und Ab, vor allem wenn sie an einem Ort wohnen, in dem das Wetter wolkenverhangen, stürmisch und unvorhersehbar sein kann. Wieder andere geraten in einen ausgelassenen Zustand und fühlen sich »aufgedreht« oder »high«. Manchmal kann dieser Zustand exzessiver Energie, den Mediziner als »Hypomanie« bezeichnen, ein Problem für sich darstellen. Eine letzte Gruppe von SAD-Patienten taucht nie richtig aus der Winterdepression auf und fühlt sich das ganze Jahr über latent niedergeschlagen, wobei die Störungen im Sommer weniger ausgeprägt sind.

Fallgeschichten

Im folgenden lernen Sie fünf SAD-Patienten kennen, deren Symptome das volle Spektrum saisonabhängiger Veränderungen umfassen. Die drei ersten Patienten, Martina, Karl-Heinz und Angela, leiden unter schwächeren und relativ weit verbreiteten Formen von SAD. Bei den beiden nächsten Patienten, Peggy und Alan, sind die Symptome wesentlich stärker ausgeprägt. Peggy und Alan nahmen deshalb über mehrere Jahre hinweg am Seasonal Studies Program des National Institute of Mental Health (NIMH) teil. Derart ernstzunehmende Symptome sind zwar eher selten anzutreffen, gerade sie aber beeinträchtigen das Leben der Betroffenen besonders stark und müssen erkannt und behandelt werden.

Martina: Licht zum Leben

Martina ist eine attraktive Frau Mitte Vierzig, die im Zusammenhang mit der Karriere ihres Mannes mehrmals in Deutschland umzog und nun in Wien lebt. Bereits in Deutschland hörte sie von der Licht-Therapie, brachte sie jedoch mit ihren eigenen Schwierigkeiten, die sich jeweils im Herbst und Winter einstellten, nicht soweit in Verbindung, daß sie eine Therapie aufsuchte. Nun, da sie über die Medien vom Aufbau einer Forschungsgruppe um Prof. Kasper am Allgemeinen Krankenhaus der Stadt Wien (AKH) erfuhr, wagte sie den Schritt zum Psychiater. Sie berichtete, daß schon in der Zeit im Ruhrgebiet die dunkle Jahreszeit immer die schlimmste für sie gewesen sei. Einladungen, die der Beruf des Mannes mit sich brachte, wurden jeweils nur im Sommer durchgeführt, da sie im Winter eine sehr schlechte Gastgeberin war und keine Lust hatte, sich mit anderen Menschen zu treffen. In den Wintermonaten ließ ihre Produktivität deutlich nach. Sie schlief lange, sagte Termine ab und saß einen großen Teil des Tages deprimiert zu Hause herum. Der Ehemann machte sich Sorgen um sie und brachte es mit seinem Rhythmus als leitender Angestellter und der daraus resultierenden starken beruflichen Anstrengung in Verbindung. Die Symptomatik wirkte sich besonders dann lähmend aus, wenn sie eigentlich Optimismus und Energie ausstrahlen sollte.

Schon in Deutschland konsultierte sie auf Drängen von Freunden einen Psychiater, der ihr sogenannte trizyklische Antidepressiva (Amitriptylin) in einer niedrigen Dosierung verschrieb. Das führte dazu, daß sie sich noch müder fühlte, an Gewicht zunahm und bestätigt fand, daß man ihr nicht helfen könne und daß dies eben ihr Charakter sei. In Wien trat sie erstmals in ein Behandlungsprogramm mit Licht-Therapie ein und konnte bereits nach drei Tagen eine Aufhellung der Stimmung und eine Steigerung ihres Antriebes feststellen. Es ist ihr nun möglich, gesellschaftlichen Verpflichtungen auch in den dunklen Monaten nachzugehen, und nach zweijähriger Licht-Therapie ist sie dabei, eigene Interessensgebiete auch in der dunkleren Jahreszeit weiter zu verfolgen, was ihr früher aufgrund der Antriebsarmut verwehrt war.

Karl-Heinz: Licht und Arbeitsplatz

Karl-Heinz, Mitte Dreißig, ist Angestellter einer Sparkasse in Wien und hat das Pech, daß er seiner Arbeit in fensterlosen Räumen nachgehen muß. Das moderne Gebäude ist zwar mit allen Raffinessen der Bürokunst ausgestattet, die Mitarbeiter am Schalter und insbesondere beim Kundendienst sitzen jedoch in Räumen mit einer deutlich reduzierten Helligkeit. Auch er wurde durch die Medien darauf aufmerksam, daß sich die Psychiatrie auch mit sogenannten »milderen Fällen«, wie er sich selbst einschätzte, beschäftigt. Der Professor und die attraktive Oberärztin, die er im Fernsehen sah, haben ihm die Scheu genommen und ihm klargemacht, daß Psychiatrie nicht mit Zwangsjacke und starker Medikation gleichzusetzen ist. Im Gespräch schildert er charakteristisch, daß er bereits vor seinem zwanzigsten Lebensjahr bemerkt habe, daß es ihm im Frühjahr und Sommer viel leichter gefallen sei, sowohl beruflichen als auch sportlichen Tätigkeiten nachzugehen. Er sei wegen seiner Herbst-/Wintermüdigkeit und den depressiven Verstimmungen, die mit Selbstwertzweifel einhergingen, krank geschrieben gewesen, er habe aber gemerkt, daß die Symptome im Lauf der Jahre zugenommen haben. Im Vordergrund stand dabei der Energiemangel sowie das vermehrte Verlangen nach Süßigkeiten. Darüber hinaus habe er bemerkt, daß er in den Herbst- und Wintermonaten reizbarer sei und daß er mit Kundenaufträgen größere Schwierigkeiten habe. Während es ihm im Frühjahr und Sommer leichtfiel, mit den Kunden auch schwierige finanzielle Probleme zu klären, hatte er in der dunkleren Jahreszeit das Gefühl, daß sowohl er selbst als auch die Kunden unfähig seien, die Sachlage exakt darzustellen. Und wenn sie dargestellt war, war es ihm nicht möglich, sie richtig zu behandeln. Dies hatte bereits zu ernsteren Gesprächen mit seinen Vorgesetzten geführt.

Es wurde ihm angeraten, eine Lichtbox in die Arbeit mitzunehmen und in dem fensterlosen Raum aufzustellen. Dies hat er sich jedoch aufgrund der Außenrepräsentanz der angesehenen Bank nicht getraut und er hatte sogar Sorge, daß dies zu seiner Entlassung führen könnte. Er hat daher den Weg gewählt, jeweils in den Morgenstunden eine halbe Stunde Licht-Therapie mit einer Intensität von etwa 10 000 Lux zu machen. Dadurch hat er die Lebensfreude der Sommermonate zurückgewonnen. Ihm ist vor allem aufgefallen, daß er wieder innere Energie hat und daß die allgemeine Gereiztheit nun fehlt.

Angela: Licht, um zu schreiben

Angela ist eine sechzigjährige Autorin mit einer langen Geschichte von Winterproblemen. Ihre Symptome waren allerdings zu schwach, als daß sie den Diagnosekriterien für SAD entsprochen oder sie veranlaßt hätten, medizinische Hilfe zu suchen. Seit ihrer Kindheit haßte sie den Winter und die Dunkelheit und mied beides, wann immer sie konnte.

Sie hatte das Gefühl, im Winter »in eine Art Winterschlaf« zu fallen – sie war weniger kreativ als sonst und »ein bißchen melancholisch«, wenn auch nicht richtig deprimiert. Angela hatte ihre Energielosigkeit nie bewußt mit Lichtmangel in Verbindung gebracht. Als sie aber zum ersten Mal von SAD hörte, diagnostizierte sie sofort eine leichte Version der Erkrankung bei sich selbst.

Angela stieß auf die Licht-Therapie, als sie für einen Zeitschriftenartikel recherchierte und Dr. Rosenthal zu dem Thema interviewte. Aber erst vier Jahre später, angesichts drängender Termine, unternahm sie etwas gegen ihre eigenen Winterprobleme. Sie installierte Lichtboxen auf ihrem Schreibtisch, wo sie noch heute stehen. Sowohl im Sommer als auch im Winter schaltet sie während der Arbeit die Lichtboxen ein – zumindest wenn sie sich in Washington aufhält. Ihre Beobachtungen:

> Seit ich angefangen habe, im Winter die Licht-Therapie anzuwenden, scheinen meine Gedanken klarer zu sein, ich fühle mich wohler und ich komme besser mit dem Schreiben voran. Ich bin nicht nur viel produktiver, sondern auch viel kreativer. Die Wörter kommen leichter und in mir entstehen mehr Bilder. Es macht mir auch weniger aus als vorher, am Schreibtisch zu sitzen und zu schreiben. Früher bedeutete das Schreiben im Winter eine große Anstrengung für mich. Ich hatte das Gefühl, mir die widerstrebenden Wörter mit Gewalt und schierer Willenskraft abringen zu müssen. Jetzt sehe ich das Schreiben viel lockerer. Es macht mir mehr Spaß.

In den vergangenen Jahren schrieb Angela mit so großem Erfolg, daß sie sich ein zweites Haus in einer beliebten Gegend in Florida kaufen konnte, wo sie seitdem einen Großteil ihrer Zeit verbringt – und sie ist glücklicher und kreativer als je zuvor.

Peggy: Einundvierzig grimmige Winter

Peggy ist eine attraktive, jugendlich wirkende Frau Ende Fünfzig mit blauen Augen, heller Haut und silbergrauem Haar. Sie arbeitete jahrelang als medizinische Statistikerin, bevor sie in den Ruhestand ging. Sie war zweimal verheiratet und lebt heute allein. Aufgewachsen im

Mittleren Westen der USA, hatte sie seit ihrem elften Lebensjahr Probleme mit dem Winter. Jahr für Jahr glänzte sie im Herbst, am Anfang des Schuljahrs, mit hervorragenden schulischen Leistungen. Mit dem Winter aber kamen die Probleme. Ihre Lehrer, die sie als eine ihrer besten Schülerinnnen betrachteten, reagierten auf ihren plötzlichen Leistungsabfall überrascht und entsetzt. Auch ihre Eltern hatten es zunehmend satt, daß ihre Leistungen im Winter ohne ersichtlichen Grund absanken.

Die saisonabhängigen Mißerfolge in der Schule wurden im Lauf der Zeit immer schlimmer. In ihrem letzten Jahr in der High-School war Peggy als eine der besten Schülerinnen ihres Jahrgangs dafür verantwortlich, Buch über die Beiträge für die Schülerhilfe zu führen. Dazu gehörte nichts weiter, als die Namen der Schüler abzuhaken, die ihre Spende abgegeben hatten. Noch im Herbst hatte sie den Job enthusiastisch übernommen, aber schon im November fühlte sie sich davon überfordert. Peggy litt darunter, Winter für Winter an ihren Aufgaben zu scheitern. Obwohl sie in Intelligenztests Werte von über 99 Prozent erreichte, empfand sie sich angesichts ihrer Probleme mit den einfachsten Dingen als Hochstaplerin und bezweifelte die Korrektheit der Testergebnisse; ihre Lehrer, meinte sie, hatten ihr wohl gute Noten gegeben, weil sie sie sympathisch fanden.

Peggy ist sich sicher, daß auch ihre Mutter unter SAD gelitten haben mußte: Sie schlief im Winter fast den ganzen Tag, im Sommer dagegen war sie lebhaft und energiegeladen. Der Winter war eine traurige Zeit für die ganze Familie, und die anderen Familienmitglieder nahmen Peggys Probleme nicht wahr. Im vorletzten Schuljahr dann kam es zur Krise:

> Es war Mitte Januar. Die Tage waren grau, aber es hatte sich nichts Schlimmes ereignet. Ich war weder durch eine Prüfung gefallen noch hatte mich mein Freund verlassen, aber ich fühlte mich so niedergedrückt und verzweifelt, daß ich keine Zukunft mehr für mich sah. Meine Welt war aus den Fugen geraten. Ich ging in den Keller, fand ein Wasserrohr, holte ein Stück Wäscheleine und versuchte, eine Schlinge daraus zu formen, aber es gelang mir nicht. Ich hatte einfach nicht die Energie oder die Kraft, herauszufinden, wie das geht.
>
> Ich ging zurück in das Zimmer, das ich mit meiner Schwester teilte, und

> warf mich heulend auf mein Bett – nicht einmal zum Selbstmord war ich fähig. Ich behielt mein Elend für mich. Am nächsten Tag schien die Sonne, und ich sagte mir: »Wenn du dich gestern umgebracht hättest, könntest du diesen schönen Tag nicht mehr erleben«, und ich fühlte mich besser. Rückblickend kommt es mir immer wie ein Wunder vor, daß an diesem Tag die Sonne schien. Was wäre wohl passiert, wenn der Himmel bedeckt gewesen wäre? Ich habe aus dieser Erfahrung gelernt, gelassen in die Zukunft zu blicken – auf einen schlechten Tag kann immer wieder ein guter Tag folgen.

Obwohl Peggy nach diesem Erlebnis noch mehrmals an Suizid dachte, war dies das einzige Mal, daß sie kurz davor stand, einen Suizidversuch zu unternehmen.

Die saisonalen Schwankungen setzten sich im Erwachsenenalter fort. Schon im September begann Peggy, sich auf den Winter vorzubereiten, zum Beispiel indem sie Toilettenpapier und andere unverderbliche Waren für sechs Monate im voraus einkaufte, »wie ein Eichhörnchen vor dem Winterschlaf«. Im November schreibt sie:

> Zuerst kommen die körperlichen Probleme: Ich esse und schlafe mehr, und mein Gehirn arbeitet langsamer. Am Anfang bin ich nicht deprimiert. Ich kann noch mit Freunden zusammensitzen und lachen und meine Lieblingssendungen im Fernsehen genießen. Wenn dann deutlich wird, daß ich beruflich oder privat weniger gut funktioniere, überkommt mich die Depression. Es fällt mir schwer, Weihnachtskarten zu schreiben. Dadurch werde ich noch depressiver, weil ich es nicht einmal schaffe, mit den Leuten zu kommunizieren, die mir wichtig sind. Obwohl ich den Kontakt mit ihnen nicht verlieren möchte, will ich von Dezember bis April einfach allein gelassen werden.

Natürlich schaffte Peggys Wunsch, sich abzukapseln, Probleme – privat und beruflich:

> Ich arbeitete in einer Firma, in der Kundengeschenke eine große Rolle spielten. Kollegen, die ihre Geschenke vor dem 20. Dezember auf den Weg brachten, setzten mich, ohne es zu wissen, unter Druck. Ich fragte mich: »Warum schaffe ich das nie?« In dieser Zeit machte ich die Tür zu meinem Büro zu. Ich wollte nicht, daß jemand hereinkam, und ich nahm nur bestimmte Telefongespräche entgegen. Es war okay, wenn die Leute

> sich nur unterhalten wollten, aber ich haßte es, wenn ich Daten für sie heraussuchen oder, noch schlimmer, am Computer auswerten sollte. Im Sommer erledigte ich diese Dinge mit links. Die Arbeit am PC machte mir Spaß. Aber im Winter wurde die kleinste Aufgabe zur Herausforderung.

Die Veränderungen im Winter belasteten auch Peggys Beziehungen zu Männern: Während der Winterdepressionen war sie unweigerlich reizbar und überkritisch. Wenn sie im Winter zur Arbeit fuhr, verfluchte sie die anderen Autofahrer und konnte kaum glauben, die gleiche Fahrt im Frühjahr zu genießen. Auf Beziehungen, für die sie im Sommer offen war, legte sie im Winter keinen Wert mehr:

> Ich hatte mehrere Beziehungen zu Männern, die ich im Herbst während der schönen, sonnigen Oktobertage kennengelernt hatte. Jedesmal half mir die anfängliche Leidenschaft, die Beziehung über den ersten Winter hinwegzuretten. Der Sommer war großartig. Dann kam der nächste Winter und die Beziehung ging in die Brüche – immer und immer wieder. Wenn im Winter jemand eine abendliche Verabredung absagte, war ich meistens erleichtert, daß mir das Schuldgefühl erspart blieb, sie selbst absagen zu müssen.

Die Gedächtnisstörungen und Denkblockaden, die Peggy in der Schule und im Studium zu schaffen machten, verursachten ihr weiterhin Probleme. Sie versäumte es, ihre Alarmanlage einzustellen, vergaß, wo sie die Schlüssel hingelegt hatte, und machte Fehler, die ihr im Sommer nie passiert wären. Hausarbeiten zogen sich im Winter endlos hin, und komplexe Aufgaben, die sie im Frühjahr und Sommer leicht löste, waren in den Wintermonaten ein Ding der Unmöglichkeit. Ihre Fehler beunruhigten und irritierten sie, und wie einst in der Schule bezichtigte sie sich der Hochstapelei.

Dazu kam, daß sie im Winter mehr aß als im Sommer, vor allem Kohlenhydrate. Als sie im Nordosten wohnte, mußte sie jeden Abend eine Stunde durch die graue Landschaft Neuenglands von der Arbeit nach Hause fahren. Wenn sie dann endlich zu Hause war, beichtete sie einmal ihrem Gemeindepfarrer in der Fastenzeit, konnte sich sich nicht bezähmen, Kekse in sich hineinzuschlingen. War sie unmäßig gewesen?

Ihr Energiehaushalt arbeitete den ganzen Winter über auf Sparflamme. Im Lauf der Jahre entwickelte sie Strategien, damit fertigzuwerden. Zum Beispiel kaufte sie so viel Winterkleidung, daß sie den Wäscheberg monatelang anwachsen lassen konnte, bis sie im Frühjahr endlich die Energie aufbrachte, sich darum zu kümmern.

Auch ihr Interesse an Sex flaute im Winter ab. Amüsiert erinnert Peggy sich, wie sie eines Wintertages zwei Handwerker im Haus hatte. Am späten Nachmittag konnte sie sich vor Müdigkeit nicht mehr auf den Beinen halten; deshalb legte sie sich ins Bett und bat die Handwerker, ihrem Mann zu sagen, wo er sie finden konnte, wenn er von der Arbeit nach Hause kam. Das nächste, woran sie sich erinnert, war ihr Mann, der wutentbrannt ins Schlafzimmer stürmte, »als wäre ich die aufreizende Sirene, die ins Bett steigt und die Handwerker verführt. Er benahm sich, als hätte ich seine Ehre verletzt. Ich muß lachen, wenn ich daran zurückdenke. Ich wollte nichts als schlafen, und diese Männer zu verführen, war das Letzte, was mir in den Sinn gekommen wäre.«

Peggy unterzog sich drei Jahre lang einer klassischen Psychoanalyse, »fünf Tage in der Woche, Monat für Monat, ausgenommen August«, aber der saisonale Rhythmus ihrer Probleme kam in der Analyse nie zur Sprache. Ihre Winterdepressionen wurden nie in irgendeiner Form behandelt.

Im Sommer dagegen strotzte Peggy vor überschüssiger Energie. Sie arbeitete bis neun Uhr abends im Garten und ging nie vor zwei ins Bett. Sechs Stunden Schlaf reichten ihr. Lachend erinnert sie sich an einen Sommertag, an dem sie mit einem sehr kräftigen Mann Rudern ging. Sie war so energiegeladen, daß sie während der ganzen Zeit das Rudern allein übernahm: Der Anblick einer zierlichen Frau, die einen Zwei-Zentner-Mann über einen See ruderte, war so komisch, daß sich eine Gruppe von Anglern über ihren Begleiter lustig machte.

Aber nicht ihre Sommereuphorie, sondern ihre Winterdepressionen ließen Peggy schließlich den Weg zum Seasonal Studies Program des NIMH finden. Sie war gerade dabei, in die November-Depression zu sinken, als ihr das Finanzamt eine Steuerprüfung ankündigte. Der Gedanke, die notwendigen Unterlagen zusammenstellen und vorlegen zu müssen, lösten einen so schweren Depressionsschub aus, daß sie psychiatrische Hilfe suchte. Sie war damals zweiundfünfzig Jahre alt und hatte seit einundvierzig Jahren regelmäßig an Winterdepressionen gelitten, sie aber nie als solche erkannt. Auf die Frage, wie das möglich war, antwortet sie: »Ich dachte, es sei normal, sich im Winter so zu fühlen.«

Peggy wurde in den letzten Jahren erfolgreich mit Licht-Therapie behandelt und nahm an einer Reihe von Studien zum Thema Licht-Therapie teil. Kurz nach Beginn der Behandlung im Januar schaffte sie es, innerhalb einer Woche eine neue Finanzierung für ihr Haus aufzustellen – etwas, wozu sie früher in den Wintermonaten nie fähig gewesen wäre. Sie weiß jetzt, wie wichtig Winterurlaube in der Sonne für sie sind. Sie ist in ein Haus mit großen Fenstern umgezogen und hat es in hellen Farben eingerichtet. Sie hat eine wöchentliche Psychotherapie begonnen, um verschiedene psychologische Fragen zu klären. Und sie hat ihren Job gekündigt und eine völlig neue Aufgabe gefunden: Heute arbeitet sie mit alten Menschen und gehört zu den Gründungsmitgliedern der National Organization for Seasonal Affective Disorder (NOSAD), einer Selbsthilfegruppe für SAD-Patienten. Als Folge ihrer Behandlung führt Peggy heute ein erfüllteres und glücklicheres Leben als je zuvor.

Wenn sie darüber nachdenkt, wie das Wissen, an SAD zu leiden, und die Licht-Therapie ihr Leben verändert haben, zieht Peggy die folgende Bilanz:

> Ich muß mich für das, was in den Wintern der Vergangenheit geschehen ist, nicht mehr schuldig fühlen. Es ist befreiend zu wissen, daß SAD eine physische Störung ist, kein persönliches Versagen. Ich gestehe mir jetzt einen gewissen Spielraum zu. Ich muß weniger selbstkritisch sein. Und ich weiß, wie ich meinen Zustand verbessern kann.

Alan: Himmelhoch jauchzend, zu Tode betrübt

Alan ist Elektroniker, geschieden und Ende Dreißig. Mit seinem athletischen Körperbau, seinen dunklen Haaren und den Lachfalten sieht er gut aus, aber seine Einstellung zum Leben ist von Ironie und Zynismus geprägt. Möglicherweise hat diese skeptische Haltung viel mit seinen Winterdepressionen zu tun: Seit seinem siebten Lebensjahr quält Alan sich im Winter mit Problemen. Er geht nicht gern unter Menschen, und Veränderungen im Schlaf- und Eßverhalten machen ihm zu schaffen. Als Kind galt er als schwierig und »launenhaft«. Die größten Probleme zeigten sich zunächst in der Schule, wo sich seine Legasthenie im Winter verschlimmerte. Er erinnert sich, wie er Buchstaben und Zahlen vertauschte, die falsche Seite des Blattes beschrieb und nur mit größter Mühe buchstabieren konnte. Trotzdem: Im Sommer und im Herbst kam er damit besser zurecht. Nach und nach lösten die Winterprobleme Panik in ihm aus, überhaupt zur Schule zu gehen, »diese Anstalt, die für mich nichts als ein Ort der Erniedrigung war«.

Als er zwölf war, verweigerte er den regelmäßigen Schulbesuch. Er wurde einem Psychiater vorgestellt und einer Elektrokrampftherapie unterzogen, angeblich, um ihn von seinen »Ängsten, Phobien und seiner Furcht vor der Schule« zu heilen. Die Behandlung erwies sich als ebenso sinnlos wie beängstigend. Mit dreizehn war das Problem so ernst geworden, daß eine Sonderschule in Betracht gezogen wurde; später, als seine Eltern sich einverstanden erklärten, regelmäßig mit ihm einen Psychiater aufzusuchen, stellte ihm der Staat für mehrere Tage in der Woche einen Tutor zur Verfügung. Mit seiner Hilfe war Alan in der Lage, die siebte und achte Klasse zu schaffen. Als er dann ohne den Tutor auskommen mußte, schwänzte er die Schule regelmäßig, bis er fünfzehn war. Zu diesem Zeitpunkt war ihm klar geworden, daß seine Probleme nicht nur durch die Schule, sondern auch durch den Wechsel der Jahreszeiten bedingt waren – nach wie vor fühlte er sich im Winter schlecht.

Mit fünfzehn hatte Alan einen Job nach dem anderen und wurde dann schließlich Elektroniker. Mit siebzehn, achtzehn interessierte er sich heftig für Mädchen. Mit neunzehn heiratete er und nach acht Jahren stürmischer Ehe wurde er wieder geschieden. Diese beruflichen und privaten Turbulenzen wurden in hohem Maße von seinen dramatischen Reaktionen auf den Wechsel der Jahreszeiten diktiert:

> Um den Oktober herum stellten sich die ersten Gefühle der Bedrücktheit ein. Meine Arbeitsleistung und meine Energie ließen nach und ich schlief mehr. Ich brauchte länger für die gleiche Arbeit und begann deshalb, für

> den gleichen Job weniger zu verlangen. Ich mißtraute der Qualität meiner Arbeit. Ich fing an, mir Sorgen über alles und jedes zu machen und mich zu fragen: »Warum zum Teufel mache ich das? Was bringt das?« Ich schwankte zwischen Panik und Apathie, weil ich wußte, daß etwas falsch lief, damals aber keine blasse Ahnung hatte, was zum Kuckuck das sein könnte.

Seine Probleme bei der Arbeit führten dazu, daß Alan regelmäßig seine Jobs verlor, meistens um Weihnachten herum. Vier oder fünf Monate der Arbeitslosigkeit folgten. In dieser Zeit mußte er von seinen Ersparnissen leben.

> In dieser Phase war ich immer sehr deprimiert. Meine Frau erledigte alle Einkäufe. In den ersten Jahren unserer Ehe war sie besorgt und panisch und versuchte, mich aufzumuntern, wenn sie nach Hause kam. Ich war meistens ein so unangenehmer Zeitgenosse, daß sie mein Verhalten nicht kritisierte. Wenn jemand sagte: »Was ist los? Warum suchst du dir keinen Job?«, regte ich mich maßlos auf, schrie herum und brüllte. Die meisten Leute mieden mich nach solchen Auftritten.

Wenn das Geld ausging, suchte sich Alan »irgendwelche Jobs«: Er transportierte Klaviere, fuhr LKWs, reparierte Autos, arbeitete als Rausschmeißer in Nachtclubs – ihm war alles recht, solange es sich nicht um Elektroarbeiten handelte. Er war unfähig, die Logik der Schaltungen zu durchschauen, ein Problem zu diagnostizieren und eine Lösung dafür zu finden – Dinge, die ihm in den Sommermonaten mühelos von der Hand gingen.

Im Winter gab es praktisch nichts, was ihm Freude machte. Gelegentlich vergaß er sich und sein Elend für ein paar Minuten, aber es dauerte nicht lange, bis ihn Hilflosigkeit und Verzweiflung erneut überfluteten. Er stand am Straßenrand und dachte daran, in einen Lkw zu laufen; oder er stand auf einem Balkon oder einer Brücke und wollte sich »auf den Asphalt darunter stürzen«. Beim Rasieren starrte er sein Rasiermesser an und dachte darüber nach, sich die Pulsadern aufzuschneiden. In einem Winter unternahm Alan dann tatsächlich einen Suizidversuch. Seine Winterprobleme hatten sich zwischen Ende Zwanzig und Anfang Dreißig verschlimmert, und in diesem speziellen Winter fühlte er sich schlechter als je zuvor – »unfähig, krankenhausreif«. Eines Tages saß er lange Zeit mit dem Lauf eines Gewehrs im Mund da – mit gespanntem Hahn und dem Finger am Abzug. Er weiß bis heute nicht genau, was ihn davon abhielt, abzudrücken.

Mitte März bemerkte Alan eine Veränderung in seinem Zustand, und Mitte April begann er, aus seiner Depression aufzutauchen. Zwischen Frühjahr und Sommer glitt er »langsam, aber sicher« aus der Depression in einen Zustand der Ausgelassenheit, die sich bis zur Manie steigerte.

> Sobald sich draußen das erste Grün zeigt, beginne ich mich besser zu fühlen. Am Anfang traue ich der Sache nicht so recht. Ich frage mich: »Spielen mir meine Gefühle einen Streich? Fühle ich mich ein paar Tage besser, nur damit es mir dann wieder schlecht geht?« Im Mai fühle ich mich dann verdammt gut. Im Juni und Juli könnte ich Bäume ausreißen. Voller Enthusiasmus und Begeisterung denke ich dann: »Ich bezwinge diese Bestie.« Ich fühle mich phantastisch, verglichen mit der Hölle im Winter.
>
> Um den 4. Juli herum komme ich meistens richtig in Fahrt, fühle mich ausgesprochen gesund und stark – potent. Ich lasse keine Party aus und mache so viele Überstunden, wie ich bekommen kann. Ich fühle mich obenauf. Im August steigert sich mein Tempo noch, und ich brauche weniger Schlaf. Viele Leute denken dann, daß ich im Sommer Speed nehme – vor allem damals, als Aufputschmittel gang und gäbe waren. Die Leute reagieren amüsiert, schockiert oder verärgert auf mein Verhalten. Wenn es mir zum Beispiel am Strand oder bei einer Party einfällt, nackt baden zu wollen, dann tue ich es einfach. Aber ich nehme keine Drogen; ich bin einfach im Höhenflug – schließlich ist es Sommer.
>
> Mein sexuelles Verlangen nimmt in dieser Zeit zu und beherrscht mein Leben. Es ist ziemlich schwierig, eine Partnerin zu finden, die mein Verlangen teilt. Meistens endet das damit, daß ich im Sommer eine ganze Menge Beziehungen habe.
>
> Im August neige ich dazu, leichter als sonst in Wut zu geraten. Wenn nichts Drastisches passiert, bleibt es bei ein paar Schlägereien. In einem Sommer aber habe ich richtig aufgedreht und Schwierigkeiten mit der Polizei bekommen. Ab Anfang September gerate ich meistens wieder in eine etwas ruhigere Gangart. Normalerweise lecke ich dann die Wunden, die die Ereignisse im Juli und August hinterlassen haben.

Alan hatte zwar eine Verbindung zwischen seinen Stimmungsschwankungen und dem Wechsel der Jahreszeiten hergestellt, diese aber nicht mit dem Licht in Beziehung gesetzt. Dabei hatte Licht ihn schon immer fasziniert: »farbiges Licht, Sonnenlicht, weißes Licht, Reflexionen und das schnell aufblitzende Stroboskoplicht, das in den sechziger Jahren groß in Mode war.« Er hatte sich sogar selbst ein paar Stroboskopleuchten gebaut. Trotzdem reagierte er skeptisch, als sein Psychiater ihm das Seasonal Studies Program des NIMH vorschlug. Die Lichtbehandlung erschien ihm »als völlig abwegig – ungefähr wie Schockbehandlungen oder Schlafen bei Vollmond. Es war schon eine verrückte Idee.« Aber Antidepressiva, Lithium und Psychotherapie hatten ihm nicht geholfen. Er hatte also nicht viel zu verlieren.

Alan erhielt seine erste Lichtbehandlung im Rahmen einer Studie, die stationär durchgeführt wurde. Er erinnert sich:

> Ungefähr am dritten Tag sagte ich zu einer der Schwestern: »Ich fühle mich ganz seltsam, als wäre ich schwerelos.« Als ich an diesem Abend meine Lichtdosis bekam, wußte ich, was ich empfand: Ich fühlte mich wie neu geboren. Es war, als säße ich in einem Zeitraffer und zwei oder drei Monate würden in vier Tage gepreßt. Am vierten Tag fragte ich die Krankenschwester, ob sie mich heiraten würde oder so etwas ähnliches, und am fünften Tag schwebte ich auf Wolke sieben.«

Trotz seiner früheren Skepsis ist Alan heute davon überzeugt, daß das Licht wirklich eine biologische Wirkung auf ihn hat, nicht nur einen Placebo-Effekt. Er wurde im Rahmen des Forschungsprogramms verschiedentlich gebeten, mit der Lichtbehandlung auszusetzen: Jedes Mal kehrten die Depressionen zurück. Sobald er die Lichtbehandlungen wieder aufnahm, stellte sich ihre Wirkung nicht sofort ein, sondern es dauerte ein bis zwei Tage, bis er sich wieder gut zu fühlen begann. Wenn er die Lichtboxen zu lange benutzte, begannen seine Hände und Füße zu kribbeln und er wurde »aufgedreht« und überaktiv.

Alan hat die Lichtboxen in den vergangenen Jahren konsequent eingesetzt und besitzt unterschiedliche Modelle für den Arbeitsplatz, wo es keine Fenster gibt, und für zu Hause. Nach Beginn der Lichtbehandlung konnte er seinen Job mit Erfolg und Ausdauer bewältigen.

Finanziell stellte es einen großen Unterschied für ihn dar, zwölf und nicht nur neun Monate im Jahr zu arbeiten. Er war in einer Verfassung, in der er Freundschaften aufbauen und pflegen konnte, »ohne in jedem Frühjahr neu anfangen zu müssen, weil ich Leute beleidigt oder enttäuscht habe oder in meinem schlechten Zustand einfach niemanden sehen wollte«. Er fand Zeit für Hobbys wie die Schreinerei, die ihm inzwischen viel bedeuten. Interessanterweise blieben die manischen Symptome im Sommer aus, wahrscheinlich wegen der konstanteren Lichtverhälnisse, die nun in seiner Umgebung herrschen. Seit Alans Stimmung das ganze Jahr über ausgeglichen ist, ist sein Leben einfacher und vorhersehbarer geworden. Er denkt heute optimistischer als früher und ist zu stabilen und dauerhaften Beziehungen fähig.

Die Bandbreite saisonabhängiger Probleme

Wir wissen heute, daß die meisten Menschen im Zusammenhang mit den Jahreszeiten Veränderungen in ihrer Stimmung und ihrem Verhalten erleben. Die Bandbreite der damit verbundenen Probleme variiert jedoch enorm. Am einen Ende des Spektrums stehen Patienten wie Peggy und Alan, deren Leben vor Behandlungsbeginn durch den Einfluß der Jahreszeiten auf Stimmung und Verhalten außerordentlich stark belastet war. Das Leben von Martina und Karl-Heinz wurde durch die Jahreszeiten weniger stark beeinträchtigt. Sie waren im Winter zwar lethargisch, schwermütig, zurückgezogen und unproduktiv, aber weder im Beruf noch in ihren Beziehungen jemals völlig dysfunktional. Und vor allem: Sie hegten keine Suizidgedanken. Trotzdem erfüllten Martina und Karl-Heinz wegen der Schwere ihrer Symptome wie Alan und Peggy die formalen Diagnosekriterien für SAD.

Angelas Winterprobleme sind dem harmloseren Ende des Spektrums der saisonabhängigen Veränderungen zuzuordnen. Sie suchte weder ärztliche Hilfe noch war sie auffällig deprimiert. Aber die Antriebslosigkeit und Dumpfheit, unter denen sie im Winter litt, schmälerten ihre Fähigkeit, kreativ zu schreiben. In ihrem Beruf als Autorin ist das eine ernsthafte Belastung. Obwohl ihre Symptome nicht stark genug waren, um die Diagnosekriterien für SAD zu erfüllen, litt Angela unter »Winter-Blues« oder, wissenschaftlicher ausgedrückt, »subsyndromaler SAD«. Bei vielen Menschen mit dieser milderen Form der saisonalen Depression verbessert sich wie bei Angela die Lebensqualität, wenn sie mehr natürliches Tageslicht erhalten.

Bei allen Personen, die in diesem Kapitel beschrieben sind, schlug die Behandlung mit hellem Licht an. Martina, Karl-Heinz, Peggy und Alan erhielten sie im Rahmen eines formalen Behandlungsplans, während Angela sich zunächst selbst behandelte. Angela hält es heute für einen Fehler, die Behandlung nicht unter ärztlicher Aufsicht begonnen zu haben. Sie wußte nicht, daß sie nicht weiter als einen Meter von den Lampen entfernt sitzen sollte, so daß es einige Zeit dauerte, bis die Behandlung bei ihr anschlug.

Die fünf Menschen, die in diesem Kapitel beschrieben wurden, sind unterschiedliche Individuen mit einer gemeinsamen Eigenschaft – auffälligen physischen und emotionalen Reaktionen auf den Wechsel der Jahreszeiten. Obwohl ihre Symptome allen bekannt vorkommen werden, die unter SAD leiden, erfährt jeder Betroffene die Krankheit je nach seiner Persönlichkeit und Lebenssituation anders. Das folgende Kapitel zeigt Ihnen, wie Sie den Grad ihrer eigenen saisonalen Abhängigkeit messen können, und ob Ihnen die Licht-Therapie nützen kann.

3

Wie saisonfühlig sind Sie?

»Es ist zweifellos sehr kalt«, sagte Peggotty.
»Jeder muß es spüren.«
»Ich spüre es mehr als andere Leute«,
sagte Mrs. Gummidge.
CHARLES DICKENS, *David Copperfield*

Beide Charaktere in diesem kleinen Dialog aus *David Copperfield* haben auf ihre Weise recht. Zwar reagieren alle Menschen auf extreme saisonale oder klimatische Schwankungen mit physischen und emotionalen Veränderungen, manche Menschen aber erleben diese Veränderungen sehr viel intensiver als andere. Saisonfühligkeit ist oft mit Stimmungs- und Verhaltensveränderungen verbunden und äußert sich von Mensch zu Mensch verschieden. Patienten mit SAD finden sich am einen Ende des Spektrums der Saisonfühligkeit wieder, während Menschen am anderen Ende des Spektrums den Jahreszeitenwechsel kaum spüren. Dieses Kapitel hilft Ihnen, den Grad Ihrer Saisonfühligkeit einzuschätzen, das Muster Ihrer Saisonfühligkeit festzustellen und Ihre Ergebnisse mit den Diagnosekriterien für SAD bzw. Winter-Blues zu vergleichen.

Gemeinsam mit Kollegen am National Institute of Mental Health (NIMH) haben wir vor einigen Jahren mit der Entwicklung einer Skala zur Messung von Saisonfühligkeit begonnen. Daraus ist ein Fragebogen zur Beurteilung von Saisonfühligkeit entstanden, kurz SPAQ (*S*easonal *P*attern Assessment *Q*uestionnaire) genannt. Eine Auswahl von Fragen aus dem *SPAQ-Test* finden Sie in Abbildung 1. Der SPAQ-Test hat sich als wirksames Mittel zur Messung von Saisonfühligkeit in verschiedenen Bevölkerungsgruppen erwiesen. Obwohl Saisonfühligkeit bis zu einem gewissen Grad angeboren ist, hängt sie auch von der Lage des Wohnorts ab. Jemand, der – sagen wir – in Alaska deutliche Anzeichen von Saisonfühligkeit zeigt, würde diese Symptome in Hawaii möglicherweise nicht entwickeln. Um zu einer stabilen und korrekten Einschätzung zu gelangen, müssen Sie beim Ausfüllen des Fragebogens deshalb auf eine Zeitspanne von etwa drei Jahren zurückblicken, in der sie immer in der gleichen Klimazone gelebt haben. Da sich die Saisonfühligkeit eines Menschen im Lauf der Zeit verändern kann und man sich an die Jahre, die am wenigsten weit zurückliegen, am besten erinnert, sollten Sie möglichst drei Jahre aus Ihrer jüngeren Vergangenheit wählen.

Anweisungen für das Ausfüllen des SPAQ-Tests

Ziel des in Abbildung 1 abgebildeten SPAQ-Tests ist es, herauszufinden, wie sich Ihre Stimmung und Ihr Verhalten im Lauf des Jahres verändern. Bitte kreuzen Sie alle relevanten Felder an. Ein Hinweis: Beschreiben Sie Ihre *eigenen* Erfahrungen – nicht die, die andere Personen vielleicht gemacht haben.

Wie Sie den SPAQ-Test auswerten

1. *So ermitteln Sie das Muster Ihrer Saisonfühligkeit:* Das Muster Ihrer Saisonfühligkeit ergibt sich aus Ihren Antworten auf Frage 13. Dort werden Sie gefragt, in welchen Monaten des Jahres Sie sich am besten und am schlechtesten fühlen, am meisten und am wenigsten essen, am deutlichsten zu- oder abnehmen, am längsten und am wenigsten lang schlafen und am häufigsten und am seltensten soziale Kontakte pflegen. In der Praxis ermitteln wir das Muster der Saisonfühligkeit nur anhand eines Kriteriums: wann sich ein Patient am besten bzw. am schlechtesten fühlt. Die Antworten auf die anderen Teile der Frage liefern uns zusätzliche Informationen über weitere typische SAD-Symptome.

   - Wenn Sie sich im Dezember, Januar oder Februar am schlechtesten fühlen, haben Sie ein Winter-Muster.
   - Wenn Sie sich im Juli oder August am schlechtesten fühlen, haben Sie ein Sommer-Muster.

- Wenn Sie sich in beiden Phasen sehr schlecht fühlen, haben Sie ein Sommer-Winter-Muster.
- Wenn Sie sich in keiner Zeit des Jahres deutlich besser oder schlechter fühlen als sonst, haben Sie ein nichtsaisonales Muster.
- Darüber hinaus gibt es andere, weniger verbreitete Formen der Saisonfühligkeit. Manche Leute fühlen sich zum Beispiel im Frühjahr besonders schlecht; andere im Frühjahr und Herbst.

2. *So stellen Sie den Grad Ihrer Saisonfühligkeit fest:* Der Grad Ihrer Saisonfühligkeit ergibt sich aus Ihren Antworten auf Frage 12. Dort werden Sie gefragt, wie stark die folgenden sechs Lebensbereiche von saisonalen Veränderungen betroffen sind: (A) Schlaflänge, (B) Soziale Aktivität, (C) Stimmung (allgemeines Wohlbefinden), (D) Gewicht, (E) Appetit und (F) Energie.
   Sie sollten für jeden dieser Lebensbereiche den Schweregrad der Veränderungen angeben. Fünf Antworten stehen zur Auswahl. Geben Sie sich je nach dem angekreuzten Schweregrad die folgende Punktzahl:

• Keine Veränderung	0 Punkte
• Geringe Veränderung	1 Punkt
• Mäßige Veränderung	2 Punkte
• Deutlich ausgeprägte Veränderung	3 Punkte
• Extrem ausgeprägte Veränderung	4 Punkte

   Um den Grad Ihrer Saisonfühligkeit zu errechnen, addieren Sie die Punkte für alle sechs Lebensbereiche. Auf diese Weise erhalten Sie Ihren Saisonquotienten.
3. *So ermitteln Sie, ob saisonale Veränderungen ein Problem für Sie darstellen, und wenn ja, in welchem Ausmaß:* Diese Information geht aus Frage 18 hervor. Wenn saisonale Veränderungen ein Problem für Sie darstellen, geben Sie an, ob die Veränderungen gering, mäßig, deutlich ernst oder nivellierend sind.
4. *So werten Sie andere Informationen aus, die sich aus dem SPAQ-Test ableiten lasen, ohne sich auf die Punktzahl auszuwirken:* Die Antworten auf die Fragen 15, 16 und 17 liefern Informationen darüber, um wie viele Kilogramm Ihr Körpergewicht im Laufe des Jahres

schwankt, wie viele Stunden Sie während der verschiedenen Jahreszeiten schlafen und ob sich Ihre Eßgewohnheiten mit den Jahreszeiten verändern. Obwohl diese Informationen nicht für die Auswertung herangezogen werden, sind sie für Kliniker und Forscher, die sich mit SAD befassen, von Interesse – und vielleicht auch für Sie. Wir haben zum Beispiel festgestellt, daß SAD-Patienten angeben, im Winter durchschnittlich 2,5 Stunden länger zu schlafen als im Sommer. Die entsprechenden Zahlen für Menschen mit »Winter-Blues« bzw. für die Durchschnittsbevölkerung im Nordosten der Vereinigten Staaten sind 1,7 Stunden bzw. 0,7 Stunden.

Wie Sie Ihre SPAQ-Ergebnisse interpretieren

1. *So stellen Sie das Muster Ihrer Saisonfühligkeit fest:* Fast die Hälfte der Bevölkerung im nördlichen Teil der USA fühlt sich nach eigener Aussage im Winter besonders schlecht und hat somit ein Winter-Muster. Das Winter-Muster ist um so stärker ausgeprägt, je weiter man nach Norden geht. Beispielsweise fürchten in New Hampshire (42. nördlicher Breitengrad) prozentual mehr Menschen den Winter als in Sarasota, Florida (27. nördlicher Breitengrad). In Gegenden, die näher am Äquator liegen, überwiegt dagegen die Furcht vor dem Sommer. Spätestens auf der Höhe von Sarasota, Florida, berichten mehr Leute von einer Abneigung gegen den Sommer als gegen den Winter, vermutlich wegen der dann herrschenden Hitze und Luftfeuchtigkeit. Wahrscheinlich sind diese Ergebnisse auch auf Europa übertragbar, wengleich hier kulturelle Besonderheiten – südlicher und nördlicher Kulturen – speziell zu beachten sind.

Die meisten Befragten mit Winter-Muster geben an, in den Wintermonaten am meisten zu essen, am meisten zu schlafen und am stärksten zuzunehmen und in den Sommermonaten am wenigsten zu essen, am wenigsten zu schlafen und am meisten abzunehmen. Im Sommer fällt es ihnen auch am leichtesten, Kontakte zu pflegen. Umgekehrt bringen sie für die Weihnachtsfeiern und Silvesterparties im Winter nur schwer die spontane Begeisterung auf wie für die Grillfeste im Sommer, wenn sie wirklich gerne unter Menschen sind.

Seasonal Pattern Assessment Questionnaire, Deutsche Version (SPAQ-D)

1. Name: ______________________

2. Adresse:

____

____

____

3. Geburtsort:

Stadt ______________________

Land ______________________

HINWEISE ZUM AUSFULLEN:

- **KREISE immer voll ausfüllen**
- **FEHLER immer ganz ausradieren**
- **NUR INNERHALB der vorgegebenen Kästchen ausfüllen**
- **NICHT ankreuzen**
- **NICHT falten**

DIES IST EIN COMPUTERGERECHTER FRAGEBOGEN. BITTE NICHT FALTEN UND KEINE ZUSÄTZLICHEN BEMERKUNGEN EINTRAGEN

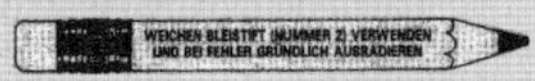

Beispiel für richtiges Ausfüllen ●●●●

Beispiele für falsches Ausfüllen

4. HEUTIGES DATUM

Monat	Tag	Tag	Jahr
Jan ○			
Feb ○			
Mär ○	⓪	⓪	88 ○
Apr ○	①	①	89 ○
Mai ○	②	②	90 ○
Jun ○	③	③	91 ○
Jul ○		④	92 ○
Aug ○		⑤	93 ○
Sep ○		⑥	94 ○
Okt ○		⑦	95 ○
Nov ○		⑧	96 ○
Dez ○		⑨	97 ○

5. ALTER (IN JAHREN) ⓪–⑨ ⓪–⑨

6. GEGENWÄRTIGES GEWICHT (IN KG) ⓪–⑨ ⓪–⑨ ⓪–⑨

7. Ausbildung

Weniger als 4 Jahre Grundschule .... ○

Nur Grundschule .... ○

Abitur .... ○

Fachhochschule, Universität ..... ○

8. Geschlecht

Männlich ○

Weiblich ○

9. Stand

Ledig ○

Verheiratet ○

Getrennt/Geschieden ○

Verwitwet ○

10. Beruf

____

____

11. Wie viele Jahre haben Sie in dieser klimatischen Zone gelebt

Hier die Anzahl der Jahre eintragen

Beispiel: Wenn Sie ein Jahr hier gelebt haben

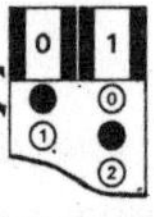

NUR FÜR BEARBEITUNG

CODE

Mit diesem Fragebogens wollen wir herausfinden, wie sich Ihre Stimmung und das Verhalten im Laufe der Zeit verändert. Bitte füllen Sie in den vorgegebenen Kreisen alles aus, was für Sie zutrifft. Bitte beachten Sie: wir sind daran interessiert, was Sie an sich selbst beobachtet haben <u>und nicht</u> was Sie <u>bei anderen</u> bemerkt haben mögen.

12. In welchem Ausmaß verändern sich die folgenden Bereiche <u>mit den Jahreszeiten</u>? (BITTE NUR EINEN KREIS PRO FRAGE AUSFÜLLEN)

	KEINE VERÄNDERUNG	GERINGE VERÄNDERUNG	MÄßIGE VERÄNDERUNG	DEUTLICH AUSGEPRÄGTE VERÄNDERUNG	EXTREM AUSGEPRÄGTE VERÄNDERUNG
A. Schlaflänge	○	○	○	○	○
B. Soziale Aktivität	○	○	○	○	○
C. Stimmung (Allgemeines Wohlbefinden)	○	○	○	○	○
D. Gewicht	○	○	○	○	○
E. Appetit	○	○	○	○	○
F. Energie	○	○	○	○	○

Bitte auch die Fragen auf der Rückseite ausfüllen

Norman E. Rosenthal, Gary H. Bradt and Thomas A. Wehr (Übersetzung: Siegfried Kasper) NCS Trans-Optic© EP01-27686:321

13. Bei den folgenden Fragen bitte alle Kreise für die zutreffenden Monate ausfüllen. Dies kann entweder nur ein enzelner Monat, z. B. ●, eine aufeinander folgende Reihe von Monaten, z. B. ●●●, oder eine beliebig andere Gruppierung von Monaten sein.

Wann fühlen Sie sich . . .	Jan	Feb	Mär	Apr	Mai	Jun	Jul	Aug	Sep	Okt	Nov	Dez		
A. Am besten	○	○	○	○	○	○	○	○	○	○	○	○		○
B. Nehmen Sie an Gewicht zu	○	○	○	○	○	○	○	○	○	○	○	○		○
C. Haben Sie am meisten soziale Kontakte	○	○	○	○	○	○	○	○	○	○	○	○		○
D. Schlafen Sie am meisten	○	○	○	○	○	○	○	○	○	○	○	○		○
E. Essen Sie am meisten	○	○	○	○	○	○	○	○	○	○	○	○	ODER	○
F. Nehmen Sie an Gewicht ab	○	○	○	○	○	○	○	○	○	○	○	○		○
G. Haben Sie am wenigsten soziale Kontakte	○	○	○	○	○	○	○	○	○	○	○	○		○
H. Fühlen Sie sich am schlechtesten	○	○	○	○	○	○	○	○	○	○	○	○		○
I. Essen Sie am wenigsten	○	○	○	○	○	○	○	○	○	○	○	○		○
J. Schlafen Sie am meisten	○	○	○	○	○	○	○	○	○	○	○	○		○

Bitte hier markieren, wenn kein bestimmter Monat (keine Reihe von bestimmten Monaten) regelmäßig herausragt

14. Bitte benutzen Sie die unterhalb aufgeführte Skala und geben Sie an, wie Sie Sich bei den verschiedenen Wetterbedingungen fühlen (NUR EINE ANTWORT PRO FRAGE MÖGLICH)

−3 = sehr schlecht oder ausgeprägt verlangsamt
−2 = Mäßig schlecht/verlangsamt
−1 = geringgradig schlecht/verlangsamt
0 = kein Effekt
+1 = Stimmung oder Energie ist geringgradig verbessert
+2 = Stimmung oder Energie ist mäßig verbessert
+3 = Stimmung oder Energie ist deutlich verbessert

	−3	−2	−1	0	+1	+2	+3		WEIß ICH NICHT
A. Kaltes Wetter	○	○	○	○	○	○	○		○
B. Heißes Wetter	○	○	○	○	○	○	○		○
C. Feuchtes Wetter	○	○	○	○	○	○	○		○
D. Sonnige Tage	○	○	○	○	○	○	○		○
E. Trockene Tage	○	○	○	○	○	○	○	ODER	○
F. Graue, wolkenverhangene Tage	○	○	○	○	○	○	○		○
G. Lange Tage	○	○	○	○	○	○	○		○
H. Hoher Pollengehalt	○	○	○	○	○	○	○		○
I. Tage mit Nebel oder Smog	○	○	○	○	○	○	○		○
J. Kurze Tage	○	○	○	○	○	○	○		○

BITTE NICHT IN DIESEN BEREICH SCHREIBEN

15. Wieviel schwankt Ihr Körpergewicht im Laufe des Jahres

○ 0–2 kg
○ 2–3 kg
○ 4–5 kg
○ 6–7 kg
○ 8–10 kg
○ Über 10 kg

16. Wieviele Stunden schlafen Sie (ungefähr) in einer 24 Stunden Zeitspanne in der angegebenen Jahreszeit? (einschließlich Nickerchen)

	Anzahl der Stunden, die Sie am Tag schlafen	MEHR ALS 18 STUNDEN
WINTER (Dez 21 – Mär 20)	⓪ ① ② ③ ④ ⑤ ⑥ ⑦ ⑧ ⑨ ⑩ ⑪ ⑫ ⑬ ⑭ ⑮ ⑯ ⑰ ⑱	○
FRÜHJAHR (Mär 21 – Jun 20)	⓪ ① ② ③ ④ ⑤ ⑥ ⑦ ⑧ ⑨ ⑩ ⑪ ⑫ ⑬ ⑭ ⑮ ⑯ ⑰ ⑱	○
SOMMER (Jun 21 – Sep 20)	⓪ ① ② ③ ④ ⑤ ⑥ ⑦ ⑧ ⑨ ⑩ ⑪ ⑫ ⑬ ⑭ ⑮ ⑯ ⑰ ⑱	○
HERBST (Sep 21 – Dez 20)	⓪ ① ② ③ ④ ⑤ ⑥ ⑦ ⑧ ⑨ ⑩ ⑪ ⑫ ⑬ ⑭ ⑮ ⑯ ⑰ ⑱	○

17. Haben Sie in der Auswahl der Nahrungsmittel jahreszeitliche Unterschiede bemerkt? . . . . ○ Nein ○ Ja →

Bitte näher beschrieben:

____

____

____

____

18. Stellen die Veränderungen, die die verschiedenen Jahreszeiten mit sich bringen ein Problem für Sie dar? . . . . ○ Nein ○ Ja

	GERING	MÄßIG	DEUTLICH	SCHWER	INVALIDISIEREND
Wenn ja, ist dieses Problem	○	○	○	○	○

Dankeschön für das Ausfüllen des Fragebogens.

Abbildung 1: Fragebogen zur Beurteilung Ihrer Saisonfühligkeit (in Anlehnung an das Seasonal Pattern Assessment Questionaire [SPAQ] von N. E. Rosenthal, G. Bradt und T. Wehr).

Feste und Feiertage im Winter erscheinen ihnen oft als Last, als Pflichtübung, die man ihnen abverlangt, obwohl sie viel lieber mit einem Teller Süßigkeiten allein gelassen würden. Viele SAD-Patienten entwickeln in den Wintermonaten eine ausgeprägte Vorliebe für Süßigkeiten und Kohlenhydrate. Mehr noch als die Durchschnittsbevölkerung bevorzugen Patienten mit Winter-SAD im Winter »schweres« Essen (Eintöpfe und Aufläufe), im Sommer dagegen Salate, frisches Obst und Gemüse sowie eiweißreiche Lebensmittel.

Menschen mit einem Sommer-Muster haben nach ihren eigenen Angaben in den Sommermonaten die meisten Probleme. Manchen von ihnen geht es in den Wintermonaten gut, andere – Menschen mit einem Sommer-Winter-Muster – fühlen sich auch in den Monaten Januar und Februar unwohl. Diese letzte Gruppe lebt oft nur im Frühjahr und im Herbst auf. Menschen, die den Sommer nicht mögen, grenzen sich in dieser Zeit am stärksten von anderen Menschen ab. Anders als Winterdepressive neigen sie aber weniger dazu, in der Jahreszeit, in der sie sich am schlechtesten fühlen, zu viel zu essen, zu schlafen und zuzunehmen. Im Gegenteil: Sie essen und schlafen weniger als sonst und verlieren an Gewicht. Ich vermute, daß mit der Verbreitung der Licht-Therapie und der Erwärmung der Atmosphäre durch den Treibhauseffekt die Zahl der Sommerdepressiven prozentual gesehen zunehmen und die der Winterdepressiven sinken wird.

Für manche Menschen sind saisonale Veränderungen ein Fremdwort. Sie geben bei Frage 2 typischerweise an, keine der aufgeführten saisonalen Veränderungen an sich zu bemerken. Oft fällt es ihnen schwer zu verstehen, warum saisonfühlige Freunde und Verwandte so extrem auf Kälte oder Wärme, drückende Schwüle oder einen wolkenverhangenen Himmel reagieren. Vielleicht sind sie auch versucht, diese vermeintliche Überempfindlichkeit als Charakterfehler zu werten. Menschen ohne jede Neigung zur Saisonfühligkeit sollten wissen, daß sie mit einer Konstitution gesegnet sind, die sie vor saisonalen Veränderungen schützt; dies ist ein Geschenk der Natur, keine moralische Tugend.

Es ist für SAD-Patienten typisch, im Winter mehr zu essen, zuzunehmen und zu schlafen. Dieses Muster tritt auch in der Durchschnittsbevölkerung auf. Was Menschen mit SAD oder Winter-Blues von der Durchschnittsbevölkerung unterscheidet, ist ihr im Vergleich zur Gesamtbevölkerung höherer »Saisonquotient«.

2. So ermitteln Sie Ihren Saisonquotienten: Der Saisonquotient basiert auf sechs Faktoren. Sie können für jeden Faktor zwischen 0 und 4 Punkte erhalten. Der Saisonquotient hat somit eine mögliche Bandbreite von 0 bis 24. Die Faktoren, aus denen sich der Quotient zusammensetzt – Schlafdauer, soziale Aktivität, Stimmung, Gewicht, Appetit und Energie –, unterliegen jahreszeitlichen Schwankungen. Das gilt vor allem für SAD-Patienten, aber auch die weniger stark Betroffenen und die Durchschnittsbevölkerung sind nicht dagegen gefeit. Der Saisonquotient reflektiert, wie stark diese Schwankungen sind.

Der durchschnittliche Saisonquotient liegt zwischen 4 und 7 Punkten. Wenn Sie einen Quotienten zwischen 8 und 11 erreichen, fallen Sie vermutlich in die Kategorie der »subsyndromalen SAD«, also des »Winter-Blues« oder »Februar-Verdrusses«; wenn Ihr Quotient 11 oder mehr beträgt, erfüllen Sie möglicherweise die formalen SAD-Diagnosekriterien. Detaillierte Anhaltspunkte, die Ihnen helfen, Ihren Zustand genauer abzuschätzen, sind weiter hinten in diesem Kapitel in Tabelle 1 dargestellt. Menschen mit einem höheren Saisonquotienten empfinden den Wechsel der Jahreszeiten mit höherer Wahrscheinlichkeit als Problem (siehe Frage 3). Ihre Gewichtsschwankungen und ihr Schlafbedürfnis (siehe Fragen 4 und 5) und auch ihre Eßvorlieben (siehe Frage 6) hängen meist stärker von den Jahreszeiten ab.

Der Saisonquotient kann sich im Lauf der Zeit verändern und hängt unter anderem von der Gegend ab, in der Sie wohnen. Wenn Sie Winterprobleme haben, ist Ihr Saisonquotient wahrscheinlich um so höher, je weiter nördlich Sie leben. Für Menschen, die unter dem Sommer leiden, gilt das genaue Gegenteil.

Nach einer Querschnittsstudie, die wir zusammen mit mehreren Kollegen im Rahmen des Seasonal Studies Program am NIMH durchgeführt haben, ist der Saisonquotient am höchsten bei Frauen Ende Dreißig und sinkt mit zunehmendem Alter wieder ab. Bei Männern wurde keine so auffällige, altersbedingte Veränderung des Saisonquotienten festgestellt.

Wir wissen bisher noch nicht, warum manche Menschen stärker zu Saisonfühligkeit neigen als andere. Es gibt aber Hinweise dafür, daß die Neigung zu SAD in der Familie liegen könnte. Möglicherweise drückt sich die genetische Anfälligkeit für Saisonfühligkeit als Anomalie der visuellen Informationsverarbeitung oder bestimmter lichtsensitiver Bereiche des Gehirns aus.

3. *So stellen Sie fest, ob saisonale Veränderungen ein Problem für Sie darstellen und, wenn ja, in welchem Maße:* Die Antwort auf diese Frage hängt mit Ihrem Saisonquotienten zusammen. Je höher Ihr Quotient ist, desto höher ist die Wahrscheinlichkeit, daß Sie der Wechsel der Jahreszeiten belastet. Fast alle Personen, die als SAD-Patienten oder Patienten mit subsyndromaler SAD in die Programme des NIMH aufgenommen wurden, betrachten ihre saisonalen Veränderungen zumindest als etwas problematisch. Etwa 25 Prozent des befragten Bevölkerungsquerschnitts im Norden der USA erleben den Wechsel der Jahreszeiten als belastend. Die meisten der Befragten berichten eher von Winter- als von Sommerschwierigkeiten und könnten während der Wintermonate von mehr Licht in ihrer Umgebung profitieren.

Im folgenden Abschnitt können Sie feststellen, ob Sie unter einem der beiden Zustände leiden, bei denen helles Tageslicht Abhilfe schaffen kann: SAD oder Winter-Blues. Sie sollten dabei allerdings beachten, daß der SPAQ-Test als Instrument für Feldstudien und die Überprüfung von Patienten in einem klinischen Umfeld entwickelt wurde – nicht als Diagnosetest. Aus diesem Grund sollten Sie die Diagnose nicht allein auf die Testergebnisse stützen. Wenn Sie nach dem Ausfüllen des Fragebogens zu dem Schluß kommen, daß der Wechsel der Jahreszeiten ein ernsthaftes Problem für Sie darstellt, raten wir, das Ergebnis im Detail zu analysieren. Mit Hilfe der Anhaltspunkte auf den folgenden Seiten können Sie feststellen, ob ein Arztbesuch angezeigt ist.

Wie Sie mit dem SPAQ-Test feststellen, ob Sie unter SAD oder Winter-Blues leiden

Ihre Antworten auf die Fragen 1 bis 3 des SPAQ-Tests liefern Ihnen grobe Anhaltspunkte dafür, ob Sie unter SAD oder Winter-Blues leiden. Denken Sie daran: Die beiden Störungen lassen sich nicht klar voneinander abgrenzen. Wenn Sie in einer Klimazone wie Südkalifornien unter Winter-Blues leiden, kann daraus nach einem Umzug in eine nördlichere Gegend wie Michigan leicht ein ausgewachsenes SAD-Syndrom werden. Wenn Sie sich dagegen auf Dauer in einer äquatornahen Klimazone wie den Galapagos-Inseln niederlassen, verschwinden die Symptome möglicherweise ganz. Diagnosekriterien für SAD bzw. Winter-Blues finden Sie in Tabelle 1.

Bei der Entwicklung eines Diagnosekatalogs auf der Basis eines Fragebogens haben wir die Grenzwerte so angesetzt, daß die meisten Personen erfaßt werden, bei denen die fragliche Störung auftritt, und die meisten Personen ausgeschlossen werden, bei denen sie nicht auftritt. Die in Tabelle 1 angegebenen Diagnosekriterien, vor allem die für den Winter-Blues, wurden eher eng gefaßt: Studien haben ergeben, daß bei manchen Personen, die die Diagnosebedingungen nicht erfüllen, in der klinischen Evaluierung dennoch SAD oder Winter-Blues festgestellt wird. SAD-Patienten erfüllen im allgemeinen zumindest die SPAQ-Kriterien für Winter-Blues; Patienten mit Winter-Blues dagegen können schon einmal durch das Raster des SPAQ-Tests fallen. Menschen beurteilen sich mehr oder weniger streng; dies kann die Diskrepanzen zwischen Selbsteinschätzung und klinischer Evaluierung zum Teil erklären. Es kann also vorkommen, daß Ihre SPAQ-Ergebnisse Ihrem Gefühl widersprechen, unter SAD oder Winter-Blues zu leiden. Denken Sie in diesem Fall daran, daß der SPAQ-Test nur Anhaltspunkte liefert, keine hieb- und stichfeste Diagnose. Tabelle 2 zeigt, wie Kliniker SAD und Winter-Blues diagnostizieren und gibt Ihnen vielleicht zusätzliche Hinweise dafür, ob Sie möglicherweise unter einer der beiden Störungen leiden.

Tabelle 1: Diagnosekriterien für SAD und Winter-Blues auf der Grundlage des SPAQ-Tests

	SAD	Winter-Blues
Frage 1 Saisonales Muster: In welchen Monaten fühlen Sie sich am schlechtesten?	Winter-Muster (Fühlt sich in den Monaten zwischen Dezember und Februar am schlechtesten)	Winter-Muster (Fühlt sich in den Monaten zwischen Dezember und Februar am schlechtesten)
Frage 2 Saisonquotient: In welchem Maße verändern sich die folgenden Faktoren im Lauf der Jahreszeiten: Schlafdauer, soziale Aktivität, Stimmung, Gewicht, Appetit und Energie? (Ermitteln Sie den Quotienten wie oben angegeben.)	11 oder mehr	8–10
Frage 3 Stellen saisonale Stimmungs- und Verhaltensänderungen ein Problem für Sie dar? Falls ja, ist das Problem schwach, mäßig, deutlich ausgeprägt, ernsthaft oder lähmend?	Ja	mindestens mäßig

Tabelle 2: Klinische Kriterien zur Unterscheidung von SAD und Winter-Blues

	SAD	Winter-Blues
Die Veränderungen im Winter halten mindestens vier Wochen an.	Ja	Ja
Die Winterprobleme treten regelmäßig auf (mindestens zwei Jahre hintereinander).	Ja	Ja
Einschränkung der Funktionsfähigkeit im Berufs- oder Privatleben.	Erheblich (deutlich gesunkene Produktivität; ausgeprägte Interesse- und Freudlosigkeit; Rückzug von Freunden und Verwandten; auffällige Veränderungen des Energiehaushalts, Schlafverhaltens oder Gewichts.	Schwach (weniger kreativ; etwas weniger produktiv; weniger lebensfroh; gesunkenes Interesse, unter Menschen zu gehen; etwas weniger Energie oder lästige Gewichtszunahme)
Wegen der Winterprobleme wurde ein Arzt oder Therapeut aufgesucht (bzw. dies wurde von Außenstehenden vorgeschlagen).	Ja	Nein
Der Befragte fühlte sich im Winter mindestens zwei Wochen lang sehr niedergeschlagen oder deprimiert.	Ja	Nein

Die Bedeutung Ihrer SPAQ-Ergebnisse

Das Wissen um Ihre Saisonfühligkeit und deren Muster hat einen praktischen Wert, weil Sie daraus ableiten können, mit welcher Wahrscheinlichkeit mehr Licht in Ihrem täglichen Umfeld Ihr Wohlbefinden verbessern kann. Viele Forschungsstudien haben gezeigt, daß mehr Tageslicht den meisten Menschen mit ausgeprägten Winterproblemen gut tut. Neuere Studien haben nachgewiesen, daß das gleiche auch für Menschen gilt, die unter »Winter-Blues« leiden (siehe Kapitel 4). Demgegenüber haben wir in einer Reihe von Studien am NIMH gezeigt, daß die Licht-Therapie zur SAD-Behandlung bei Menschen mit geringen oder keinen saisonalen Veränderungen die Stimmung aller Wahrscheinlichkeit nach nicht hebt. Manche der Behandelten haben sogar festgestellt, daß sie sich nach der Licht-Therapie weniger wohl fühlen als davor!

Wann ein Arztbesuch angeraten ist

Es ist wahrscheinlich, daß in der Zukunft immer mehr Menschen relativ subtile saisonale Beschwerden bei sich wahrnehmen und versuchen werden, diese durch Veränderungen ihrer Lichtumgebung in den Griff zu bekommen. In jedem Fall brauchen Sie medizinische Hilfe, wenn eines der folgenden Symptome auftritt:

1. Erhebliche Beeinträchtigung Ihrer Funktionsfähigkeit
Beispielsweise sollten Sie Hilfe suchen, wenn im Beruf Probleme wie die folgenden auftreten:

- Es fällt Ihnen schwer, regelmäßig pünktlich zur Arbeit zu kommen.
- Ihre Denk- und Konzentrationsfähigkeit ist deutlich gesunken.
- Sie haben Mühe, Aufgaben zu bewältigen, die früher kein Problem für Sie dargestellt haben.

Auch in Ihrem Privatleben können Probleme auftreten. Möglicherweise kapseln Sie sich ab, weil Sie allein sein wollen. Dies kann die

Beziehung zu Ihrer Familie oder zu Freunden belasten. Vielleicht empfindet Ihr Partner Sie als distanziert und unzugänglich.

Ein weiteres Anzeichen für reduzierte Funktionsfähigkeit ist gegeben, wenn Sie häufiger mit der Bezahlung von Rechnungen und anderen notwendigen Verpflichtungen im Rückstand sind.

2. Deutliche Gefühle der Depression

Dazu gehören zum Beispiel:

- regelmäßige Gefühle von Traurigkeit oder Weinkrämpfe
- Gefühle, das Leben sei nicht lebenswert, oder der Wunsch, morgens nicht aufwachen zu müssen
- negative Gedanken über sich selbst – das Gefühlschlecht, inkompetent, unzuverlässig, ein Hochstapler zu sein –, die man in anderen Jahreszeiten als unzutreffend empfinden würde
- anhaltende Schuldgefühle
- Zukunftsangst

3. Deutliche körperliche Beschwerden

Störungen dieser Art können sich zum Beispiel so ausdrücken:

- Sie brauchen täglich ein paar Stunden mehr Schlaf als sonst oder es fällt Ihnen schwer, morgens aufzuwachen.
- Sie würden am liebsten einen Großteil des Tages im Bett verbringen.
- Sie haben das Gefühl, die Kontrolle über Ihr Eßverhalten und Ihr Gewicht verloren zu haben.

Alle diese Symptome sind Anzeichen dafür, daß Sie möglicherweise professionelle Hilfe benötigen. Wenn eine Licht-Therapie angezeigt ist, sollte die Behandlung von einem dafür qualifizierten Arzt oder Therapeuten überwacht werden. Menschen mit schwachen Winterveränderungen können alternativ auch erst einmal für helleres Licht in der Wohnung oder am Arbeitsplatz sorgen. Das Thema wird in Kapitel 6 detaillierter behandelt.

Neben den oben genannten saisonalen Veränderungen reagieren

manche Menschen auch stark auf klimatische Bedingungen. Die meisten Leute genießen sonniges Wetter und hassen graue, wolkenverhangene Tage; fast allen ist Trockenheit lieber als Feuchtigkeit und Nässe. Es ist vor allem das Ausmaß, in dem sie bestimmte Wetter- oder Klimasituationen ablehnen, das die verschiedenen saisonalen Typen voneinander unterscheidet. Winterdepressive blühen an langen, sonnigen Tagen auf und verabscheuen kurze, dunkle Tage. Sommerdepressive dagegen hassen die Hitze, während sie sich an kühlen Tagen wie ein Fisch im Wasser fühlen.

Keine Frage: Es gibt eine Reihe von externen Faktoren, die jahreszeitliche Stimmungsschwankungen oder Veränderungen des körperlichen Wohlbefindens bewirken können, ohne auch nur das geringste mit SAD zu tun zu haben. Menschen mit Allergien zum Beispiel haben zu bestimmten Jahreszeiten besondere Schwierigkeiten. Verschiedene Pollenarten treten jeweils zu anderen Zeiten in hohen Konzentrationen auf, und es hängt von Ihrer jeweiligen Allergie ab, wann Sie sich besonders elend fühlen. Ich will damit sagen: Befindlichkeitsstörungen, die sich regelmäßig zu einer bestimmten Jahreszeit einstellen, bedeuten nicht unbedingt, daß Sie unter SAD leiden. Auch psychische oder beruflich bedingte Faktoren können Auslöser für saisonale Probleme sein. Ein Bilanzbuchhalter zum Beispiel wird sich um den Jahresabschluß herum besonders gestreßt fühlen, während ein Verkaufsrepräsentant für Klimaanlagen im Sommer besonderen Belastungen ausgesetzt ist. In allen diesen Fällen wirkt der Wechsel der Jahreszeiten wie eine riesige Sortiermaschine, die die Menschen nach ihren individuellen biologischen oder beruflichen Achillesfersen trennt.

Saisonfühligkeit als Dimension menschlicher Erfahrung

In diesem Kapitel wurde Saisonfühligkeit vornehmlich als Krankheit betrachtet, die es zu behandeln gilt. Wir0 möchten es deshalb nicht versäumen, folgendes noch einmal klar herauszustellen: Wir dürfen Saisonfühligkeit nicht nur als Krankheit wie Diabetes oder Asthma sehen. Vor allem die schwächeren Formen der Saisonfühligkeit geben uns die Möglichkeit, unsere Welt aus wechselnden Blickwinkeln zu erfahren. Saisonfühligkeit verleiht unserem Leben somit eine Farbigkeit, die die meisten Menschen nicht missen möchten. Es gibt Beweise dafür, daß viele Künstler und Kreative, die im Laufe der Jahreszeiten ausgeprägten Stimmungs- und Leistungsschwankungen unterliegen, darin eine Voraussetzung ihrer Arbeit sehen. Aber selbst für Menschen, die nicht im Kreativbereich tätig sind, kann der jahreszeitlich bedingte, innere Perspektivenwechsel eine Quelle der Freude und der Inspiration sein. In diesem Fall besteht natürlich kein Grund, etwas dagegen zu unternehmen. Wenn jedoch bestimmte Jahreszeiten Schmerz und Zerstörung statt Erfüllung bringen, so lautet die gute Nachricht: Wir haben heute eine Möglichkeit, diese Symptome zu lindern.

4

Leitfaden für Betroffene und Eltern

Welche Risikofaktoren machen Menschen dafür anfällig, SAD zu bekommen? Was wissen wir über die biologischen und physiologischen Grundlagen der verschiedenen Symptome? Worin liegt der Unterschied zwischen Winter-Blues und einer ausgewachsenen saisonabhängigen Depression? Wie äußert sich SAD bei Kindern und Jugendlichen? Wie verbreitet ist das Problem? Das sind einige der häufigsten Fragen, die im Zusammenhang mit SAD gestellt werden. Viele von ihnen wurden bereits in den vorhergehenden Kapiteln angesprochen. Leser, die weiterführende Informationen dazu wünschen, finden in diesem Kapitel detaillierte Beschreibungen, die auf unseren klinischen Erfahrungen und den jüngsten Forschungsergebnissen basieren.

Was prädisponiert Menschen, SAD zu bekommen?

SAD-Symptome werden von Umwelteinflüssen hervorgerufen, die auf anfällige Menschen einwirken und zu den bereits beschriebenen Problemen führen. Was haben SAD-Patienten an sich, das sie anfällig für diese Umwelteinflüsse macht? Welche Umwelteinflüsse spielen eine Rolle?

Wenn wir die Auslöser finden, die Symptome der Winterdepression hervorrufen, können wir sie vielleicht verändern. Dieser Gedanke war der entscheidende Ansatzpunkt: Er führte uns zu der Erkenntnis, daß SAD-Symptome auf Lichtmangel zurückgehen und durch die Zufuhr von künstlichem Licht rückgängig gemacht werden können. Darüber hinaus sollten Mediziner und Patienten auch nach einer erfolgten SAD-Diagnose ständig ein Auge darauf haben, ob neue Formen des

Lichtmangels auftreten. Überraschenderweise lassen selbst erfahrene Mediziner oder aufgeklärte Patienten ein so simples Erklärungsmuster für eine medizinische Verschlechterung außer acht. Angenommen, ein SAD-Patient fühlt sich plötzlich an hellen Sommertagen schlecht. Weil es Sommer ist, fällt zunächst weder seinem Therapeuten noch ihm selbst der wahre Grund dafür auf: daß er nämlich einen Großteil des Tages mit Filmentwicklungen in einer Dunkelkammer verbringt. Weitere Umwelteinflüsse, an die man denken sollte, sobald SAD-Patienten Symptome entwickeln, sind psychischer und zwischenmenschlicher Streß.

Wenn ein SAD-Patient Depressionen entwickelt, so liegt das mit großer Wahrscheinlichkeit an einem der drei folgenden Schlüsselfaktoren:

- angeborene Anfälligkeit
- Lichtmangel
- Streß

Angeborene Anfälligkeit

Obwohl SAD in allen Bevölkerungsgruppen auftritt, sind am häufigsten Frauen sowie die Altersgruppe zwischen Zwanzig und Vierzig davon betroffen. SAD liegt in der Familie, und die meisten Patienten haben zumindest einen engen Verwandten, der irgendwann in der Vergangenheit unter Depressionen (oft SAD) gelitten hat. Eine Patientin mit einer langwierigen SAD-Geschichte aus Tennessee schildert, wie sich SAD in ihrer Familie vererbt hat: »Wir haben festgestellt, daß ich SAD über meine Großmutter väterlicherseits bekommen habe – ihre sieben Söhne haben die Krankheit weitergegeben, und sie tritt heute aktiv bei den Frauen in meiner Generation auf.«

Sind bestimmte Bevölkerungsgruppen stärker von SAD betroffen als andere? Hinter dieser oft gestellten Frage steht der Gedanke, SAD sei evolutionsgeschichtlich gesehen ein Anpassungsmechanismus der Natur. Im hohen Norden, wo die Winter hart und die Versorgung mit Nahrungsmitteln in den kalten Monaten besonders schlecht war, gereichte es den Menschen möglicherweise zum Vorteil, sich im Winter inaktiv zu verhalten, zu viel zu essen, Körperfett zu speichern und sich in ihre Behausungen zurückzuziehen. Vielleicht schonten die SAD-Symptome den Energiehaushalt – wie der Winterschlaf bei den Bären. Wenn das stimmt, müßte SAD häufiger bei Menschen mit skandinavischer Herkunft – heller Haut, blonden Haaren und blauen Augen – auftreten als bei Menschen mit dunklen Haaren, dunklen Augen und dunklerer Haut, deren Vorfahren in Afrika und an den Küsten des Mittelmeers beheimatet waren. Bis jetzt gibt es dafür keinerlei Hinweise, und ich kenne SAD-Patienten mit unterschiedlichstem ethnischen Hintergrund.

Die Theorie, SAD schone den Energiehaushalt, liefert möglicherweise auch eine Erklärung dafür, daß SAD bei Frauen öfter vorkommt als bei Männern. Es ist gut denkbar, daß der weibliche Körper in primitiven Gesellschaften, in denen die Frauen schwanger, stillend oder kinderhütend am heimischen Herd zurückblieben, als Anpassungsreaktion energiesparende Verhaltensweisen entwickelte. Umgekehrt – so könnte man argumentieren – brauchten die Männer, die auf die Jagd gingen, das ganze Jahr über gleichmäßig viel Energie, um ihren Aufgaben gewachsen zu sein. Allerdings: Es gibt keine unmittelbaren Beweise für Spekulationen dieser Art. Man könnte deshalb ebenso gut das Gegenteil behaupten und SAD als evolutionären Fehlschlag sehen – als Scheitern der körpereigenen Mechanismen, mit dem Wechsel der Jahreszeiten fertigzuwerden. Diese zweite Hypothese wird durch eine Studie von Dr. Andrés Magnússon in Island gestützt. Magnússon stellte fest, daß SAD zwar auch in Island vorkommt (siehe weiter unten), dort aber möglicherweise weniger verbreitet ist als in den USA. Man könnte also argumentieren, SAD stehe dem Überleben in sehr nördlichen Breitengraden entgegen und stelle für die Betroffenen einen evolutionären Nachteil dar.

Wie bereits angesprochen, wissen wir nicht, warum Frauen anfälliger für SAD sind als Männer. Es steht aber zu vermuten, daß diese größere Anfälligkeit mit der Sekretion der weiblichen Sexualhormone Östrogen und Progesteron während des Zyklus zusammenhängt. Großangelegte Studien an Erwachsenen wie auch an Kindern stützen diese Theorie. Wir stellten in einer Untersuchung an Erwachsenen in Maryland fest, daß die Anfälligkeit für saisonabhängige Veränderungen bei Frauen zwischen Zwanzig und Mitte Vierzig – also Frauen im gebärfähigen Alter – stärker ausgeprägt ist. Nach der Menopause (wenn die zyklische Produktion weiblicher Sexualhormone stark absinkt), ist die Tendenz zu saisonalen Veränderungen bei Frauen nicht größer als bei gleichaltrigen Männern. Es wäre interessant zu wissen, ob die heute übliche Substitutionsbehandlung, bei der fehlende körpereigene Hormone ersetzt werden, die Häufigkeit beeinflußt, mit der Frauen nach den Wechseljahren saisonabhängige Veränderungen entwickeln. Diese Frage wurde bisher noch nicht erforscht.

Die These, es bestehe eine Verbindung zwischen saisonabhängigen Veränderungen bei Frauen und der Sekretion der weiblichen Sexualhormone, wird auch von einer Studie an Schülern in Maryland gestützt, die Dr. Susan Swedo und ihre Kollegen durchführten. Junge Mädchen geben an, nach der Pubertät deutlich häufiger unter saisonalen Veränderungen zu leiden. Bei Jungen wurde dagegen keine so eindeutige Verbindung zwischen saisonalen Veränderungen und dem Beginn der Pubertät festgestellt. Möglicherweise prädisponieren weibliche Sexualhormone Betroffene für saisonale Veränderungen, indem sie direkt auf bestimmte Gehirnregionen einwirken. Vieles deutet darauf hin, daß es im Gehirn Rezeptoren für Sexualhormone gibt. Möglicherweise wirken Hormone auf diese Zentren und rufen bei Frauen und Männern unterschiedliche Reaktionen auf die Form des Lichtentzugs im Winter hervor.

Obwohl Frauen anfälliger für saisonale Veränderungen sind als Männer, leiden die meisten Frauen nicht häufiger als Männer unter den ausgeprägten Symptomen der Saisonfühligkeit, die für SAD-Patienten typisch sind. Unserer Meinung nach gibt es bestimmte genetische Faktoren, die manche Menschen – sowohl Frauen als auch Männer – anfällig für SAD machen. Seit der Entdeckung von SAD haben Mediziner beobachtet, daß das Leiden in der Familie zu liegen scheint. Die Theorie, SAD habe eine genetische Basis, wird durch eine relativ neue Studie von Dr. Pamela Madden und ihren Kollegen unterstützt, bei der mehrere tausend australische Zwillinge befragt wurden. Die Antworten der befragten (eineiigen und zweieiigen) Zwillinge wurden mit Hilfe komplexer mathematischer Berechnungen ausgewertet. Das Ergebnis: Saisonfühligkeit ist eindeutig auch genetisch bedingt. Allerdings wissen wir bisher noch nicht, welche Gene dafür verantwortlich sind. Angesichts der rasanten Fortschritte beim Verständnis des menschlichen Genoms ist die Identifikation der SAD-Gene aber wahrscheinlich nur noch eine Frage der Zeit.

Lichtmangel

Der wichtigste Umwelteinfluß, den es zu betrachten gilt, wenn ein SAD-Patient Depressionen entwickelt, sind alle Formen des Lichtentzugs. Bei vielen Menschen löst Lichtmangel – unabhängig davon, zu welcher Jahreszeit er auftritt – Gefühle der Energielosigkeit und Niedergeschlagenheit aus, die denen von SAD-Patienten im Winter ähneln. Ein Umzug in eine weiter nördlich gelegene Gegend ist ein häufiger Grund für Lichtmangel und kann vorher nie gekannte Winterdepressionen auslösen. Es ist gut möglich, daß zum Beispiel ein junger Arzt, der von Texas nach New York zieht und im folgenden Winter depressiv wird, nicht etwa Probleme hat, sich an das Großstadtleben anzupassen, sondern unter Lichtentzug und SAD leidet. Der folgende Brief beschreibt eindringlich, wie eine Frau mittleren Alters auf ihre Erfahrungen mit dem Leben auf unterschiedlichen Breitengraden zurückblickt:

> Die letzten beiden Winter waren die Hölle für mich, das heulende Elend. Um den Februar herum, wenn hier in Florida der Frühling beginnt, schöpfe ich neue Hoffnung. Im Mai bin ich dann richtig euphorisch. Aber selbst jetzt, wo ich die hellen Julitage und meine Ausgeglichenheit in vollen Zügen genieße, fürchte ich innerlich den nächsten Winter.
> Ich bin in Kanada aufgewachsen, und es ging mir dort schlechter als hier – so sehr, daß es mich deprimiert, auch nur zu Besuch nach Kanada zu fahren. Aber selbst in Florida ist das Tageslicht im Winter anders: Ich habe das Gefühl, es müßte etwas wirklich Wunderbares passieren, um mich im Winter glücklich zu machen, während im Sommer schon etwas sehr Schlimmes passieren müßte, um mich traurig zu stimmen.

Ein anderer, oftmals verkannter Grund für Lichtmangel ist ein Umzug von einem hellen in ein dunkleres Haus. Bei einer dreißigjährigen Sekretärin, die von einem sonnendurchfluteten Apartment im zwanzigsten Stock in eine Erdgeschoßwohnung zog, löste der geringere Lichteinfall prompt Depressionen aus. Ein Student beobachtete diesen Zusammenhang zwischen Stimmung und Wohnsituation an sich selbst und schreibt:

> Ich habe mich in den vergangenen Jahren oft gefragt, warum ich, sobald ich nach Hause komme, alle Energie verliere und nichts als schlafen möchte. Das ist praktisch immer so, tritt aber im Winter noch deutlicher zutage als sonst. Mein Haus bekommt sehr wenig direktes Sonnenlicht ab und ist ziemlich düster. Ich habe auch bemerkt, daß sich meine Stimmung drastisch bessert, wenn ich im Haus eines Bekannten übernachte, in das sehr viel Tageslicht hereinströmt.

Besonders im Sommer besteht die Gefahr, daß SAD-Patienten sich für eine zu dunkle Wohnung entscheiden: Dann wirkt das zukünftige Zuhause hell genug, und die Erinnerung an SAD liegt weit zurück.

Der Wechsel von einem gut beleuchteten an einen dunkleren Arbeitsplatz kann ähnliche Probleme aufwerfen. Eine Lehrerin aus Minneapolis schreibt: »In vielen Schulen unserer Gegend werden die Fenster abgedunkelt, um Energie bei der Klimatisierung zu sparen, so daß es das ganze Jahr über so dunkel ist wie sonst nur im Winter. Kein Wunder, daß ich mein Klassenzimmer deprimierend finde, seit die Fenster verkleidet sind; es kommt einfach weniger Licht herein.« Selbst in sonnenreichen Gegenden bekommen Menschen am Arbeitsplatz zu wenig helles Licht ab. Dr. Daniel Kripke und seine Kollegen stellten bei Lichtmessungen in San Diego fest, daß arbeitende Erwachsene nur eine halbe Stunde pro Tag hellem Licht ausgesetzt sind. In den vergangenen Jahren ist die Zahl der fensterlosen Gebäuden, bei deren Planung Energieeinsparungen eine wichtige Rolle gespielt haben dürften, enorm gestiegen. Selbst in Büros, die Fenster haben, ist das Glas oft mit einem lichtabsorbierenden Material beschichtet – auch hier in dem Bemühen, Energie zu sparen. Was dabei leider nicht beachtet wird: Die elektrische Energie wird auf Kosten der menschlichen Energie gespart, zumindest bei Menschen, die unter SAD oder Winter-Blues leiden.

Kürzlich ereignete sich ein amüsanter Zwischenfall, als ein Bauunternehmer beauftragt wurde, die Fenster eines großen Behördengebäudes mit einem temperatur- und damit auch lichtabweisenden Film zu beschichten, um Energie zu sparen. Arbeiter begannen im obersten Stockwerk des Gebäudes mit dem Auftragen der Beschichtung und arbeiteten sich allmählich nach unten vor. Als sie das Stockwerk erreichten, in dem das Gesundheitsamt untergebracht war, protestierten die Beschäftigten: Sie kannten die Wirkung von Lichtentzug auf Gefühle und Verhalten und konnten deshalb den negativen Einfluß der Beschichtung auf ihre Stimmung und ihre Energie absehen. Wäre dieser Zusammenhang mehr Menschen bewußt, so ließen sich viele unnötige Belastungen am Arbeitsplatz verhindern.

Neben unterschiedlichen Jahreszeiten, Breitengraden und Lichtverhältnissen in Innenräumen können uns bestimmte Wetterlagen Licht entziehen – unabhängig von der Jahreszeit, in der sie auftreten. Es fasziniert uns immer wieder, in den wöchentlichen Sprechstunden für saisonale Störungen Patienten kommen und gehen zu sehen, von denen jeder ein Wetterfrosch ist. Während einer Schönwetterperiode geht es allen gut. Ist der Himmel dagegen seit Tagen wolkenverhangen, klagt jeder über Probleme. Kleine Unannehmlichkeiten werden zum Drama, die physischen und psychischen Symptome nehmen überhand. Nach einer Reihe von Regentagen können auch im Sommer SAD-Symptome auftreten. Umgekehrt kann klares Wetter im Winter zu für die Jahreszeit ungewöhnlichen Remissionen führen.

Eine Frau, die im Nordosten wohnt, bringt ihre Symptome eher mit dem Lichtmangel als mit der Jahreszeit in Verbindung, wenn sie schreibt:

> An grauen oder stürmischen Tagen (ganz gleich in welcher Jahreszeit!) werde ich sehr deprimiert. Je länger dieses Wetter anhält, desto niedergeschlagener fühle ich mich. Sobald die Sonne herauskommt, verbessert sich meine Stimmung schlagartig. Ich fühle mich an dunklen Orten unwohl und suche das Licht. Dunkle Räume empfinde ich als bedrückend.

Wir haben mehrere Briefe aus San Francisco erhalten, wo es häufig so neblig ist, daß in vielen Stadtteilen die Sonne nicht durchkommt. Während es in einer Straße ständig neblig ist, scheint über dem nächsten Hügel die Sonne. Offensichtlich bestimmt das Muster aus Sonne und Nebel die Immobilienpreise mit; angesichts der potentiellen starken Wirkung des Lichts auf die Stimmungslage dürfte das kaum überraschen. Für Menschen, die in den Nebellöchern der Stadt wohnen, könnte es ebenso gut das ganze Jahr Winter sein. Eine »Sonnenanbeterin«, die ihre Diagnose selbst gestellt hat, schreibt:

> Ich lebe in der Bucht von San Francisco, wo es oft neblig, bewölkt und windig ist. Ich fühle mich wegen des mangelnden Sonnenlichts in unserer Gegend oft deprimiert. Diese Depression ist zwar nicht so stark ausgeprägt, daß sie meine Funktionsfähigkeit beeinträchtigt, aber sie macht mich gereizt und weinerlich. Mein Mann kann meine Gefühle einfach nicht verstehen. Wenn wir ein oder zwei Tage in einer Gegend wie Sacramento verbringen, wo die Temperaturen fast den ganzen Sommer bei über 30 Grad liegen, fühle ich mich lebendig. Mein Mann dagegen kann es kaum abwarten, nach San Francisco zurückzukommen, in »die Stadt mit der natürlichen Klimaanlage«, wie er und viele andere es nennen. Es ermutigt mich, meine Theorie bestätigt zu sehen, daß Nebel, Wind und Kälte manchen Menschen zu schaffen machen, während andere darunter aufblühen.

Lichtmangel ist in vielen Teilen der Welt ein Problem. Winterdepressionen waren in den skandinavischen Ländern von jeher ein Teil der Kultur, lange bevor die moderne Medizin SAD als Krankheitsbild beschrieb. In Island zum Beispiel ist in den mittelalterlichen Heldengedichten von *skammdegistunglyndi* oder »Depression der kurzen Tage« die Rede. In der norwegischen Stadt Tromsø, die gut 200 Kilometer nördlich des Polarkreises liegt, werden alle möglichen Übel den *mørketiden* oder »düsteren Zeiten« zugeschrieben – den neunundvierzig Tagen totaler Dunkelheit um die Wintersonnenwende herum (siehe Kapitel 17). Lichtmangel beschränkt sich jedoch nicht auf die Länder, deren lange, dunkle Winternächte legendär sind. Obwohl SAD im Süden möglicherweise weniger weit verbreitet ist, wurde das

Krankheitsbild auch in sonnigen Ländern wie Italien und Japan und in der südlichen Hemisphäre – Brasilien, Australien und Südafrika – beschrieben. In den tropischen Ländern mit ihren sonnigen Wintern gibt es häufig eine trübe, nasse Regenzeit, in der die Bevölkerung unter Lichtmangel leidet und SAD-Symptome entwickeln kann. Selbst in Hawaii, wo nach unserer Vorstellung immer die Sonne scheint, haben Kollegen von SAD-Fällen berichtet – besonders bei Bewohnern der Inselteile, die Touristen kaum kennen und die oft wolkenverhangen sind.

Kürzlich hatten wir es mit einem recht ungewöhnlichen Fall zu tun, als ein Ingenieur Anfang Sechzig Rat suchte, weil er seit ungefähr drei Jahren unter SAD leidet. Es kommt selten vor, daß bei einem Mann dieses Alters urplötzlich SAD-Symptome auftreten, und er wurde nach all den üblichen Auslösefaktoren befragt. Lebte er erst seit kurzem im Norden, war er in ein neues Haus gezogen oder hatte sich sein Arbeitsplatz verändert? »Nein«, antwortete er. Erst gegen Ende des Gesprächs kam heraus, daß er vor etwa vier Jahren eine Augenverletzung erlitten hatte, die zu grauem Star geführt hatte. Wegen der Eintrübung der Linse konnte deutlich weniger Licht in das geschädigte Auge gelangen; der Patient bekam weniger Licht, als er brauchte, um SAD-frei zu bleiben.

Es wurden bis jetzt noch keine Studien über die Häufigkeit von SAD bei Menschen mit Sehfehlern durchgeführt. Forschungen in diese Richtung würden sich sicherlich lohnen, denn je besser wir die vielen verschiedenen Wirkungen von Lichtmangel auf die Gehirnfunktionen kennenlernen, desto wahrscheinlicher scheint es, daß wir bei der Behandlung blinder Patienten nicht nur den Verlust der Sehkraft, sondern auch den Verlust anderer Funktionen berücksichtigen müssen, die mit dem Licht zusammenhängen.

Streß

Lichtmangel ist nicht die einzige Umweltbelastung, die im Winter depressive Gefühle auslösen kann. Auch streßverursachende Ereignisse können dazu beitragen. Ein junger Verkaufsrepräsentant zum Beispiel sollte eine Vertriebskonferenz vorbereiten – im Januar, einer Zeit, in der es ihm am schwersten fiel, die Überstunden zu leisten, die mit dieser Großveranstaltung verbunden waren. In den vorhergehenden Wintern hatte er sich recht gut gefühlt, und seine Energie und Produktivität hatten kaum gelitten. In diesem Winter brachte die zusätzliche Verantwortung das Faß zum Überlaufen und löste schwere Depressionen aus.

Eine junge Mutter, die unter SAD litt, sollte im Dezember einen anstrengenden neuen Job übernehmen. Obwohl sie normalerweise schnell lernte, war sie nicht in der Lage, sich in ihre neuen Aufgaben einzuarbeiten, dabei gleichzeitig ihren Haushalt in Schwung zu halten und die Kinderbetreuung zu regeln. Sie wurde zunehmend depressiver. Als sie in der Lage war, die Schwierigkeiten zu analysieren, wurde ihr klar, daß sie im Sommer ohne weiteres mit all diesen Anforderungen zurechtgekommen wäre, und auch im Winter zumindest die Haus- und Familienarbeit hätte schaffen können. Erst die Kombination der verschiedenen Streßfaktoren im Winter führte dazu, daß sie weder ihren privaten noch ihren beruflichen Verpflichtungen gerecht werden konnte.

SAD-Symptome

SAD als Energiekrise

Jenny, eine Hausfrau mittleren Alters, bringt es auf den Punkt:

> Ich bin zwar nicht richtig deprimiert, aber es kommt mir vor, als wären alle meine Systeme den Winter über abgeschaltet worden. Ich fühle mich schwer wie Blei und würde am liebsten den ganzen Tag im Bett verbringen. Erst wenn ich etwas tun soll, das über das normale Maß hinausgeht, und ich merke, daß ich unfähig dazu bin, sinkt auch meine Stimmung in den Keller.

Jennys Beschreibung liefert uns einen ganz entscheidenden Hinweis auf die typischen Symptome von SAD und Depressionen im allgemeinen. Viele Depressionssymptome betreffen nämlich *Körperfunktionen* wie Schlafen, Essen, Energiehaushalt oder sexuelles Verlangen. Sind diese

Funktionen gestört, treten physische Symptome auf, die ein wichtiges Anzeichen dafür sind, daß jemand unter einer klinischen Depression und nicht nur unter normaler Traurigkeit leidet. Tatsächlich sind die Niedergeschlagenheit und Schwermut, die wir mit Depression assoziieren, nicht die hervorstechendsten Merkmale des Krankheitsbildes. Die körperlichen Auffälligkeiten sind so wichtig, daß moderne Diagnoseansätze die Diagnose einer Depression nur zulassen, wenn die Krankengeschichte zumindest auf einige physische Symptome hinweist.

Fast alle SAD-Patienten haben Probleme mit ihrem Energiehaushalt und sie schildern ihre Schwierigkeiten auf ähnliche Weise:

> »Die Müdigkeit ist unerträglich. Ich habe das Gefühl, mich von einem Ort zum anderen schleppen zu müssen.«
> »Im Winter erscheint mir alles als Quälerei.«
> »Ich brauche meine ganze Willenskraft, nur um morgens aufzustehen, zur Arbeit zu gehen, freundlich zu sein, meine Rechnungen zu bezahlen und die Spülmaschine einzuräumen.«

Veränderungen des Eßverhaltens

Die meisten Menschen mit SAD essen im Winter mehr. Obwohl sie im Sommer Salate, Obst und leichte Gerichte bevorzugen, verspüren sie im Winter einen Heißhunger auf Kohlenhydrate: Brot, Pasta, Kartoffeln und Süßigkeiten aller Art. Viele Patienten geben an, daß sie sich besser und tatkräftiger fühlen, nachdem sie Kohlenhydrate zu sich genommen haben. Laura, eine Musikerin Mitte Vierzig, beschreibt, wie sich ihre Eßgewohnheiten mit den Jahreszeiten verändern:

> Im September und Oktober bin ich dauernd dabei, etwas zu essen oder zu knabbern. Ich ernähre mich im Winter hauptsächlich von Pasta, Makkaroni mit Käsesoße, Reisaufläufen und Hühner- und Pilzsuppe – richtig schwerem Essen. Gerichte, die lange gekocht werden, so daß ihr Duft durchs ganze Haus zieht. Eintöpfe und Schmorgerichte mit Kartoffeln und Sauce ... Unmengen von Sauce auf allem und jedem. Und Desserts – je mehr Kalorien, desto besser.

Zwei Forschungsgruppen haben versucht, die Eßgewohnheiten von SAD-Patienten zu unterschiedlichen Zeiten des Jahres zusammenzutragen. Dr. Judith Wurtmann am MIT und Dr. Anna Wirz-Justice in Basel bestätigen, daß der Verzehr von Kohlenhydraten tatsächlich ansteigt, wie das viele Patienten berichten. Offensichtlich ergibt sich dabei, verglichen mit den Eßgewohnheiten der Gesamtbevölkerung, eine Abweichung nach oben. Nach einer Studie, die in der Cafeteria des National Institute of Health durchgeführt wurde, werden im Winter mehr Kohlenhydrate und im Sommer mehr Salate gegessen. Eine jüngere Studie, die in Montgomery County, Maryland, durchgeführt wurde, bestätigt dieses Ergebnis.

Überraschenderweise sagen SAD-Patienten, die Zufuhr von Kohlenhydraten liefere ihnen *mehr* Energie. Studien an Menschen, die nicht unter SAD leiden, zeigen das genaue Gegenteil. Dr. Bonnie Spring und Dr. Harris Liebermann haben nachgewiesen, daß Kohlenhydrate auf nicht-depressive Menschen eher einschläfernd wirken. In einer NIMH-Studie haben wir deshalb Personen mit SAD und nicht-saisonabhängigen Personen jeweils eine kohlenhydratreiche Mahlzeit (sechs große Plätzchen) und eine eiweißreiche Mahlzeit (einen Teller Truthahnsalat) vorgesetzt. Das Ergebnis: Die kohlenhydratreiche Mahlzeit verlieh der Gruppe der SAD-Patienten tatsächlich mehr Energie. Die Patienten hatten also richtig beobachtet. Dagegen fühlte sich die Gruppe der nicht-saisonabhängigen Personen schläfriger als vor der Mahlzeit. Die unterschiedlichen Reaktionen auf Kohlenhydrate deuten auf einen grundlegenden Unterschied in der Gehirnchemie saisonabhängiger und nicht-saisonabhängiger Personen hin.

Wir wissen noch nicht, worin dieser biochemische Unterschied besteht. Antworten dazu können aber möglicherweise Studien über Serotonin liefern. Serotonin ist ein chemischer Botenstoff, der von weitreichender Bedeutung für die Gehirnfunktion ist. Dr. John Fernstrom und Dr. Richard Wurtman zeigten in Tierversuchen, daß Kohlenhydrate die Produktion von Serotonin im Gehirn ankurbeln. Weitere Studien lassen darauf schließen, daß dieser Mechanismus auch beim Menschen von Bedeutung ist. Möglicherweise ist das instinktive Gefühl, eine Anomalie in der Serotoninkonzentration im Gehirn korrigieren zu wollen, ein Grund dafür, warum SAD-Patienten so versessen auf Kohlenhydrate sind und sie in übergroßen Mengen zu sich nehmen.

Dr. Rachael Heller und Dr. Richard Heller, die am Mount Sinai Hospital in New York forschen, gehen einen Schritt weiter und bezeichnen den Heißhunger nach Kohlenhydraten als »Kohlenhydratabhängigkeit«. Sie stellten fest, daß kohlenhydratabhängige Menschen wie andere Abhängige nicht nach dem Konsum kleiner Mengen ihrer Droge – kohlenhydratreiche Nahrungsmittel – zufrieden sind. Portionen, die den Appetit anderer Menschen nach Süßigkeiten und stärkehaltigen Nahrungsmitteln stillen, lösen bei Kohlenhydratabhängigen die Gier nach mehr aus – bis sie schließlich so viele Kalorien konsumiert haben, daß ihr Tagesbedarf weit überschritten ist. Rachael und Richard Heller vertreten die Theorie, daß die Bauchspeicheldrüse bei Kohlenhydratabhängigen zu viel Insulin produziert. Als Folge davon sinkt der Blutzuckerspiegel abrupt ab. Dies wiederum bewirkt die Gier nach weiteren Kohlenhydraten. Es ist nicht bekannt, ob SAD-Patienten als Reaktion auf ihren hohen Verzehr von Kohlenhydraten tatsächlich zu viel Insulin produzieren. Aber wie auch immer: Die Kohlenhydratabhängigkeit, die die Hellers beschreiben, trifft mit Sicherheit auf viele SAD-Patienten zu. Sie ist eine Grundlage für die Ernährungsvorschriften für SAD-Patienten, die detailliert in Kapitel 7 behandelt werden.

Angesichts der üppigen Ernährung und der verminderten Aktivität in den Wintermonaten ist es kein Wunder, daß SAD-Patienten in dieser Zeit leicht und oft ziemlich dramatisch zunehmen. Ein Arzt, der selbst unter SAD litt, erzählte mir, daß seine Winterhosen zwei Nummern größer sind als seine Sommerhosen. Das ist nicht ungewöhnlich. Ich kenne Leute, die im Winter an die zwanzig Kilo zunehmen und das Übergewicht im folgenden Sommer wieder komplett abbauen. Leider ist dieser komplette Gewichtsverlust nicht die Regel, so daß manche Patienten von Jahr zu Jahr schwerer werden. Dieses Hin und Her zwischen Zunehmen und Abnehmen tritt als Nebenwirkung ernsthafter Erkrankungen wie Diabetes, Herzkrankheiten und bestimmter Krebsformen auf.

Veränderungen des Schlafverhaltens

Menschen mit SAD klagen ebenso sehr über Veränderungen in ihrem Schlaf- wie in ihrem Eßverhalten. Es bereitet ihnen Schwierigkeiten, morgens aufzustehen, pünktlich zur Arbeit zu kommen oder die Kinder für die Schule fertigzumachen. SAD-Patienten schlafen in der Regel länger, fühlen sich aber nach dem Aufwachen nicht leistungsfähig und munter. Sie wachen nachts häufig auf und haben einen leichten Schlaf. Laura, die weiter oben vorgestellte Musikerin, erinnert sich an die Schlafrhythmen während ihrer Schulzeit:

> Ich erinnere mich, wie ich während meiner Schulzeit – etwa ab der fünften Klasse – praktisch unfähig war, im Winter morgens aus dem Bett zu kommen. Meine Mutter mußte mich anschreien, damit ich endlich aufstand und mich für die Schule fertigmachte. Ich quälte mich aus dem Bett. Im Frühjahr dagegen ging ich jeden Morgen vor der Schule in den Garten, um nach einer Blume für mein Haar oder Knopfloch zu suchen. In der schönen Jahreszeit brachte ich Interesse für so etwas auf und war auch in der Lage, früh genug aufzustehen, um Blumen zu pflücken. Im Winter fiel es mir ungeheuer schwer, wach zu bleiben ... Ich jobbte in einem Café und durfte jeden Abend die übriggebliebenen Plätzchen mit nach Hause nehmen. Ich nahm mir immer einen ganzen Berg davon mit und dazu noch eine Cola. Wenn man von einem Plätzchen abbeißt und gleichzeitig an der Cola nippt, entsteht dieses Prickeln im Mund – und das half mir, abends wach zu bleiben und meine Schulaufgaben zu erledigen. Ich nahm unheimlich zu, aber im Sommer schmolzen die zusätzlichen Pfunde wieder dahin – ohne Diät.

Etwas anders gelagert sind die Schlafprobleme von Flora, einer etwa vierzigjährigen Redakteurin:

> Ich bin während meiner Depressionen die ganze Zeit müde, aber es fällt mir schwer, einzuschlafen, so daß ich abends noch lange im Bett lese. Mir war nie so ganz klar, wie oft ich nachts aufwache, bis ich anfing, Protokoll darüber zu führen. Wenn ich nicht behandelt werde, sind diese Durchschlafstörungen wirklich ein Problem. Dann ist es mir unmöglich, morgens aufzustehen, und ich höre nicht einmal den Wecker. Einmal habe ich im College sogar eine Feueralarmübung verschlafen. Meine Mitbewohner

haben mir das nie verziehen: Die Sirene befand sich genau neben meinem Zimmer, und alle gingen in die Kälte hinaus und warteten das Ende der Übung ab. Weil ich fehlte, mußte die Feueralarmübung wiederholt werden – und das mitten im Winter.

Studien am NIMH haben gezeigt, daß zwischen dem Schlafverhalten von SAD-Patienten und dem Schlafverhalten nicht-saisonabhängiger Menschen tatsächlich Unterschiede bestehen. Mit Hilfe von Elektroenzephalogrammen (EEG) wurde gemessen, daß Menschen mit SAD im Winter länger schlafen. Darüber hinaus dauert eine bestimmte Art des Tiefschlafs, die durch niederfrequente Wellen im EEG gekennzeichnet ist, weniger lang an. Kürzere Tiefschlafphasen und die Tendenz zu vermehrten Durchschlafstörungen im Winter können eine Erklärung dafür sein, daß sich SAD-Patienten trotz des längeren Nachtschlafs tagsüber müde und zerschlagen fühlen.

Verändertes Verlangen nach Sexualität

Bei den meisten SAD-Patienten läßt das sexuelle Verlangen im Winter deutlich nach. Viele Menschen geben an, daß sie weder berührt werden möchten noch sich in irgendeiner Weise um den Partner bemühen wollen; sie möchten sich nur zusammenrollen und allein gelassen werden. Viele Frauen erzählen, in den Winternächten warme, gemütliche Flanellnachthemden zu tragen. Dem Partner signalisieren sie damit vor allem eines: keine Lust auf Sex. Auch bei Männern mit SAD flaut das sexuelle Interesse im Winter oft ab. Für die Partner von SAD-Patienten ist dieses Desinteresse oft schwer zu ertragen. Im Frühjahr und im Sommer, wenn der SAD-Patient dann zu neuem Leben erwacht, muß die Partnerschaft eine neue Balance finden. Das ist oft schwierig: SAD-Patienten vergessen leicht, daß sie monatelang kaum an Sex interessiert waren und wundern sich über die Distanziertheit des Partners. Der Partner, der sich in den Wintermonaten abgewiesen oder zumindest frustriert gefühlt hat, reagiert auf das neu erwachte sexuelle Interesse mit Mißtrauen oder Ärger. Spannungen sind unvermeidlich. Sie lassen sich leichter abbauen, wenn man weiß, daß gravierende Veränderungen des sexuellen Verlangens ein typisches SAD-Symptom sind und das Problem offen bespricht.

Sylvia und Jack sind ein Paar mittleren Alters und mußten in den zwanzig Jahren ihrer Ehe lernen, mit den saisonalen Veränderungen Sylvias umzugehen. Ihr Sexualleben leidet im Winter, wenn Sylvia nichts als ihre Ruhe haben will. Sie geht vor Jack ins Bett, und wenn er kommt, ist sie längst eingeschlafen. Er hat gelernt, sie in diesen Phasen schlafen zu lassen. Sie sagt selbst: »Wenn er mich wecken würde, wäre ohnehin nichts mit mir anzufangen.« In den restlichen Monaten des Jahres genießt das Paar ein aktives und erfüllendes Liebesleben.

SAD wirkt sich aber nicht nur im sexuellen Bereich auf die Beziehung aus. Wir wissen, daß Leute, die unter SAD leiden, sich am liebsten in eine geschützte Ecke zurückziehen und allein gelassen werden wollen. Patienten, die im Sommer im Mittelpunkt jeder Party stehen, werden im Winter menschenscheu. Sie gehen Gesprächen aus dem Weg und schlagen Einladungen aus. Die Energien, die Kontakte zu anderen Menschen erfordern, erscheinen SAD-Patienten als erdrückende Anforderung, die sie möglichst vermeiden möchten. Viele Menschen mit SAD beschreiben sich – wie Bridget in Kapitel 1 – als Bären im Winterschlaf. Obwohl dieser Vergleich wissenschaftlich gesehen hinkt, vermittelt er doch eine klare Vorstellung des Gefühls, allein sein zu wollen.

Es leuchtet ein, daß ein solches Verhalten einen hohen Preis hat: Freunde reagieren verärgert. In der Ehe kommt es zu Spannungen, wenn der Partner unter dem Rückzugsverhalten und der Distanziertheit des SAD-Patienten leidet. Liebesbeziehungen zerbrechen – wobei es gut sein kann, daß es die saisonabhängige Person zunächst als willkommene Entlastung erlebt, wenn weniger persönliche und sexuelle Erwartungen an sie gestellt werden. Ich kenne viele saisonabhängige Menschen (wie zum Beispiel Peggy aus Kapitel 2), die im Frühjahr und Sommer immer wieder neue Beziehungen eingehen, aber unfähig sind, sie über den Winter hinweg aufrechtzuerhalten.

Kognitive Probleme

Die saisonabhängigen Menschen, die Sie in diesem Buch bereits kennengelernt haben, können ein Lied davon singen, daß Störungen des Denkprozesses zu den beunruhigendsten SAD-Symptomen gehören. Normalerweise laufen Konzentration und Informationsverarbeitung automatisch ab. Wir nehmen sie erst war, wenn Störungen auftreten. Bestimmt kennen Sie das Gefühl, nicht mehr klar denken zu können – zum Beispiel, wenn Sie sehr müde sind. SAD-Patienten erleben das in den Wintermonaten andauernd. Es fällt ihnen schwer, präzise und schnell zu kombinieren. Es ist für sie anstrengend, wenn nicht sogar unmöglich, die Informationen einzuholen und Fachkenntnisse aufzubieten, die sie für ihre Arbeit oder auch nur für eine Unterhaltung brauchen. Sie sind nicht fähig, den Ereignissen um sie herum zu folgen oder anstehende Aufgaben zu erledigen.

Das erinnert mich an eine Szene aus Charlie Chaplins Film *Moderne Zeiten*. Ein Fabrikarbeiter arbeitet an einem Fließband und erledigt in Ruhe seine Arbeit, als plötzlich das Band beginnt, sich schneller zu bewegen. Zuerst nimmt sich der Arbeiter zusammen und versucht, mit den wachsenden Anforderungen Schritt zu halten. Schließlich aber werden die Ansprüche an ihn so hoch geschraubt, daß er einfach nicht mehr mitkommt. Für Chaplin bietet diese Situation eine wunderbare Gelegenheit für eine groteske Einlage. In Wirklichkeit aber ist das Gefühl, Informationen schneller zu bekommen, als man sie verarbeiten kann, eine überwältigende und beängstigende Erfahrung.

Bei SAD-Patienten ist die Fähigkeit, sich zu konzentrieren und Informationen zu verarbeiten, im Lauf des Jahres starken Schwankungen ausgesetzt. Was im Sommer eine Kleinigkeit ist und sich im Handumdrehen erledigen läßt, wird im Winter zur Quälerei. Simple Aufgaben wirken plötzlich wie gigantische Herausforderungen. Viele meiner Patienten klagen darüber, daß ihnen ab Herbstbeginn ständig irgendwelche dummen Fehler unterlaufen.

Dieses Problem kann schon bei ganz banalen Anforderungen auftreten. Routinearbeiten wie Einkaufen oder Kochen umfassen mehrere Schritte, die in einer bestimmten Reihenfolge erledigt werden müssen.

SAD-Patienten fühlen sich oft unfähig, ihre Aufmerksamkeit auf die anstehende Aufgabe zu richten – sich an alles zu erinnern, was dazugehört, und die korrekte Abfolge einzuhalten. Viele von ihnen klagen: »Ich bekomme einfach nichts auf die Reihe. Die einfachsten Sachen überfordern mich.« Alle in Kapitel 2 vorgestellten Patienten klagten darüber, im Beruf nicht mehr richtig zu funktionieren – Folge eines unseligen Bündnisses aus nachlassender Energie, gesunkener Motivation und vor allem der Schwierigkeit, klar zu denken. Bei Kindern führt diese Kombination von Symptomen zu Schwierigkeiten in der Schule, und diese Probleme sind es, die vielen Eltern als erstes auffallen. Die Wirkung von SAD auf Kinder und Jugendliche wird später in diesem Kapitel ausführlich diskutiert.

Viele Manager und Akademiker mit SAD klagen über ihre Unfähigkeit, anstehende Aufgaben im Winter in Angriff zu nehmen. Antriebslos ziehen sie sich in ihr Büro zurück, schieben Unterlagen auf ihrem Schreibtisch hin und her und geben vor zu arbeiten. Sekretärinnen und Assistenten, die nicht das Glück haben, sich in einem Einzelzimmer abschotten zu können, melden sich oft krank und sagen, sie seien erkältet – Grippe ist als Entschuldigung akzeptabler als Depression.

Aufgaben, die logisches Denken erfordern, fallen den Betroffenen besonders schwer. Manche SAD-Patienten haben aber sogar Mühe, Entfernungen abzuschätzen. Eine Frau erzählt, im Winter beim Autofahren nur mit größter Anstrengung die Entfernung zwischen ihrem Auto und dem vor ihr fahrenden richtig beurteilen zu können. Ein junger Baumchirurg mit SAD verletzte sich beim Absägen eines Astes, weil er dessen Länge unterschätzt hatte.

Dr. John Docherty, der viele SAD-Patienten in Boston und New Hampshire betreut, weist darauf hin, daß SAD eine ganze Reihe berufsbezogener Probleme verursacht und nennt sie in der Reihenfolge ihrer Häufigkeit: nachlassende Konzentrationsfähigkeit, Produktivität, Interessiertheit und Kreativität; die Unfähigkeit, Aufgaben zu Ende zu bringen; zunehmende Schwierigkeiten mit Vorgesetzten, Kunden und Kollegen; mehr Fehlzeiten; bis hin zu der Tendenz, Arbeiten einfach liegenzulassen. Eine besorgniserregende Liste von Problemen.

Aufregende Forschungsergebnisse zum Thema Informationsverarbeitung legten Dr. Connie Duncan und ihre Kollegen am NIMH vor, die die Reaktion auf visuelle Reize durch Messung des Gehirnwellenmusters untersuchten. Ein bestimmter Teil des Kurvenverlaufs korrespondiert mit der Fähigkeit der Versuchsperson, auf einen Reiz zu reagieren. Die Forscher wiesen nach, daß dieser Teil der Gehirnwelle bei SAD-Patienten nach einer erfolgreichen Licht-Therapie stärker hervortritt. Diese Veränderung tritt im gleichen Zeitraum auf, in dem der Patient sich besser zu fühlen beginnt und seine gewohnte Denkfähigkeit wiedererlangt. Dr. Charles Mate-Kole im kanadischen Nova Scotia fand heraus, daß SAD-Patienten räumliche Informationen schlechter verarbeiten als nicht-saisonabhängige Personen und zum Beispiel Gesichter weniger gut wiedererkennen. Es ist für die Patienten sehr beruhigend zu erfahren, daß ihre Denkfähigkeit und deren Veränderung nach der Licht-Therapie objektiv gemessen werden kann. Ihre Einsicht wächst, daß ihre kognitiven Probleme mit der Arbeitsweise ihres Gehirns zusammenhängen und kein persönliches Versagen darstellen.

Stimmungsprobleme

Wie bereits erwähnt machen sich Winterprobleme zunächst oft durch körperliche Veränderungen bemerkbar – lange, bevor sich Gefühle der Traurigkeit einstellen. Manche Menschen nehmen den Wechsel der Jahreszeiten sogar ausschließlich körperlich wahr und fühlen sich zu keinem Zeitpunkt deprimiert. Diese Patienten haben Glück im Unglück, denn die emotionalen Aspekte einer Depression gehören zu den schmerzlichsten menschlichen Erfahrungen.

John, ein Ingenieur Anfang Fünfzig, ist eine gepflegte Erscheinung mit grauen Haaren und blauen Augen. Wenn er in meinem Sprechzimmer sitzt, versucht er, sich zu beherrschen, wie er es ein Leben lang gelernt hat. Aber die Depression bricht durch die Maske und Tränen rollen über sein Gesicht. Er fühle sich schwermütig, sagt er, ohne zu wissen, warum. Das Leben hat für ihn keinen Sinn mehr. Seine Frau, seine Kinder, sein Beruf geben ihm nichts mehr. Er hat das Gefühl, nur noch eine Last für seine Familie zu sein, der es ohne ihn besser ginge. Er fühlt sich schuldig – er habe versagt und sei ein schlechter Vater und

Ehemann gewesen. Schon als Kind, glaubt er, habe er die Hoffnungen seiner Eltern enttäuscht. Angstgeschüttelt geht er jeden Tag zur Arbeit. Kleine Probleme scheinen ihm unüberwindlich. Wie soll er nur alles schaffen? Vielleicht wäre es das Beste, einen Schlußstrich zu ziehen; das aber verbietet seine Religion. Er kennt auf der Schnellstraße eine Stelle mit einer scharfen Rechtskurve und einem steilen Abhang auf der linken Seite. Manchmal, wenn der Schmerz zu stark wird, denkt er daran, sein Auto in den Abgrund zu fahren.

John drückt Gefühle aus, die für deprimierte Menschen typisch sind, und er leidet in der Tat unter schweren depressiven Störungen. Weder seine Familie noch sein Vorgesetzter können seine Meinung nachvollziehen, als Vater, Ehemann und im Beruf versagt zu haben. Ganz im Gegenteil: Sie schätzen ihn als fürsorglich, zuverlässig und engagiert. Ganz offensichtlich stellen Johns Gedanken eine Verzerrung der Realität dar, obwohl er selbst sie als real wahrnimmt. Realitätsverlust ist ein ernstes Warnzeichen für eine schwere Depression.

Eine Studentin Ende Zwanzig beschreibt, wie Depressionen die Wahrnehmung des eigenen Selbst verändern:

> Ein Patient mit Diabetes weiß, daß seine Krankheit auf eine Störung der Bauchspeicheldrüse zurückzuführen ist, und das ist nicht allzu schwer zu akzeptieren. Aber wenn man deprimiert ist, sind Geist, Verstand und Seele gestört – all das, was einen zum Menschen macht. Es fällt nicht leicht, das zu akzeptieren, besonders wenn man gerade mitten in der Krise steckt.

Angst, wie sie John quält, ist eine typische Begleiterscheinung der Depression und kann ebenso wie Niedergeschlagenheit in der Regel behandelt werden. SAD-Patienten klagen auch häufig darüber, sarkastisch, gereizt und unfreundlich zu anderen zu sein.

Deprimierte Menschen, SAD-Patienten eingeschlossen, neigen dazu, die Realität zu verzerren, indem sie sich selbst zu Unrecht beschuldigen. Umgekehrt kann sich eine verzerrte Wahrnehmung aber auch darin äußern, daß man andere – oder die eigene Lebenssituation – für Probleme verantwortlich macht, die in Wirklichkeit durch SAD bedingt sind. Es kommt zum Beispiel vor, daß eine Frau sagt: »Meine

Ehe geht kaputt, weil mein Mann rücksichtslos und zu anspruchsvoll ist.« In Wirklichkeit sind ihre Depression und die daraus resultierende Unfähigkeit, auf seine Bedürfnisse einzugehen, der wahre Grund für ihre Eheprobleme. Oder ein SAD-Patient sagt: »Dieser Job ist nicht das Richtige für mich. Er überfordert mich und gibt mir das Gefühl zu versagen.« Es stimmt zwar, daß ein schwieriger Job SAD-Symptome verschärfen kann. Meistens aber ist es die Krankheit selbst, die überhaupt erst berufliche Probleme schafft. In solchen Fällen rate ich Patienten, mit wichtigen Entscheidungen zu warten, bis die depressive Phase vorbei ist. Deprimierte Menschen neigen dazu, Probleme fälschlicherweise auf die äußeren Umstände zurückzuführen. Übereilte Entscheidungen in einer Phase der Depression erweisen sich deshalb im nachhinein oft als falsch. Deprimierte Menschen lösen schwierige private und berufliche Situationen am besten, indem sie zunächst die Depression behandeln lassen und erst danach weitreichende Entscheidungen treffen.

Körperliche Krankheiten und SAD

SAD-Patienten leiden in den Wintermonaten unter allen möglichen körperlichen Problemen – von Rücken- und Muskelschmerzen über Kopfschmerzen bis hin zu verschiedenen Infektionskrankheiten. Viele Menschen mit SAD fühlen sich, als hätten sie den ganzen Winter lang Grippe. Wir wissen nicht, ob SAD oder Depressionen wirklich die Grippeanfälligkeit erhöhen oder ob sich Patienten, die ohnehin schon unter ihren SAD-Symptomen leiden, einfach nur noch schlechter fühlen, wenn eine körperliche Krankheit hinzukommt. Fibromyositis, ein Sammelbegriff für schmerzhafte Veränderungen der Muskeln vor allem im Hals- und Schulterbereich, verschlimmert sich typischerweise im Winter, kann mit Schlafstörungen verbunden sein und läßt sich mit Antidepressiva behandeln. Die Forschung spekuliert darüber, ob ein Zusammenhang mit SAD besteht, und es wäre interessant festzustellen, ob die Licht-Therapie eine Erleichterung bringt. Der Gedanke, daß das Gehirn einen Einfluß auf den menschlichen Körper im allgemeinen und das Immunsystem im besonderen ausübt, wird in Wissenschaftskreisen zunehmend akzeptiert, und kristallisiert sich als spannendes neues Forschungsgebiet heraus. Ein möglicher Zusammenhang zwischen SAD und körperlichen Beschwerden muß jedoch erst noch umfassend erforscht werden.

Prämenstruelle Beschwerden

Mindestens die Hälfte aller menstruierenden Frauen mit SAD geben an, im Zusammenhang mit ihrer Periode unter emotionalen und körperlichen Beschwerden zu leiden, meistens in der Woche vor Beginn der Blutung. Möglicherweise leiden einige der Patientinnen unter dem »prämenstruellem Syndrom« (PMS). Bei manchen Frauen tritt PMS das ganze Jahr über auf, am stärksten aber in den Wintermonaten. Andere kennen PMS nur im Winter. Viele Frauen sagen, daß sie sich in der Zeit vor der Periode so fühlen, als hätten sie SAD.

Sharon ist Hausfrau, Anfang Dreißig und Mutter von zwei Teenagern. Sie weiß, daß sie in den vier oder fünf Tagen vor ihrer Periode zu viel ißt, einen Heißhunger auf Süßigkeiten und Kohlenhydrate verspürt, zunimmt und mehr als sonst schläft. Sie neigt in dieser Zeit zu Wasseransammlungen im Körper und ihre Fingerringe sitzen zu eng. Außerdem leidet sie unter Bauchkrämpfen. Am unangenehmsten für sie und ihre Familie ist aber ihre Reizbarkeit. Sie neigt dazu, Streit mit ihrem Mann zu suchen, mit dem sie normalerweise gut harmoniert. Seit Sharon und ihr Mann erkannt haben, daß diese Gereiztheit zyklisch auftritt und biologisch bedingt ist, gehen sie in den Tagen vor den Tagen achtsamer miteinander um und verschieben strittige Themen bewußt auf die Zeit danach. Sogar die Kinder haben gelernt, in der Woche vor Sharons Periode mehr Rücksicht zu nehmen. Gereiztheit tritt häufiger im Zusammenhang mit PMS als mit SAD auf – Menschen mit Winterdepressionen neigen eher zu Lethargie und Langsamkeit. Eine Patientin hat das sehr bildhaft so beschrieben: »Meine prämenstruellen Probleme hängen wie eine Gewitterwolke über mir; wenn ich im Winter deprimiert bin, fühle ich mich dagegen traurig und bedrückt – diese Gefühle sitzen tief *in* mir und lassen sich nicht abschütteln.«

Die prämenstruelle Phase muß nicht von Monat zu Monat gleich verlaufen. In manchen Zyklen setzt die Blutung unerwartet ein, ohne daß PMS-Symptome vorangegangen sind. Zu anderen Zeiten dagegen können ohne erkennbaren Auslöser plötzlich schwere Probleme auftreten. Ähnlich kann die Schwere der SAD-Anfälle von Zyklus zu Zyklus und von einem Jahr zum anderen variieren.

Hunger nach Licht

Manche Patienten haben den Zusammenhang zwischen Licht und Stimmung erkannt, noch bevor die Licht-Therapie medizinisch abgesichert wurde. Eine Frau zum Beispiel setzte sich regelmäßig vor ihre Pflanzenleuchten, weil sie merkte, wie gut ihr das tat. Eine andere spazierte abends durch hell erleuchtete Supermärkte und eine dritte hielt sich so oft wie möglich im gut beleuchteten Kopiererraum ihrer Firma auf. Viele SAD-Patienten haben in den dunklen Wintertagen das Bedürfnis, zu Hause alle verfügbaren Lampen einzuschalten. Die daraus resultierende »Festbeleuchtung« gab in den Familien mancher SAD-Patienten Anlaß zum Streit wegen der hohen Stromkosten, weil dem Ehepartner der biologische Grund für den Lichthunger nicht bewußt war.

Auf der Suche nach Licht verbringen manche Menschen instinktiv ihren Winterurlaub in der Sonne – alle Jahre wieder. Andere lassen sich auf Dauer im Süden nieder – gefühlsmäßig, ohne die Bedeutung eines solchen Umzugs für ihre Gesundheit zu kennen. Aber nicht allen SAD-Patienten wird der Zusammenhang zwischen ihren Symptomen und der Menge des verfügbaren Tageslichts bewußt. Manche reagieren auf ihre Beschwerden, indem sie sich in ein abgedunkeltes Zimmer zurückziehen und so ihre Symptome verschlimmern, ohne es zu wissen. Es ist wichtig, sich klar zu machen, daß SAD eine Krankheit ist, bei der das Befinden des Patienten weitgehend von seinem Verhalten abhängt. Die Suche nach Licht kann erfolgreich zu einer Linderung der Symptome beitragen. Meidet der Patient dagegen das Licht, kann sich sein Zustand erheblich verschlechtern.

Selbstbehandlung mit Genußmitteln: Alkohol, Koffein, Nikotin und andere Drogen

Stärkt mich mit Traubenkuchen,
erquickt mich mit Äpfeln;
denn ich bin krank vor Liebe.
Hohelied; 2,5-6

Seit biblischen Zeiten ist den Menschen die stimmungsverändernde Wirkung von Essen und Trinken bekannt. Auf der Suche nach Linderung greifen depressive Menschen oft zu allgemein zugänglichen »Drogen«. Allerdings können einige von ihnen das Problem zusätzlich verschärfen. Wir haben bereits auf die Wirkung von Zucker und Kohlenhydraten als Stimmungsregulatoren für SAD-Patienten hingewiesen. Offensichtlich aber wirken Nahrungsmittel nicht nur über ihren Gehalt an Kohlenhydraten. Viele Menschen verspüren einen Heißhunger nach Schokolade, vielleicht wegen der darin enthaltenen Kombination aus Zucker und Koffein. Andere haben ein Verlangen nach Schmorgerichten, Pasta und schwerem, deftigem Essen. Einem SAD-Patienten gelüstet es im Winter tatsächlich nach Brokkoli! Wir können diese eigenwilligen Geschmäcker nicht erklären, es ist aber möglich, daß dahinter das physiologische Bedürfnis nach einem bestimmten Nährstoff steht. Die Erfüllung dieses Bedürfnisses kann ein gesteigertes Wohlbefinden nach sich ziehen.

Koffein ist eine stimmungsverändernde Droge, auf die vor allem Menschen setzen, die sich träge, lethargisch und antriebslos fühlen. Flora erinnert sich an die Koffein-Abhängigkeit während ihrer depressiven Phasen:

> Ich habe dem ganzen Tag lang riesige Mengen Kaffee getrunken – acht, zehn oder zwölf Becher starken Espresso. Manchmal habe ich so viel Kaffee gebraucht, um wach zu bleiben, daß mein Magen rebelliert hat.

Koffein ist ein überall verfügbares und akzeptiertes Stimulans. Für SAD-Patienten ist es deshalb ganz natürlich, sich mit Kaffee, Tee oder auch koffeinhaltigen Softdrinks zu beleben. Viele Leute trinken im

Winter viel mehr Kaffee oder Tee als im Sommer. Koffein kann zwar wegen seiner anregenden Wirkung sehr hilfreich sein; bei höheren Koffeindosen aber kann sich die anfänglich positive Wirkung ins Negative verkehren. Die wachsende Nachfrage nach koffeinfreiem Kaffee zeigt, daß immer mehr Menschen sich dessen bewußt sind. Neben Verdauungsproblemen und Übelkeit kann Koffein auch zu Erregung, Herzklopfen und Schlaflosigkeit führen. Darüber hinaus gewöhnen sich viele Menschen an die Wirkung des Koffein und brauchen immer mehr davon, damit sich die gewohnte Belebung einstellt. Dennoch sollte man die Probleme, die Koffein verursacht, nicht überbewerten; bei manchen Menschen treten keinerlei Nebenwirkungen auf, und für sie können ein paar Tassen Tee oder Kaffee am Tag hilfreich sein. Wenn Sie den Genuß von Tee oder Kaffee ganz einstellen möchten, sollten Sie daran denken, daß ein abrupter Verzicht auf Koffein Entzugserscheinungen wie Schläfrigkeit und Kopfschmerzen auslösen kann.

Alkohol ist eine weitere Droge, von der deprimierte Menschen gelegentlich Gebrauch machen. Ich erinnere mich in diesem Zusammenhang an John, den fünfundfünfzigjährigen Ingenieur, von dem weiter oben die Rede war. Je mehr im Herbst und Winter seine Fähigkeit nachläßt, im Job zu funktionieren, desto deprimierter fühlt er sich. Er hört auf, regelmäßig Sport zu treiben, und neigt dazu, seine Versagensängste im Alkohol zu ertränken. Wie nicht anders zu erwarten, wird über kurz oder lang der unmäßige Alkoholkonsum selbst zum Problem und verschärft die beruflichen und privaten Schwierigkeiten. Zuviel Alkohol kann natürlich viele Probleme verursachen, deren detaillierte Beschreibung den Rahmen dieses Buches sprengen würde. Es sei deshalb nur darauf hingewiesen, daß Alkoholmißbrauch krank machen, Beziehungen zerstören, das Leben des Alkoholabhängigen ruinieren und in letzter Konsequenz anderen das Leben kosten kann (z. B. beim Autofahren unter Alkoholeinfluß).

Ich habe sogar schon erlebt, daß Menschen im Winter Marihuana zu konsumieren beginnen. Ein junger Tennislehrer, der eigentlich sehr gesundheitsbewußt lebt, greift jeden Winter zu Marihuana, obwohl er die damit verbundenen körperlichen Gefahren kennt. Er ist im Sommer enthusiastisch und optimistisch, und seine Freunde und Kollegen schätzen seine Hilfsbereitschaft, sein Verständnis und seinen Rat. Im Winter aber fühlt er sich niedergeschlagen und trostlos. Das Leben verliert jede Schönheit, nichts macht ihm Freude. In diesen Phasen raucht er Marihuana, um sich in einen Dämmerzustand zu flüchten, in dem die Alltagssorgen weit weg zu sein scheinen. Er ist mit dieser Lösung seiner Probleme alles andere als glücklich und sucht verzweifelt nach Behandlungsalternativen.

Selbst Rauchen kann im Winter eine größere Versuchung darstellen als sonst. Ein Arzt Mitte Vierzig, den man sicherlich nicht über die Schädlichkeit des Tabakkonsums aufzuklären braucht, fängt im Winter an zu rauchen, um es dann im Frühjahr wieder aufzugeben.

Viele Menschen versuchen also, ihre SAD-Probleme mit Hilfe von allgemein zugänglichen Genußmitteln und Drogen in den Griff zu bekommen. Manche dieser vermeintlichen Helfer wie Pasta oder Plätzchen sind relativ unschädlich, solange man sie nicht im Übermaß konsumiert. Andere, zum Beispiel Alkohol, können sich extrem destruktiv auswirken und Probleme schaffen, die sehr viel schlimmer sind, als die, die sie betäuben sollen. Niemand weiß, warum manche Menschen zu Alkohol greifen, während andere sich an Plätzchen und Schokolade halten. Möglicherweise ist dieses unterschiedliche Verhalten in den biochemischen Eigenheiten der Betroffenen begründet. Es kann aber auch auf die jeweilige frühkindliche Prägung zurückzuführen sein, die Trostspender, auf die jemand als Kind konditioniert wurde. Eine Freundin von mir zum Beispiel durfte als Kind an Brandy nippen, wenn sie nachts mit Bauchschmerzen aufwachte. In anderen Familien gibt es Eis oder Süßigkeiten als Trostpflaster. In der Regel erleben Patienten, die zu solchen »Drogen« greifen, diese als unzureichende Lösung ihres Problems. Bessere Lösungsansätze finden Sie in Teil 2, der sich mit der Behandlung von SAD beschäftigt.

Krankheiten, die leicht mit SAD verwechselt werden

Es gehört zu den Grundregeln der Medizin, Diagnosen in Frage zu stellen. Leidet jemand an einer anderen Krankheit als der, die der Arzt zunächst vermutet? Steht ein Patient im Verdacht, SAD zu haben, müssen wir auch andere Krankheiten in Betracht ziehen, die ebenfalls durch Lethargie, zu viel Essen, Heißhunger nach Kohlenhydraten, Gewichtszunahme oder Depression gekennzeichnet sind. Viele organische Erkrankungen werden von Lethargie und Depression begleitet. Personen, die vermuten, unter SAD zu leiden, sollten sich deshalb einer gründlichen ärztlichen Untersuchung unterziehen. Es ist zwar ungewöhnlich, daß eine Krankheit Jahr für Jahr im Winter ausbricht und im Sommer wieder vergeht. Trotzdem: Wenn Sie denken, SAD zu haben, ist es besser, auf Nummer sicher zu gehen. Lassen Sie sich ärztlich untersuchen und die notwendigen Bluttests durchführen – schließlich könnte außer SAD auch noch eine andere Krankheit im Spiel sein.

Die folgenden Krankheiten müssen in Betracht gezogen werden:

Schilddrüsenunterfunktion (Hypothyreose): Menschen, die unter dieser Erkrankung leiden, fühlen sich leistungsschwach und können kaltes Wetter nicht vertragen. Die Schilddrüse liegt unterhalb des Kehlkopfes und produziert Hormone, die den Stoffwechsel regulieren. Eine Unterfunktion der Schilddrüse läßt sich durch Einnahme von Schilddrüsenhormonen in Tablettenform behandeln.

Unterzuckerung (Hypoglykämie): Menschen, die unter Unterzuckerung leiden, fühlen sich gelegentlich schwach und benommen, meistens ein oder zwei Stunden nach dem Essen. Auch Heißhunger und die Gier nach Süßigkeiten können Anzeichen für eine Unterzuckerung sein. Die Erkrankung läßt sich in der Regel durch eine geeignete Diät behandeln. Menschen mit Hypoglykämie sollten die Zuckerarten vermeiden, die den Blutzuckerspiegel schnell ansteigen lassen. Beispiele für diese

»einfachen« Kohlenhydrate sind Konfekt und andere sehr süße Nahrungsmittel. Wer zu Unterzuckerung neigt, sollte besser zu Eiweißkombinationen und komplexen Kohlenhydraten wie Obst, Reis und Nudeln greifen.

Chronische Virenerkrankungen: SAD-Symptome können Ähnlichkeiten mit den Symptomen des Epstein-Barr-Virus (der für infektiöse Mononukleose oder Pfeiffersches Drüsenfieber verantwortlich zeichnet) oder sogar mit Grippekrankheiten aufweisen. Manche Menschen sind besonders im Winter anfällig für Vireninfektionen. Es ist nicht ungewöhnlich, sich nach einer schweren Grippe eine Zeitlang matt und schwach zu fühlen. Auch der Epstein-Barr-Virus, der in jüngster Zeit von den Medien ziemlich hochgespielt wurde, kann über lange Zeit hinweg Teilnahmslosigkeit und Müdigkeit hervorrufen.

Leider lassen sich chronische Virenerkrankungen nur sehr schwer exakt diagnostizieren und es gibt keine speziellen Behandlungen dagegen. Bluttests, die Antikörper gegen den Epstein-Barr-Virus anzeigen, besagen nur, daß der Patient in der Vergangenheit infiziert war. Sie sind aber kein eindeutiger Hinweis dafür, daß der Virus für die aktuellen Symptome verantwortlich ist. Glücklicherweise klingen die meisten chronischen Epstein-Barr-Virusinfektionen im Lauf der Zeit von selbst ab.

Hinter SAD-Symptomen können sich also Virenerkrankungen verbergen. Das regelmäßige Auftreten typischer SAD-Symptome im Winter und ihr genauso regelmäßiges Abklingen im Frühjahr und Sommer lassen jedoch vermuten, daß der Patient tatsächlich unter SAD leidet. Während sich Vireninfektionen nur schwer nachweisen und nicht gezielt behandeln lassen, gibt es für SAD geeignete Behandlungsmöglichkeiten. So oder so lohnt deshalb eine Behandlung gegen SAD den Versuch.

Chronische Müdigkeit: Man nimmt an, daß chronische Müdigkeit im Anschluß an Virusinfektionen auftritt, zumindest in manchen Fällen. Über ihre Ursachen ist jedoch wenig bekannt. In jedem Fall befindet sich der Patient in einem Zustand der Erschöpfung, der bis zur Funktionsunfähigkeit reichen kann. Dr. Mark Demitrack, der früher am NIMH war und heute an der Universität Michigan forscht, beschäftigte sich mit der Geschichte saisonaler Veränderungen bei einer Gruppe chronisch müder Patienten. Das Ergebnis: Es traten zwar deutliche saisonale Schwankungen auf, ein Unterschied zur Allgemeinbevölkerung war jedoch nicht erkennbar. Das deutet darauf hin, daß chronisch müde Patienten an einer anderen Erkrankung als SAD-Patienten leiden. Sie sind lediglich für die normale saisonale Veränderung des Energiehaushalts anfällig, von der ein hoher Prozentsatz der Durchschnittsbevölkerung betroffen ist. Bisher wissen wir noch nicht, ob die Licht-Therapie bei chronisch müden Patienten in irgendeiner Weise anschlägt.

SAD bei Kindern und Jugendlichen

Vor einiger Zeit bat eine Frau mittleren Alters um Literatur über SAD bei Kindern. Auf die Frage, warum sie sich dafür interessiere, antwortete sie: »Mein Sohn bat mich, vorbeizukommen und mehr über die Erkrankung herauszufinden. Er glaubt, daß er SAD hat.« Es stellte sich heraus, daß ihr zwölfjähriger Sohn eine Fernsehsendung über das Thema gesehen und sich mit den Patienten identifiziert hatte.

Auch Jason, ein intelligenter Zwölfjähriger, dessen Eltern beide unter SAD litten und mit Licht-Therapie behandelt wurden, beobachtete seine Saisonabhängigkeit. Eines Winters sagte er zu seinem Vater, er glaube, auch er würde unter SAD leiden: Ihm sei aufgefallen, daß er mehr Süßigkeiten als sonst ißt. Sein Vater tat diese Beobachtung mit einer psychologischen Erklärung ab – der Junge identifiziere sich mit seinen Eltern, und welches Kind würde nicht zu viele Süßigkeiten essen? Dann aber fiel Jason, der normalerweise ein guter Schüler war, die Schule zunehmend schwer. Als ihn sein Vater eines Tages dösend über seinen Hausaufgaben antraf, wollte er wissen, was denn eigentlich los sei. »Papa, ich glaube es ist der Winter«, antwortete Jason. Und er hatte recht. Die Licht-Therapie hat seither das Problem weitgehend gelöst.

Obwohl manche Kinder und Jugendliche SAD als jahreszeitlich bedingtes Problem erkennen können, begreifen viele andere nicht, wie ihnen geschieht. Oft ist ihnen nicht einmal bewußt, daß die Veränderung in ihnen selbst liegt. Fälschlicherweise suchen sie die Schuld in ihrer Umgebung, die ihnen plötzlich als grausam und gleichgültig erscheint. Aus unerfindlichen Gründen, so sehen sie es, stellen Eltern und Lehrer mit einem Mal strenge, unfaire und überhöhte Anforderungen. Auch viele Erwachsene verkennen die Quelle ihrer SAD-Symptome und suchen nach äußeren Erklärungen für den dramatischen Umschwung ihres Fühlens in den Phasen der Depression.

Wir haben damit begonnen, bei Kindern und Jugendlichen auf SAD zu achten, weil bei ungefähr einem Drittel der erwachsenen Patienten die SAD-Symptome schon in frühen Jahren aufgetreten sind. Darüber hinaus berichten viele erwachsene Patienten von ähnlichen Symptomen bei ihren Kindern. Angesichts der Tatsache, daß SAD in manchen Familien gehäuft auftritt, ist dies kaum überraschend. SAD äußert sich bei Kindern ähnlich wie bei Erwachsenen – zum Beispiel fällt es ihnen schwer, morgens rechtzeitig aufzuwachen und schulische und häusliche Pflichten zu erledigen. Ein Unterschied liegt darin, daß Kinder während der Winterdepressionen anscheinend reizbarer sind als erwachsene SAD-Patienten.

Wir haben am NIMH Studien an Kindern und Jugendlichen mit saisonabhängigen Problemen durchgeführt. Wir haben High-School-Schüler der Mittel- und Oberstufe in Montgomery County, Maryland, beobachtet und festgestellt, daß saisonale Probleme in diesen Altersgruppen keineswegs selten auftreten. Während SAD nur etwa ein Prozent der Kinder in der Mittelstufe zu betreffen scheint, ist in den letzten drei High-School-Jahren ein dramatischer Anstieg zu verzeichnen. Dieser deutliche Anstieg fällt mit dem Einsetzen der Pubertät zusammen und ist bei Mädchen auffälliger ausgeprägt als bei Jungen, ein Zeichen dafür, daß – wie bereits eingangs erwähnt – die Sekretion weiblicher Geschlechtshormone ein Faktor bei der Entwicklung von SAD-Symptomen sein kann.

Im letzten High-School-Jahr berichten etwa fünf Prozent der Schüler von so schweren saisonalen Problemen, daß sie die Diagnosekriterien für SAD erfüllen. Damit ist das Problem bei Schülern in der

Oberstufe fast genauso weit verbreitet wie bei Erwachsenen aus der gleichen Region. Von den 9- bis 17jährigen in Montgomery County leiden ungefähr drei Prozent unter SAD. Auf ganz Amerika übertragen hieße das, daß mindestens eine Million Kinder und Jugendliche von SAD betroffen sind.

In einer anderen, unabhängigen Studie befragten Dr. Mary Carskadon und Dr. Christine Acebo an der Brown University die Eltern von Viert- bis Sechstkläßlern nach der saisonalen Geschichte ihrer Kinder. Sie fanden heraus, daß fast die Hälfte aller Eltern im Verhalten ihrer Kinder saisonale Veränderungen bemerkt hatten und daß der Anteil der Kinder mit saisonalen Problemen je nach Art der Diagnosekriterien bei 4 bis 13 Prozent lag. Die Wissenschaftlerinnen stellten auch fest, daß wie bei Erwachsenen die jahreszeitlich bedingten Probleme von Kindern um so ausgeprägter sind, je weiter nördlich sie leben. »Angesichts des potentiellen therapeutischen Nutzens der Licht-Therapie bei saisonabhängigen Kindern«, schreiben sie, »empfiehlt es sich, die Saisonfühligkeit von Kindern, die im Winter wegen Stimmungs- und Verhaltensproblemen vorgestellt werden, sorgfältig zu untersuchen.«

Mit Hilfe des in Abbildung 2 vorgestellten SPAQ-Fragebogens für Kinder und Jugendliche (SPAQ-CA), der von Forschern am NIMH entwickelt wurde, können Sie herausfinden, ob ein Kind oder ein Jugendlicher die SAD-Kriterien erfüllt. Sie sollten dabei aber beachten, daß diese Kriterien nur für Forschungszwecke eingesetzt werden und nicht ganz den klinischen Kriterien entsprechen. Eine »richtige« SAD-Diagnose kann nur ein qualifizierter Arzt stellen.

1. Markiere bitte die Monate, in denen die folgenden Probleme auftreten:

	J	F	M	A	M	J	J	A	S	O	N	D	Kein Unterschied
Ich habe am wenigsten Energie	O	O	O	O	O	O	O	O	O	O	O	O	O
Ich bin am reizbarsten	O	O	O	O	O	O	O	O	O	O	O	O	O
Ich fühle mich am schlechtesten	O	O	O	O	O	O	O	O	O	O	O	O	O

2. Wie stark verändern sich die folgenden Punkte mit den Jahreszeiten?

	überhaupt nicht (0)	Etwas (1)	mäßig (2)	Ziemlich stark (3)	Sehr stark (4)
Schlafdauer	O	O	O	O	O
Ärger und Konflikte	O	O	O	O	O
Soziale Aktivitäten	O	O	O	O	O
Zigaretten-, Alkohol-, Drogenkonsum	O	O	O	O	O
Stimmung	O	O	O	O	O
Schulische Leistung	O	O	O	O	O
a. Lernprobleme	O	O	O	O	O
b. Noten	O	O	O	O	O
Gewicht	O	O	O	O	O,
Reizbarkeit	O	O	O	O	O
Energiehaushalt	O	O	O	O	O
Appetit	O	O	O	O	O

3. Falls du saisonale Schwankungen bemerkst: Stellen Sie ein Problem für dich dar?

Ja: ______________________ Nein: ______________________

Falls ja, ist das Problem (nur eine Antwort ankreuzen):

- nicht schlimm
- ziemlich schlimm
- sehr schlimm
- so schlimm, daß du Probleme hast zu funktionieren

Abbildung 2. Fragebogen zur Beurteilung der Saisonfühligkeit von Kindern und Jugendlichen (SPAQ-CA). Der Fragebogen wurde von S. Swedo und J. Pleeter aus dem SPAQ-Tests von N. E. Rosenthal, G. Bradt und T. Wehr abgeleitet.

Dennoch ist das Ausfüllen des Fragebogens eine Orientierungshilfe, ob es sich lohnt, ein Kind oder einen Jugendlichen auf SAD hin untersuchen zu lassen. Eltern, die eine SAD-Erkrankung bei Ihrem Kind vermuten, können auch anhand der Liste der SAD-Symptome weiter hinten in diesem Kapitel überprüfen, ob ihr Verdacht berechtigt ist.

Interpretation der SPAQ-CA-Ergebnisse

1. *So stellen Sie den Rhythmus der Saisonfühligkeit fest:* Ein Kind, das unter Winter-SAD leidet, fühlt sich im Januar oder Februar in mindestens einem der in Frage 1 genannten Bereiche am schlechtesten: »Ich habe am wenigsten Energie«, »Ich bin am reizbarsten« oder »Ich fühle mich am schlechtesten«.
2. *So stellen Sie den Grad der Saisonfühligkeit fest:* Sie errechnen den Saisonquotienten aus Frage 2, indem Sie die Einzelpunktzahlen addieren. Der Saisonquotient basiert auf elf Faktoren, für jeden Faktor gibt es zwischen 0 und 4 Punkte. Der Saisonquotient für Kinder hat somit eine mögliche Bandbreite von 0 bis 44. In unserer Schulstudie haben wir 21 als Grenzwert angesetzt: Das heißt, wir gehen davon aus, daß Kinder, für die ein niedrigerer Wert ermittelt wurde, nicht unter SAD leiden. Dabei muß man allerdings berücksichtigen, daß dieser Wert einer gewissen Willkür unterliegt und daß saisonale Probleme auch bei Kindern und Jugendlichen mit einer niedrigeren Punktzahl auftreten können.
3. *So stellen Sie fest, ob SAD ein Problem für Ihr Kind ist:* Wir stellen eine SAD-Diagnose nur dann, wenn ein Kind oder Jugendlicher das saisonale Problem mindestens als »ziemlich schlimm« bewertet. Als Forscher müssen wir auch hier sehr strenge Maßstäbe anlegen, um das Leiden nicht allzu häufig zu diagnostizieren. Aus Elternperspektive dagegen kann schon die Aussage eines Kindes, saisonale Veränderungen überhaupt als Problem zu empfinden, Anlaß zur Besorgnis sein. Junge Menschen unterschätzen oft die Probleme, die ihnen saisonale Veränderungen bereiten. Selbst wenn die Veränderungen geringfügig sind, lohnen sich einfache Gegenmaßnahmen – zum Beispiel jeden Tag mindestens eine halbe Stunde im Freien zu verbringen.

Fassen wir zusammen: Es ist gut möglich, daß Ihr Kind unter SAD leidet, wenn es im SPAQ-CA-Fragebogen die folgenden Antworten angekreuzt hat:

- Es fühlt sich im Januar oder Februar am abgespanntesten, schlechtesten oder reizbarsten;
- sein Saisonquotient liegt bei 21 oder mehr und
- es erlebt saisonale Veränderungen als »ziemlich schlimmes« Problem.

Die meisten jungen SAD-Patienten werden zum ersten Mal mit ungefähr fünfzehn oder sechzehn Jahren behandelt, nachdem die Symptome durchschnittlich sechs Winter lang aufgetreten sind. Es gibt mehrere Gründe, warum es so lange dauert, bis SAD bei Kindern diagnostiziert wird. Erstens entspricht ein Teil der SAD-Symptome dem Verhalten, das man bei Jugendlichen typischerweise erwartet: Lustlosigkeit, Reizbarkeit, fehlende Motivation. Die Forschung zeigt, daß dahinter ein stereotypes Vorurteil steht und die Zeit des Heranwachsens oft glücklich und stabil verläuft. Zweitens ist SAD für viele Ärzte immer noch ein Fremdwort, vor allem im Zusammenhang mit Kindern und Jugendlichen. Drittens dauert es mehrere Jahre, bis sich ein saisonaler Rhythmus etabliert. Die Wahrscheinlichkeit ist daher groß, daß der Grund für die ersten schwierigen Winter verkannt wird. Viertens fällt es Kindern und Jugendlichen möglicherweise schwerer als Erwachsenen, den saisonalen Rhythmus ihrer Probleme zu durchschauen. Und schließlich können für Schwierigkeiten in der Schule genauso gut andere Gründe, zum Beispiel psychologische Probleme, verantwortlich sein. Dabei wäre es wichtig und hilfreich, SAD von anderweitigen Problemen zu unterscheiden, da junge Menschen auf die Licht-Therapie ebenso gut reagieren wie Erwachsene. Noch müssen sich viele Kinder mehrere Winter lang sinnlos mit ihren Symptomen herumplagen, bevor sie die richtige Hilfe finden.

SAD-Symptome bei Kindern und Jugendlichen: Eine Orientierungshilfe für Eltern

Wenn Ihr Kind unter SAD leidet, so erkennen Sie das am leichtesten daran, daß es jedes Jahr zur gleichen Zeit Probleme bekommt: im Herbst und im Winter. Dieses eine Anzeichen sagt oft mehr aus als die

Symptome selbst, die nicht immer typisch sind; zum Beispiel können sich die Probleme in Form von Ängstlichkeit oder Schuleschwänzen äußern. Kinder und Jugendliche mit SAD sind oft in den ersten Monaten nach den Sommerferien gut in der Schule. Saisonale Probleme treten meistens erst im Dezember oder Januar auf, dann aber oft mit geballter Kraft: Viele Eltern können kaum glauben, wie schwer ein Kind plötzlich zu kämpfen hat, das am Anfang des Schuljahres ein guter Schüler war. Oft verändern sich in der Pubertät die Eß- und Schlafgewohnheiten. Sie sind deshalb als Diagnosekriterium für SAD weniger hilfreich als Konzentrationsschwierigkeiten, schulische Anforderungen, Energie und Stimmung.

Zu den üblichen SAD-Symptomen bei Kindern und Jugendlichen gehören:

- Müdigkeit und Ausgebranntheit
- Reizbarkeit und schlechte Laune
- Wutausbrüche
- Konzentrationsschwierigkeiten und Probleme mit der Schule (Ein Anzeichen dafür können sowohl schlechtere Noten sein als auch die Notwendigkeit, sich für die gleichen Noten mehr als bisher anstrengen zu müssen.)
- eine bisher nicht gekannte Unwilligkeit, Pflichten und Verantwortung zu übernehmen
- vage körperliche Beschwerden wie Kopf- oder Bauchschmerzen
- ein größeres Bedürfnis nach Fast Food.

Die Aufzählung dieser Symptome ruft uns junge SAD-Patienten ins Gedächtnis. Zum Beispiel Michael, einen zwölfjährigen Leistungsschwimmer, der im Winter grundsätzlich schlechtere Zeiten als im Sommer schwamm. Oder Susan, eine Achtjährige mit wehendem blonden Haar und träumerischen Augen, bei der die saisonalen Rhythmen seit ihrer frühen Kindheit deutlich ausgeprägt waren. Ihre Eltern erzählten von starken Schwankungen zwischen ihrer Schlafdauer im Sommer, wo sie mit dem ersten Sonnenstrahl aufwachte, und im Winter, wo es unmöglich war, sie zum Aufstehen zu bewegen. Die

Probleme begannen, als die Kindergärtnerin bemerkte, daß Susan sich im Januar und Februar abseits hielt und kein Interesse an der gewohnten Kindergartenroutine zeigte. Bei der dreizehnjährigen Jeannie kam ein weiteres Problem hinzu: Sie hatte nicht nur im Winter die üblichen Schwierigkeiten mit der Schule und im Umgang mit anderen Kindern, sondern entwickelte darüber hinaus im Sommer ungeahnte Energien. In den Sommermonaten hatte sie das Gefühl, Bäume ausreißen zu können, sie brauchte wenig Schlaf und neigte zu Impulsivität und Fehleinschätzungen. Einmal sah ihr Vater zu seinem Entsetzen, wie sie mitten in der Nacht auf dem Dach herumturnte – offensichtlich ohne jedes Gefühl für die Gefahr.

Der Beginn des Studiums: Eine gefährliche Zeit

Jackies SAD-Geschichte ist typisch; es gibt zahlreiche ähnlich gelagerte Fälle. Jackie war in der High-School eine gute Schülerin, sie sprühte vor Energie, besaß einen großen Freundeskreis und interessierte sich für alle möglichen Hobbys und Unternehmungen. Obwohl sie unter Asthma litt, hatte sie die Krankheit durch die regelmäßige Einnahme von Medikamenten gut im Griff. Im nachhinein besehen waren die Winter irgendwie schwierig für sie, ohne jedoch ihre sportlichen Aktivitäten, ihre Sozialkontakte oder ihre schulischen Leistungen zu beeinträchtigen. Die Dinge änderten sich, als sie nach Neuengland aufs College kam. Dabei fing zunächst alles ganz gut an. Sie schrieb sich für mehrere schwierige Vorlesungen ein und genoß bis Dezember das Collegeleben in vollen Zügen. Nach den Herbstferien fiel es ihr allerdings zunehmend schwer, rechtzeitig aufzustehen, es zur ersten Vorlesung zu schaffen und den Lernstoff zu bewältigen. Bereits am frühen Abend war sie erschöpft. Und sie war unfähig, ihre Seminararbeiten rechtzeitig abzugeben und sich auf Prüfungen vorzubereiten.

Das Gefühl zu scheitern war für Jackie neu und stellte ihr Selbstbild, kompetent, erfolgreich und beliebt zu sein, in Frage. Hatte sie in der High-School sich und anderen die ganze Zeit über etwas vorgemacht? Stellte sich jetzt, wo der Ernst des Lebens begonnen hatte, heraus, wer sie wirklich war – zweitklassiges Mittelmaß, eine Hochstaplerin? Sie verbrachte einen großen Teil des Tages im Bett und vernachlässigte viele Bereiche ihres Lebens, auch die regelmäßigen Arztbesuche, die zur Vorbeugung ihrer Asthmaanfälle notwendig waren. Als ihre Medikamente zu Ende gingen, versäumte sie es, neue zu besorgen, wurde physisch krank und mußte das Studium abbrechen.

Eine sorgfältige Anamnese ergab, daß SAD der Kern des Problems war. Nach einer entsprechenden Behandlung (Licht-Therapie, Psychotherapie und Antidepressiva) kehrte sie im Frühjahr ans College zurück, wo sie sehr gut zurecht kam und den Sommer über aufholte, was sie im vorhergehenden Winter versäumt hatte. Das Wintersemester begann sie bewaffnet mit umfassenden Kenntnissen über SAD, einer Überweisung an einen erfahrenen Psychiater in College-Nähe und einem Schlachtplan für die Bewältigung der Herbst- und Wintermonate. Der Schlachtplan umfaßte die folgenden fünf Punkte:

- einen Stundenplan mit relativ einfachen Vorlesungen, von denen keine früh morgens begann;
- eine Lichtbox, die sie regelmäßig einsetzen wollte;
- einen Tageslichtsimulator, der ihr helfen sollte, morgens leichter aufzuwachen;
- den Vorsatz, regelmäßig tagsüber im Freien Sport zu treiben und
- regelmäßige, vorher vereinbarte Sitzungen bei ihrem Psychiater.

Jackie kam auf diese Weise bis Mitte Januar gut zurecht. Dann wurde SAD trotz der oben genannten Vorbeugemaßnahmen zum Problem. Als das passierte, verschrieb der Psychiater ihr Fluoxetin (Prozac, das in Deutschland unter dem Namen Fluctin vertrieben wird), das sie bis Ende März einnahm. Es wäre zwar eine Übertreibung zu sagen, daß Jackie mit Hilfe von Fluoxetin den Winter genoß, aber sie fühlte sich das ganze Semester über wohl; sie zog ihre Asthmabehandlung durch, ohne in dieser Hinsicht einen weiteren Rückfall zu erleiden, und sie beendete das Studienjahr mit guten Noten und dem Gefühl, es geschafft zu haben.

Jackies Geschichte zeigt, welche Faktoren beim Aufstellen eines Behandlungsplans für Studienanfänger berücksichtigt werden müssen, die bereits in der Vergangenheit mit problematischen saisonalen Veränderungen zu kämpfen hatten. Erstens bringt das Studium oft einen Umzug in einen anderen Breitengrad oder ein anderes Klima mit sich, der die Anfälligkeit für SAD verstärken kann. Zweitens sorgen zu Hause meistens die Eltern dafür, daß ihr Kind aufsteht, rechtzeitig zum Unterricht kommt und keine Schulstunden versäumt. Damit ist auch gewährleistet, daß das Kind zumindest kurz ans Tageslicht kommt. Wenn dann im College die elterliche Unterstützung fehlt, besteht die Gefahr, daß sich Studenten mit einer Anfälligkeit für SAD stundenlang in einem dunklen Raum verkriechen und weder in den Unterricht noch an die Sonne kommen. Schließlich bedeuten die neuen Anforderungen, die das College stellt, für Studienanfänger oft sehr viel mehr Streß als die vertraute Routine in der High-School. Obwohl sich diese Herausforderungen im Herbst und im Frühjahr relativ gut bewältigen lassen, können sie im Winter, wenn SAD die Widerstandskraft schwächt, zum Problem werden und SAD-Symptome hervorrufen oder verschärfen. Zum College-Streß kommen nun noch die SAD-Probleme, und beides zusammen führt häufig zu Mißerfolgen oder gar (wie bei Jackie) zum Abbruch des Studiums. Zwar leiden nicht alle Studenten wie Jackie zusätzlich noch an Asthma. Andererseits müssen viele Menschen in irgendeiner Weise besonders auf sich achten, bringen diese Aufmerksamkeit aber nicht mehr auf, wenn in den Wintermonaten Energie und Konzentration dahinschwinden.

Es ist sehr wichtig, bereits in der High-School zu erkennen, ob ein Schüler zu SAD neigt, denn eine gute Planung kann vorhersehbare Mißerfolge verhindern. Ich kann mir gut vorstellen, daß Beratungslehrer in der nahen Zukunft High-School-Absolventen routinemäßig befragen, ob saisonale Veränderungen in der Vergangenheit ein Problem dargestellt haben, und anfällige Schüler entsprechend beraten. Studienanfänger, die ihr SAD-Risiko kennen, können bei der College-Wahl die geographische Lage des Studienortes als eines von mehreren Entscheidungskriterien mitberücksichtigen.

Aufmerksamkeitsdefizite und SAD

In manchen Fällen können sich schulische Aufmerksamkeitsdefizite in der gleichen Form wie SAD äußern. Störungen der Aufmerksamkeit dürften jedoch nicht regelmäßig im Herbst und Winter auftreten, es sei denn, das Kind hätte zusätzlich auch ein saisonales Problem. Tatsächlich bin ich auf Patienten mit beiden Störungen gestoßen. Eine meiner Patientinnen, ein junges Mädchen, litt das ganze Jahr über unter einer Störung der Aufmerksamkeit und wurde dagegen mit einem stimulierenden Mittel behandelt (Ritalin). Den Winter über traten darüber hinaus typische SAD-Symptome auf, die sie vermutlich von ihrer Mutter geerbt hatte, die unter ähnlichen Problemen litt. Eine dreißigminütige Behandlung mit Tageslicht am Morgen brachte bei dieser Patientin alle Symptome zum Abklingen und half ihr, rechtzeitig aufzuwachen und zur Schule zu kommen.

Nicht-saisonabhängige Depression ist auch bei Kindern denkbar und kann sich ähnlich wie SAD äußern. Sie sollte per definitionem aber nicht nur in den Herbst und Wintermonaten auftreten.

Behandlung von SAD bei Kindern

Ein wesentliches Element bei der SAD-Behandlung von Kindern und Jugendlichen ist die Haltung ihrer erwachsenen Bezugspersonen. Ist es für Erwachsene schwierig, psychische Probleme zu akzeptieren, so gilt dies um so mehr für Kinder und Jugendliche, denen sehr daran gelegen ist, sich nicht von Gleichaltrigen zu unterscheiden. Wenn Heranwachsende ihre saisonalen Probleme akzeptieren sollen, kommt es deshalb darauf an, sie ihnen taktvoll und undramatisch als eine von vielen möglichen Wirkungen des Jahreszeitenwechsels auf Mensch und Natur zu vermitteln.

Die optimale Behandlung von SAD erfordert eine Organisation, die ein müder und unkonzentrierter Patient nur schwer aufrechterhalten kann. Ein Kind oder ein Jugendlicher mit SAD braucht deshalb die Unterstützung von Erwachsenen bei der Organisation. Wenn diese Hilfe nicht behutsam gegeben wird, kann daraus leicht ein Machtkampf zwischen Eltern und Kind erwachsen. Oft ist es einfacher, wenn ein

Elternteil ebenfalls saisonfühlig ist: In diesem Fall finden sich immer wieder Gelegenheiten, sich gegenseitig aufzurichten und über Behandlungsstrategien zu reden. In jedem Fall aber ist es sinnvoll, wenn Eltern auf die Vielfalt der Natur und die unterschiedlichen Verhaltensformen hinweisen, mit denen sich Menschen und Tiere an Umweltveränderungen anpassen. Je nach dem Naturell des Kindes oder Jugendlichen kann es reichen, das Thema im Vorbeigehen anzusprechen. Wenn Ihr Kind wißbegierig ist, wird es ihm vielleicht Spaß machen und weiterhelfen, sich eingehender mit dem Wechsel der Jahreszeiten und den Reaktionen der Natur zu beschäftigen. Sie könnten zum Beispiel zusammen eine Sonnenuhr im Garten bauen und den Verlauf der Sonne am Himmel verfolgen. Projekte, bei denen es um Pflanzen, Insekten oder Tiere geht, eignen sich ideal dazu, die Wirkung der Jahreszeiten auf die Natur zu erforschen. Es ist sogar möglich, die Wirkung der Jahreszeiten auf Stimmung und Verhalten des Menschen zu messen. Den Beweis dafür liefert die NIMH-Studie an Schülern aus Maryland, deren Ergebnisse wir einem schulischen Forschungsprojekt verdanken, das sich ein begabter Oberstufenschüler ausgedacht hat.

Ist es erst einmal gelungen, SAD als Tatsache zu akzeptieren, die Winterdepression von bloßstellenden Vorurteilen zu befreien, sie als »Management-Aufgabe« zu betrachten und das Kind als Mitarbeiter für den Behandlungsprozeß zu gewinnen (statt es als dessen Objekt zu sehen), lassen sich die ärztlichen Ratschläge leichter umsetzen. Im Prinzip gelten für Kinder die gleichen Empfehlungen wie für Erwachsene (siehe Teil 2 dieses Buches). Zu ihnen gehören:

- dem Kind zu helfen, morgens aufzuwachen;
- sicherzustellen, daß es genügend natürlichem oder künstlichem Licht ausgesetzt ist;
- ihm zu helfen, Streß zu managen;
- ihm zu vermitteln, daß seine Schwierigkeiten auf das saisonale Problem zurückzuführen sind, nicht auf persönliches Scheitern;
- es in den schwierigen Monaten zu ermutigen;
- dem Arzt eine Behandlung mit Antidepressiva vorzuschlagen, falls die oben genannten Empfehlungen nicht ausreichen.

Im Rahmen einer Folgestudie an sechs Kindern, bei denen vor sieben Jahre SAD diagnostiziert wurde, stellten Dr. Jay Giedd und Kollegen am NIMH fest, daß zwei Kinder erfolgreich mit dem Antidepressivum Fluoxetin behandelt wurden. (Nähere Informationen zu diesem und anderen Mitteln gegen Depression finden Sie in Kapitel 9.) Ein erfahrener und einfühlsamer Psychiater oder Therapeut kann Ihnen und Ihrem Kind über die schwierigen Wintermonate hinweghelfen und sollte während einer Licht-Therapie regelmäßig konsultiert werden. Darüber hinaus ist es zwingend erforderlich, vor Beginn einer medikamentösen Behandlung einen Psychiater aufzusuchen.

Das Aufwachen am Morgen ist für Kinder oder Jugendliche mit SAD (wie für viele Erwachsene) in der Regel die erste Herausforderung des Tages. Sie ist leichter zu bewältigen, wenn ein Kind nicht in der Dunkelheit aufwachen muß. Eine helle Nachttischlampe, die an eine Zeitschaltuhr angeschlossen ist, leistet dabei gute Dienste. Es kann sein, daß ein teurer und aufwendigerer Dämmerungssimulator (siehe Kapitel 6), der für eine allmähliches, künstlich nachgeahmtes Heraufziehen des Tages sorgt, dieser einfachen Installation vorzuziehen ist. Ein direkter Vergleich zwischen Dämmerungssimulator und Nachttischlampe plus Zeitschaltuhr wurde bisher jedoch noch nicht durchgeführt. Auch ein Radiowecker kann hilfreich sein. Er sorgt dafür, daß das Kind rechtzeitig aufwacht und früher dem natürlichen oder künstlichen Morgenlicht ausgesetzt ist. Im Idealfall übernehmen Kinder oder Jugendliche die Verantwortung für das Aufwachen selbst: Kämpfe um diesen Punkt sind nicht eben die beste Voraussetzung für einen gelungenen Tag.

Kinder oder Jugendliche mit SAD haben entweder eine eigene Lichtbox oder sie teilen sich eine Lichtbox mit anderen Familienmitgliedern. Zwei unserer SAD-Patientinnen, Mutter und Tochter, macht es Spaß, jeden Morgen gemeinsam vor der Lichtbox zu sitzen und miteinander zu reden. Wie bei Erwachsenen kann die Licht-Therapie auch bei Kindern morgens oder abends durchgeführt werden; sie läßt sich mit Hausaufgaben oder anderen Tätigkeiten verbinden, die im Sitzen ausgeübt werden. Da SAD bei Kindern und Jugendlichen ein jüngeres und weniger beachtetes Forschungsgebiet ist als SAD bei

Erwachsenen, liegen über den Einsatz der Licht-Therapie in diesen Altersgruppen bisher keine umfassenden Erkenntnisse vor. Meine Erfahrung deutet darauf hin, daß Kinder mit kürzeren Behandlungszeiten als Erwachsene auskommen: möglicherweise reichen schon fünfzehn bis zwanzig Minuten pro Tag. Es ist besonders wichtig, daß so wenig ultraviolettes Licht wie möglich von der Lichtquelle ausgeht, da die Augenlinse bei Kindern schädliche UV-Strahlen weniger wirksam filtert als bei Erwachsenen. Soweit bekannt sind unter medizinischer Aufsicht eingesetzte konventionelle Lichtboxen recht sicher. Weitere Informationen über potentielle, langfristige Gefahren der Licht-Therapie finden Sie in Kapitel 6, das die Licht-Therapie für Erwachsene detailliert beschreibt. Zusätzlich zur formalen Lichtbehandlung sollten Kinder dazu angehalten werden, mindestens eine halbe Stunde pro Tag im Freien zu verbringen, um auch das natürliche Tageslicht zu nutzen. Es kann auch sinnvoll sein, für eine bessere Lichtsituation im Zimmer des Kindes zu sorgen, wie in Kapitel 7 beschrieben.

Anforderungen, denen ein Kind oder Jugendlicher mit SAD im Sommer und Herbst mühelos gewachsen ist, werden in der dunklen Jahreszeit oft zum Problem. Dann kann es nötig sein, daß Eltern den jungen SAD-Patienten behutsam unterstützen, seine Zeit zu planen und Streß vorherzusehen und zu managen. Vielleicht ist es sinnvoll, anstrengende und zeitraubende schulische Zusatzaktivitäten wie die Mitarbeit in einer Theatergruppe oder bei der Schülerzeitung auf die Frühlings- und Herbstmonate zu beschränken. Sportliche Aktivitäten dagegen können SAD-Symptome lindern, weil zum aeroben Ausdauertraining (das an sich schon hilfreich sein kann) der Aufenthalt in Licht und Sonne kommt. Termingebundene Aufgaben sollten frühzeitig in Angriff genommen werden, um Krisen in letzter Minute zu vermeiden. Oft hilft es schon, wenn Sie sich mit Ihrem Kind hinsetzen und seinen Terminplan besprechen – sozusagen als Frühwarnsystem für potentielle Schwierigkeiten.

Weitere Informationen und Tips, wie Sie Ihrem Kind helfen können, finden Sie in dem Kapitel über die Behandlung von Erwachsenen. Eines sollten Sie dabei nicht vergessen: Sie müssen mit Widerstand rechnen. Weder Kinder noch Erwachsene mit SAD wollen zugeben, daß sie an einer Krankheit leiden. Gespräche über dieses Thema erfordern deshalb Fingerspitzengefühl und Kreativität. Andererseits ist SAD-Patienten ihr Problem sehr wohl bewußt und sie wissen es zu schätzen, wenn Außenstehende es anerkennen, benennen und praktische Lösungen dafür aufzeigen. Durch Ihr Vorbild im Umgang mit dem Problem vermitteln Sie Ihrem Kind die Fähigkeit, sich seinen saisonalen Schwierigkeiten zu stellen und sie zu bewältigen – eine Fertigkeit, die es in den kommenden Jahren dringend brauchen wird.

Die Kehrseite der Depression: Frühlingsfieber

Manie und Hypomanie

Viele SAD-Patienten fühlen sich in den Sommermonaten normalerweise heiter und ausgeglichen. Aber auch Kreativitäts- und Energieschübe sind in dieser Zeit keine Seltenheit. Herb Kern, der erste SAD-Patient, den wir am NIMH behandelt haben, erzielte im Sommer so außergewöhnliche Forschungsergebnisse, daß sein Chef es ihm gerne nachsah, wenn er in seinen weniger produktiven Wintermonaten nicht viel zuwege brachte. Auch Künstler und Autoren leisten oft einen Großteil ihrer kreativen Arbeit im Sommer und schieben Routinearbeiten auf den Winter auf.

Leider steigt nicht bei allen SAD-Patienten mit der Aktivität auch die Produktivität. Bei manchen Menschen steigert sich die Sommerstimmung so extrem, daß ernsthafte Probleme auftreten können – überzogene Konten wegen eines plötzlichen Konsumrausches, Schwierigkeiten im Umgang mit Freunden und Kollegen, ja sogar Probleme mit dem Gesetz. Mediziner bezeichnen diesen Zustand als »Manie«.

Für Marie, eine Hausfrau Mitte Zwanzig mit zwei kleinen Kindern, wurde das gesteigerte sexuelle Verlangen während des Sommerhochs zum Problem. Obwohl eheliche Treue normalerweise keine Frage für sie war, erlag sie eines Sommers den Flirtversuchen eines Möbelschreiners, der Bücherregale für ihren Mann montierte. Dieser Lapsus bereitete ihr erhebliche Schuldgefühle, und es dauerte lange, bis sie ihre euphorische Sommerstimmung als die eigentliche Ursache für ihren Treuebruch erkannte: Ihr emotionaler Höhenflug hatte ihr Verantwortungsgefühl und ihre Urteilskraft geschwächt und gleichzeitig ihr sexuelles Verlangen gesteigert.

Manche manische Patienten geben viel Geld, das sie im Grunde nicht haben, für Dinge aus, die sie normalerweise als Extravaganz betrachten würden. Sie verhalten sich unangepaßt im Straßenverkehr und fahren mit überhöhter Geschwindigkeit, in dem sicheren Gefühl, ihr blitzartiges Reaktionsvermögen schütze sie vor Unfällen. Oder sie entscheiden sich impulsiv aus einer Laune heraus zu einer langen Reise – aus Gründen, über die ein Außenstehender nur den Kopf schütteln kann.

Aber auch wenn solche Aktivitätsschübe keine manischen Ausmaße erreichen, können Betroffene, vor allem aber ihre Partner, Freunde oder Kollegen sie als problematisch empfinden. Letztere beklagen sich zum Beispiel darüber, kaum zu Wort zu kommen oder in Gesprächen ständig unterbrochen zu werden. Dieser Zustand heißt Hypomanie und ist weniger schwerwiegend als eine Manie, kann aber die Funktionsfähigkeit beeinträchtigen. Obwohl hypomanische Personen sehr viel Energie besitzen, schwirren ihnen so viele Ideen durch den Kopf, daß es ihnen schwerfällt, sich auf eine Sache zu konzentrieren. Das Ergebnis: Sie verzetteln sich in ihrer Energie, ihre Aufmerksamkeit springt von einer Aufgabe zur nächsten, und im Rausch der Selbstüberschätzung stehen sie am Ende des Sommers mit lauter angefangenen, aber nie zu Ende geführten Projekten da.

Sommerhochs: Szenen einer Ehe

Die Beziehung von Jack und Sylvia leidet zwar hin und wieder unter Sylvias Winterdepressionen, das eigentliche Problem aber sind ihre nachfolgenden Sommerhochs. Einen Eindruck davon vermitteln die folgenden Auszüge aus einem Interview mit den beiden, das wir im Sommer geführt haben.

Jack: Während ihrer Winterdepressionen ist Sylvia sehr niedergeschlagen. Sie sagt Dinge wie: »Ich weiß nicht, wie mich jemand lieben kann« oder »Ich bin so schwach, daß ich mich hasse«. Wenn sie dann im Sommer in ihre Hochphase kommt, trumpft sie plötzlich auf: »Was für ein Glück für dich, mit einem Menschen wie mir verheiratet zu sein.« Ihre Stimmung schlägt um 180 Grad um. So unwahrscheinlich es klingt, aber die Hochs sind manchmal nervenaufreibender als die Tiefs. Oft macht ein einziger Tag einen riesigen Unterschied. Innerhalb eines Tages kann sie zum Leben erwachen.

Am meisten streiten wir zu Beginn des Frühjahrs, wenn die Winterdepressionen abklingen und sie alles mögliche unternehmen will. Ich erinnere mich, wie wir einmal mit Freunden ins Wolf Trap [ein Freilufttheater in der Nähe von Washington] gingen; sie war so exaltiert, daß jeder sagte: »Sieh dir nur Sylvia an, sie sprüht vor Energie.« Mit ihrer Energie und Ausgelassenheit steht sie in solchen Phasen im Mittelpunkt unseres Freundeskreises. Für mich ist das schwierig, weil sie verlangt, daß ich mit ihrem rasanten Tempo Schritt halte. Erst kürzlich habe ich ihr gesagt: »Ich kann einfach nicht so gut drauf sein wie du, es sei denn, ich nehme Kokain – und das wirst du ja kaum wollen.« Im Wolf Trap war sie so überschäumend, daß es schon unwirklich war. Es sah aus, als würde sie gleich abheben, und ich glaube, Sylvia und alle ihre Freunde dachten das auch.«

Als Beweis für Sylvias hypomanischen Zustand führt Jack eine Reihe von Vorfällen während des Sommers an. Sie gibt Geld für Dinge aus, die er für überflüssig hält, sie aber für interessant und kreativitätsfördernd. Zum Beispiel hat sie eine teure Videokamera angeschafft, damit ihre Söhne lernen können, wie man Filme macht. Bei einer anderen Gelegenheit kaufte sie einen Leguan als Haustier, ein Reptil, das zweieinhalb Meter lang werden kann. Während Jack den Leguan als groteske Extravaganz ansah, identifizierte sich Sylvia mit seinem Bedürfnis nach Sonne. Sie erinnert sich: »Wenn der Leguan draußen war und ich ihn nicht finden konnte, brauchte ich nur zu warten, bis die Sonne tiefer stand – ich wußte, er würde sich an der letzten sonnigen Stelle im Garten aalen.«

Meistens gelingt es ihnen, ihre finanziellen Unstimmigkeiten friedlich beizulegen. Einmal aber kam Jack tatsächlich auf die Idee, Sylvia im Sommer ihre Kreditkarten abzunehmen. Sylvia geriet außer sich über diesen Vorschlag und drohte, Jack zu verlassen, so daß ihm nichts anderes übrigblieb als nachzugeben.

Sylvia: Zwischen uns findet eine Art Machtkampf statt: Sechs Monate lang kann er mir so ziemlich alles einreden. Im Sommer will ich dann bestimmen, wo's lang geht. Und Jack ist nicht der Mensch, der sich gerne etwas sagen läßt.

Jack: Im Winter geht es Sylvia wirklich schlecht, sie tut mir leid und ich versuche, sie aufzuheitern. Im Frühling wendet sie sich dann irgendwie von mir ab. Manchmal denke ich, sie kann die Person, die sie im Winter war, nicht leiden. Deshalb verübelt sie es mir im Frühjahr, daß ich mich im Winter um diese Person gekümmert habe. Und ich will das einfach nicht glauben. Ich denke mir: »Ich habe dich im Winter unterstützt, wo ich nur konnte, dich herumgefahren, dich bei deinen Freunden entschuldigt, aber weil du *diese* Sylvia haßt, haßt du auch mich.

Sylvia: Jacks Reaktionen auf meine saisonalen Veränderungen beunruhigen mich. Ich mag mich so, wie ich im Frühjahr und im Sommer bin, aber ich glaube nicht, daß Jack in dieser Zeit gerne mit mir zusammen ist.

Auf die Frage, wie sie Jacks Hilfe und Fürsorge im Winter empfindet, antwortet Sylvia: »Ich denke nicht gerne darüber nach.«

»Vergessen Sie seine Unterstützung, verbannen Sie sie aus dem Gedächtnis?« fragen wir sie.

»Auf jeden Fall. Ich möchte an die glücklichen Momente denken«, antwortet sie.

Jacks Kommentar dazu: »Verdammt noch mal! Sieh doch zu, wie du im nächsten Winter allein zurechtkommst.«

Jack und Sylvia sind sich einig, daß sie im Sommer leicht aufbraust. In dieser Zeit sind Zusammenstöße mit anderen Leuten praktisch vorprogrammiert.

Einmal, als Jacks Mutter im Mai zu Besuch kam, hatten sie und Sylvia einen Streit, von dem sich seine Mutter laut Jack erst zwei Jahre später erholte. Jack setzt deshalb alles daran, die beiden Frauen im Sommer auseinander zu halten. Sylvia muß in dieser Zeit auch ihre Mitarbeit in der Kirchengemeinde einstellen, weil die Gefahr besteht, daß sie Treffen monopolisiert und andere Kirchenmitglieder mit schonungslosen und taktlosen Bemerkungen gegen sich aufbringt. Sie erzählt das mit einer gewissen Genugtuung und ohne Anzeichen des Bedauerns.

Obwohl Sylvias Hochphasen für Jack in vieler Hinsicht eine Quelle der Frustration darstellen, genießt er ihren Humor, ihren Einfallsreichtum und ihre Lebhaftigkeit in dieser Zeit ebenso sehr wie sie selbst. In den letzten beiden Jahren allerdings fühlte sich Sylvia wegen des Schlafmangels und der überhöhten Aktivität im Sommer erschöpft und ausgebrannt, wollte deswegen aber nur ungern Medikamente nehmen. Wir haben ihr deshalb vorgeschlagen, an den Sommertagen eine dunkle Sonnenbrille aufzusetzen. Diese Behandlung hat recht erfolgreich angeschlagen. Inzwischen trägt sie manchmal sogar beim Schlafen einen Augenschutz, um nicht schon beim ersten Sonnenstrahl aufzuwachen.

Darüber hinaus erwies sich eine Partnertherapie als große Hilfe für Jack und Sylvia: Sie bekamen dort die Unterstützung, die sie brauchten, um SAD-Symptome zu erkennen, die biologischen Prozesse der Krankheit zu verstehen und die damit verbundenen Veränderungen zu bewältigen. Jack bringt es auf den Punkt: »Ich denke, wir sind wie Schiffe, die in der Nacht aneinander vorbeifahren. Wir befinden uns nur sehr selten auf einer Linie. Meistens ist sie entweder vor mir oder hinter mir, und nur in kurzen Momenten können wir uns in die Augen sehen.«

Dysphorische Hypomanie

Obwohl viele hypomanische Menschen wie Sylvia zu Euphorie neigen, kann Hypomanie auch mit einem extrem unerfreulichen, »dysphorischen« Zustand verbunden sein. Menschen mit dysphorischer Hypomanie sind wie euphorische Hypomaniker überaktiviert, ihre Gedanken überschlagen sich und sie sprechen hastig und gedrängt. Im Gegensatz zu den euphorischen Hypomanikern aber fühlen sie sich physisch und emotional schlecht und suchen nach Auswegen aus der Dysphorie. Viele von ihnen greifen in einem vergeblichen Versuch, sich zu beruhigen, zu Alkohol und Zigaretten. Sie sind reizbar und bissig zu den Menschen um sie herum. Wenn sich Freunde und Familienmitglieder dann in solchen Phasen zurückziehen, fühlen sie sich abgewiesen und kaltgestellt. Einige unserer Patienten, die im Frühjahr und Sommer unter dysphorischer Hypomanie leiden, haben auch über physische Schmerzen und Beschwerden geklagt.

Ein Grund für diese Symptome ist möglicherweise, daß die im Frühjahr rasch zunehmende Lichtmenge auf die überempfindlichen Augen und Gehirnfunktionen von Menschen wirkt, die an die zumeist niedrige Lichtmenge des Winters gewöhnt waren. Eine junge Frau suchte uns an einem Abend im Frühjahr wegen ihrer Probleme mit dysphorischer Hypomanie auf. Im Laufe des Gesprächs wurde sie immer unruhiger, woraufhin wir die Lampen der hell erleuchteten Praxis gedimmt haben. Im Lauf der nächsten halben Stunde legte sich ihre Erregung – so sehr, daß wir eine Behandlung durch Lichteinschränkung vorschlugen. Eine Woche später rief die Patientin hocherfreut an und berichtete, sie käme jetzt auch ohne die bisher benötigten Beruhigungsmittel mit ihrer Hypomanie zurecht – einfach, indem sie sich für kurze Zeit in einen abgedunkelten Raum zurückzieht, sobald sie sich übererregt fühlt. Diese schnell wirksame, nicht-medikamentöse Behandlung, die sie selbst steuern kann, linderte nicht nur ihre Symptome, sondern vermittelte ihr auch ein Gefühl der Selbstkontrolle. Es gibt verschiedene Möglichkeiten, sich weniger Licht auszusetzen: das Tragen einer Augenmaske in der Nacht, um das frühe Morgenlicht zu vermeiden, das Tragen einer dunklen Sonnenbrille mit Seitenschutzteilen im Freien und das Vermeiden hell erleuchteter Räume am Abend. Wenn diese Maßnahmen nicht anschlagen, lassen sich die unangenehmen und problematischen Aspekte der dysphorischen Hypomanie mit wirksamen Medikamenten lindern.

Trotz der Probleme, die Frühjahrs- oder Sommerhypomanien verursachen können, erleben viele SAD-Patienten die Phasen der Hypomanie als erfreuliche und kreative Zeit. In diesem Fall ist eine Hypomanie weder schädlich noch erfordert sie eine Behandlung.

Winter-Blues

Kurz nachdem wir die ersten SAD-Patienten behandelt hatten, wurde uns klar, daß viele Menschen unter einer milderen Form der Erkrankung litten. Diese Menschen suchten zwar keinen Arzt wegen ihrer Winterprobleme auf, gaben aber auf gezielte Fragen hin an, im Winter regelmäßig antriebslos oder weniger produktiv zu sein. Um dieses Thema weiter zu verfolgen, riefen wir am NIMH eine Studie über »subsyndromale SAD« oder »Winter-Blues« ins Leben. Wir entwickelten Kriterien für diesen Zustand, die in Kapitel 3 (siehe Tabelle 1) aufgeführt sind, und machten uns daran, Menschen zu finden, auf die diese Kriterien zutrafen.

Jeff, ein Psychotherapeut Mitte Vierzig, war ein typisches Opfer des Winter-Blues. Er hatte im *NIMH Record* einen Artikel von uns mit einer Checkliste der Symptome gelesen, unter der Menschen mit dieser SAD-Variante leiden: geringe Energie, Müdigkeit, Konzentrationsprobleme und Mühe, eine gestellte Aufgabe zu erledigen – kurz, ein Syndrom, das deutlich schwächer ausgeprägt war als die weiter oben beschriebene Winterdepression, aber ebenfalls durch die veränderten Lichtverhältnisse im Winter bedingt war. Bevor er auf den Artikel stieß, war Jeff der Grund für seine Probleme nicht bewußt geworden.

Erst im Rückblick wurde ihm klar, daß seine Konzentrationsfähigkeit im Winter unweigerlich absank. Obwohl er sich als Workaholic bezeichnete, war er in den Wintermonaten immer weniger produktiv als in der übrigen Zeit des Jahres. Jeff hatte seine dauernde Müdigkeit auf Schlafmangel zurückgeführt – aber eigentlich schlief er im Winter mehr als im Sommer. Sein Winterproblem war nie behandelt worden. Er versuchte, seine geringe Energie durch vermehrten Kaffeegenuß auszugleichen und stellte fest, daß er sich besser konzentrieren konnte, nachdem er mehrere helle Lampen über seinem Schreibtisch installiert hatte. Außerdem bemerkte er, daß er Termine leichter einhalten konnte, wenn er von 19 Uhr bis Mitternacht schlief und dann die halbe Nacht und den ganzen folgenden Tag hindurch arbeitete. Schlafentzug ist eine anerkannte Behandlung bei Depressionen. Ausführlichere Informationen dazu finden Sie in Kapitel 7.

Wißbegierde veranlaßte Jeff, am Forschungsprogramm des NIMH teilzunehmen – Wißbegierde und die stille Hoffnung, es möge eine Erklärung und eine einfache Behandlung für seine wiederkehrenden Winterprobleme geben. Jeff stand dem Programm zunächst sehr skeptisch gegenüber und erwartete sich wenig von der Licht-Therapie.

Aber die Behandlung verbesserte seinen Zustand dramatisch, und er verwendet seitdem ständig helles Licht an seinem Arbeitsplatz.

Wir haben nachgewiesen, daß helles Licht den meisten Menschen mit Winter-Blues hilft. Es sieht so aus, als würde Winter-Blues mindestens doppelt so viele Menschen betreffen wie SAD, wenn auch weniger stark. Dennoch: Die mildere Form des Wintersyndroms wirkt sich auf die Lebensqualität der Betroffenen aus und beeinträchtigt ihre Produktivität. Dabei läßt sich Winter-Blues in den meisten Fällen leicht behandeln. Um so wichtiger ist es deshalb, daß wir die Betroffenen ausfindig machen, informieren und therapieren.

Wissenschaftler glauben, daß SAD und Winter-Blues zwei weitgefaßte Kategorien problematischer saisonaler Veränderungen sind, für die viele Menschen anfällig sind. Obwohl sich einige Patienten je nach dem Grad der Ausgeprägtheit ihrer Winterprobleme ganz eindeutig der einen oder der anderen Kategorie zuordnen lassen, fallen viele in eine Grauzone zwischen den beiden. Die entscheidende Gemeinsamkeit von SAD und Winter-Blues besteht darin, daß helles Licht den Patienten in beiden Kategorien helfen kann. Der Unterschied zwischen den beiden Kategorien besteht darin, daß Menschen, die den SAD-Kriterien entsprechen, professioneller Hilfe bedürfen und Licht-Therapie als Teil eines umfassenden Evaluierungs- und Behandlungsplans erhalten sollten. Patienten, die nur von leichteren winterlichen Veränderungen betroffen sind, können ihre Symptome meist schon zufriedenstellend lindern, indem sie einfach die Lichtmenge in ihrer Lebens- und Arbeitsumgebung erhöhen. Seit SAD und Winter-Blues im Gespräch sind, erkennen immer mehr Menschen, daß ihr Energiehaushalt im Winter mehr oder weniger auffällig absinkt, und ziehen eine Licht-Therapie in Betracht, ohne vorher jemals das Gefühl gehabt zu haben, der Winter sei für sie problematisch. In Kapitel 3 findet der interessierte Leser Anhaltspunkte dafür, ob ein Arztbesuch angeraten sein kann.

Häufige Fragen zum Thema SAD

1. Wie häufig tritt SAD auf? Wie viele Menschen leiden darunter? Tritt die Erkrankung in nördlicheren Breitengraden in verschärfter Form auf?

Mehrere Wissenschaftler sind dieser Frage nachgegangen. Viele von ihnen haben zu diesem Zweck Versionen des in Kapitel 3 beschriebenen SPAQ-Tests (Abbildung 1) eingesetzt, anhand dessen auch Sie Ihre Saisonfühligkeit beurteilen konnten. Studien in verschiedenen Teilen der USA lassen darauf schließen, daß sowohl SAD als auch subsyndromale SAD (Winter-Blues) im Norden weiter verbreitet sind als im Süden. Tabelle 3 zeigt, wie hoch der Prozentsatz der von SAD oder subsyndromaler SAD betroffenen Bevölkerung in verschiedenen Breitengraden eingeschätzt wird.

Aus Tabelle 3 ist zu ersehen, daß die veranschlagten Zahlen für SAD und Winter-Blues in den USA generell hoch sind. Dr. Leora Rosen und ihre Kollegen schätzen, daß 6 Prozent der amerikanischen Bevölkerung oder elf Millionen Menschen unter SAD und 14 Prozent oder fünfundzwanzig Millionen Menschen unter subsyndromaler SAD leiden. Zählt man die Gruppe der SAD-Patienten und die Menschen zusammen, die von subsyndromaler SAD betroffen sind, so würden 20 Prozent der US-amerikanischen Bevölkerung oder sechsunddreißig Millionen Menschen von verbesserten Lichtbedingungen profitieren.

Diese Schätzungen mögen für die meisten nördlichen Breitengrade etwas hoch gegriffen sein, da Dr. John Booker und Dr. Carla Hellekson in einer jüngeren Studie in Fairbanks, Alaska (64° nördlich), eine SAD-Verbreitung von 9 Prozent und eine Winter-Blues-Verbreitung von 19 Prozent ermittelten. Aber auch wenn diese Zahlen niedriger sind als die Zahlen, die man aufgrund der Studie von Dr. Rosen und ihren Kollegen erwartet hätte, so bestätigt die Studie, daß SAD und Winter-Blues im Norden extrem häufig auftreten.

Tabelle 3: Geschätzte Verbreitung von SAD und subsyndronalem SAD auf verschiedenen Breitengraden der USA und Kanada.

Breitengrad	Bundesstaaten/Städte in den USA und Kanada	SAD (%)	Subsyndronale SAD (%)
40–50°	Washington, Montana, North Dakota, Minnesota, Nord-Michigan, Maine, südliches Quebec, südliches Ontario, Manitoba, Saskatchewan, Alberta und British Columbia	10,2	20,2
40–45°	Oregon, Idaho, Wyoming, South Dakota, Nebraska, Iowa, nördliches Indiana, Massachusetts, Ohio, Wisconsin, Pennsylvania, New York, Vermont, New Hampshire, Rhode Island, Connecticut, New Jersey	8,0	17,1
35–40°	Nordkalifornien, Nevada, Utah, Colorado, Kansas, Oklahoma, Missouri, südliches Illinois, Tennessee, Kentucky, West Virginia, Maryland, Delaware, Virginia, Washington, D.C., North Carolina	5,8	13,9
30–35°	Südkalifornien, Arizona, New Mexiko, Texas, Arkansas, Louisiana, Mississippi, Alabama, Georgia, South Carolina	3,6	10,6
25–30°	Mexico, südliches Texas, Florida	1,4	7,5

Anmerkung: Diese Tabelle basiert auf einer gemeinsamen Studie des NIMH, der Psychiatric Institutes of America, des New York State Psychiatric Institute und des Walter Reed Army Institute of Research. Die Zahlen für die verschiedenen Breitengrade wurden von Dr. Leora N. Rosen auf der Basis von nur vier Standorten hochgerechnet: Nashua, New Hampshire; New York City; Montgomery County, Maryland; und Sarasota, Florida. Die Verallgemeinerung dieser Zahlen auf andere Teile der Vereinigten Staaten und Kanada muß deshalb nicht korrekt sein.

Zum Vergleich mit Tabelle 3 finden Sie im folgenden die Breitengrade für einige europäische Länder:

60–55°	Dänemark, der südliche Teil von Norwegen, Schweden
50–55°	Großbritannien, Norddeutschland
45–50°	Nordfrankreich, Norditalien, Schweiz, Österreich, Rumänien, Ungarn, Tschechien, Süddeutschland, Kroatien, Slowenien
40–45°	Südfrankreich, Nordspanien, Nordportugal, Albanien, Bulgarien
35–40°	Südportugal, Südspanien, Griechenland

Für Europa liegen ebenfalls epidemiologische Daten zur Frage der Häufigkeit von SAD und ihrer subsyndronalen Form vor. Aus Tabelle 4 kann entnommen werden, daß die Verhältnisse nicht ganz so einfach wie in den USA mit einem Nord-Süd-Gefälle zu beschreiben sind, da kulturelle Einflüsse bzw. Migration offenbar eine größere Rolle spielen. In Island werden z. B. vergleichsweise niedrige Zahlen gefunden, was von den Forschern (Dr. Magnussen und Dr. Stefansson) durch Migrationseffekte erklärt wird, da Island ein Land ist, aus dem man ausschließlich aus- und nicht einwandert. Offensichtlich sind die Menschen, die mit dem Klima besser zurechtkommen, im Land verblieben. Die niedrigen Zahlen in Island haben also eine genetische Erklärung.

Tabelle 4 Geschätzte Verbreitung von SAD und subsyndronaler SAD auf verschiedenen Breitengraden in Europa.

Breitengrad	Länder	SAD (%)	S-SAD (%)	SAD und S-SAD (%)
63–67°	Island	3,6	6,9	11,3
66°	Finnland	7,1	11,8	18,9
60°	Norwegen	11	–	–
55–60°	Schweden	3,9	13,9	17,8
53°	Niederlande	3	8,2	11,2
47°	Schweiz	–	–	10,4

Anmerkung: Die Tabelle basiert auf verschiedenen in Europa durchgeführten Studien von Hagfors (Schweden, Finnland), Lingjaerde (Norwegen), Magnussen (Island), Mersch (Niederlande), Wicki und Wirz-Justice (Schweiz).

2. So viel ich weiß, ist die Suizidrate im Frühjahr und im Sommer am höchsten. Wie paßt das mit der Tatsache zusammen, daß SAD vorrangig im Herbst und im Winter auftritt?

Diese Frage wird in Kapitel 5 ausführlich behandelt. In den meisten Studien zeigt die Suizidrate im Frühjahr und Sommer die höchsten Werte. Der Grund für dieses Paradoxon scheint darin zu liegen, daß Menschen, die unter SAD leiden, und Menschen, die im Sommer besonders suizidgefährdet sind, zwei verschiedenen Gruppen mit gegensätzlichen Reaktionen auf die Jahreszeiten angehören.

3. Ist SAD das gleiche wie die sprichwörtliche »Weihnachtsdepression« oder »Feiertags-Tristesse«?

Praktizierende Therapeuten haben in der Weihnachtszeit recht häufig mit Patienten zu tun, die sich traurig und niedergeschlagen fühlen. Weihnachten ist eine Zeit, in der wir meinen, glücklich sein zu müssen. Vielen von uns gelingt das auch. Es gibt aber auch Menschen, bei denen sich die erwartete Stimmung nicht einstellt. Einsame Menschen, Menschen ohne Familie oder Freunde, fühlen sich angesichts der Familienfeste und Partys um sie herum verlassener als sonst. Weihnachten ist eine Zeit der Rückwendung, der sehnsüchtigen Erinnerung an vielleicht bessere Zeiten. Es ist auch eine Zeit, in der wir verstorbene Verwandte oder Freunde noch mehr als sonst vermissen.

Die Feiertage sind besonders schwer für Menschen, die in dysfunktionalen Familien aufgewachsen sind – Familien, in denen Konflikte, Ärger, Gewalt und Mißbrauch die Atmosphäre prägten. Kinder und Jugendliche, die in solchen Familien groß werden, erleben die Zeit um Weihnachten und den Jahreswechsel herum oft als doppeldeutig und verwirrend. Sie sehen, wie andere Familien diese Zeit gestalten und genießen – im Gegensatz zu ihrer eigenen, in der das nicht gelingt. Es kann gut sein, daß ihre Eltern sogar Wert auf das äußerliche Drumherum legen. Trotzdem stellt sich eine wirkliche Festtagsstimmung der Geborgenheit und Ausgelassenheit nicht ein. Als Erwachsene rollen Kinder aus dysfunktionalen Familien an den Feiertagen diese Konflikte in ihren eigenen Familien oft neu auf. Sie spüren den Druck, eine Festtagsatmosphäre zu schaffen, werden aber von Gefühlen der Traurigkeit, Wut und Verwirrung überflutet, wenn (manchmal unbewußt) Erinnerungen an die unglückliche Weihnachtszeit ihrer Kindheit hochsteigen.

Wir haben erlebt, wie die Psychotherapie solchen Menschen hilft, die Wurzel ihrer Traurigkeit, ihres Ärgers und ihrer Verwirrung zu verstehen. Sobald dieser erste Schritt getan ist, können sie vielleicht zulassen, die Maske der Festtagsstimmung abzulegen, wenn ihnen nicht wirklich nach Feiern zumute ist; in vielen Fällen bedeutet allein das eine immense Befreiung. Mit der Aufarbeitung der emotionalen Verletzungen der Kindheit kann sich nach und nach das Gefühl einstellen, Feste wirklich feiern zu wollen – nicht unbedingt in der konventionellen Weise, sondern auf ganz eigene Art. Die Patienten erleben diese neuen Feste als etwas ganz anderes als die Feiertage ihrer Kindheit: als spontane Gefühle der Freude, nicht als stereotype Pflichtübungen, die man ihnen abverlangt. Diese Form der Feiertagsdepression also läßt sich durch Psychotherapie sehr gut behandeln.

Traurigkeit stellt in der Regel die einzige Gemeinsamkeit zwischen SAD und Weihnachtsdepression dar. Im Gegensatz zu der Traurigkeit, die aus psychologischen Konflikten oder als Teil unseres Alltagslebens erwächst, verstehen wir unter »Depression« im klinischen Sinne einen über mehrere Wochen anhaltenden Zustand, der mit körperlichen Veränderungen verbunden ist: zum Beispiel mit Veränderungen im Eß- und Schlafverhalten, im Energiehaushalt oder in der Funktionsfähigkeit im Alltag. SAD-Patienten weisen typischerweise alle diese Symptome auf. Dagegen gibt es keine Anzeichen dafür, daß die Beschreibung auf Menschen zutrifft, die auf Weihnachten oder die Festtage um den Jahreswechsel herum deprimiert reagieren.

Eine Reihe von Studien hat sich eingehend mit dem Feiertags-Blues beschäftigt und zum Beispiel untersucht, wie viele Patienten in der Weihnachtszeit die psychiatrische Notaufnahme aufsuchten oder in psychiatrische Kliniken aufgenommen wurden. Keine dieser Studien konnte jedoch einen Beweis dafür erbringen, daß »Weihnachtsdepressionen« überhaupt relevant sind. Eine Studie ergab sogar, daß in den Tagen vor großen Feiertagen weniger Patienten als sonst in die psychiatrische Notaufnahme kommen, während ihre Zahl in den Tagen kurz danach ansteigt. Es scheint, als wollten sich die Leute nicht das Fest verderben und würden erst die Feiertage abwarten, bevor sie die Notaufnahme aufsuchen.

Der Feiertags-Blues ist also weder mit körperlichen Veränderungen verbunden noch spielt er in Studien über das Aufsuchen der psychiatrischen Notaufnahmen eine Rolle. Trotzdem kann er sowohl eine Quelle seelischer Qual als auch ein Hinweis auf ungelöste Probleme der Vergangenheit sein. Es lohnt sich, einem solchen Hinweis in einer Psychotherapie nachzugehen: Probleme mit den Feiertagen lassen sich lösen, und die Patienten können lernen, die Weihnachtszeit und andere Festtage wirklich zu genießen.

4. Ist es möglich, sich regelmäßig zu einer bestimmten Zeit im Jahr schlecht zu fühlen, weil in der Vergangenheit zu dieser Zeit etwas Schlimmes passiert ist?

Natürlich sehen wir in der Praxis Patienten, bei denen am oder um den Jahrestag eines traumatischen Erlebnisses herum Symptome auftreten. Sigmund Freud kannte dieses Phänomen, als er 1895 über Fräulein Elisabeth von R. schrieb: »Außer dieser nachholenden Träne, die sich an den Todesfall mit kurzem Intervall anschließt, hält diese Frau periodische Erinnerungsfeier alljährlich um die Zeit der einzelnen Katastrophen, und hier folgt ihre lebhafte visuelle Reproduktion und ihre Affektäußerung getreulich dem Datum.« Auch der Dichter Longfellow wußte um »die geheimen Jahrestage des Herzens, wenn der reißende Fluß der Gefühle über die Ufer tritt«. Reaktionen dieser Art stellen sich in der Regel pünktlich mit einem bestimmten Jahrestag ein und halten im Gegensatz zu SAD nicht wochen- oder monatelang an.

Nach meiner Erfahrung versuchen viele SAD-Patienten oder ihre Therapeuten, einen Zusammenhang zwischen den Symptomen und einem bestimmten Jahrestag herzustellen. Immer wieder vermuten Patienten: »Ich dachte immer, es läge daran, daß in dieser Zeit des Jahres die Schule wieder beginnt.« Oder sie erinnern sich an einen Verlust, den sie im Oktober oder Februar erlitten haben. Die Mutter eines meiner Patienten zum Beispiel war im September gestorben. Sein Psychotherapeut hatte vergeblich versucht, einen Zusammenhang zwischen ihrem Todestag und den Winterdepressionen des Patienten herzustellen: Es gelang ihm nicht, den Patienten von diesem Erklärungsmuster zu überzeugen.

In der Regel halten Erklärungen dieser Art einer sorgfältigen Prüfung nicht stand. Erstens dauern SAD-Symptome in vielen Fällen fünf Monate (fast ein halbes Jahr lang) an. Diese Zeit müßte also mit sehr vielen unangenehmen Ereignissen der Vergangenheit assoziiert sein. Zweitens: Warum sollte eine Reaktion auf einen Gedenktag im Januar oder Februar bereits im September oder Oktober einsetzen? Und drittens: Depressive Reaktionen auf einen Jahrestag lassen sich wohl kaum durch eine Behandlung mit hellem Licht lindern.

5. Gibt es Menschen, die am Abend, wenn die Sonne untergeht, SAD-ähnliche Symptome entwickeln?

Ja, die gibt es. Ein Psychoanalytiker erkannte dieses Symptom und bezeichnete es nach dem Abendstern in der griechischen Mythologie als »Hesperos-Depression«. Einige SAD-Patienten klagen über dieses Problem. Beispielsweise stellte eine Patientin fest, nach Sonnenuntergang nicht mehr arbeiten zu können. Bei einer anderen war Sex nur tagsüber möglich, wenn die Sonne schien.

Solche Reaktionen deuten auf eine unmittelbare Reaktion auf das Licht hin. Dies deckt sich mit der Erfahrung, die manche Patienten im Zusammenhang mit der Licht-Therapie machen, wenn ihre Energie – wie wir selbst beobachten konnten – bereits innerhalb der ersten halben Stunde der Lichtbehandlung ansteigt.

5

Sommer-SAD und andere saisonabhängige Beschwerden

Manche Lebewesen sind gut oder schlecht
an den Sommer angepaßt,
andere an den Winter.
Hippokrates

Der Sommer-Blues

In den nördlichen Ländern äußert sich SAD normalerweise als regelmäßig wiederkehrende Winterdepression. Dies ist aber keineswegs die einzige Form der Krankheit. Als Reaktion auf die ersten Zeitungsartikel über SAD gaben etwa 5 Prozent der Betroffenen an, ihre Stimmungsveränderungen folgten einem genau entgegengesetzten Rhythmus: Regelmäßig im Sommer stellten sich Depressionen ein, während der Herbstbeginn Besserung brachte. Studien zeigen, daß sich die meisten Menschen im Norden der USA im Winter weniger wohl fühlen als im Sommer. In sehr südlich gelegenen Bundesstaaten wie Florida ist das Gegenteil der Fall: Mehr Leute fürchten den Sommer. In der NIMH-Studie über saisonale Veränderungen in Maryland stellten wir fest, daß auf je fünf Fälle mit Winter-SAD ein Fall mit Sommer-SAD kam. Es ist anzunehmen, daß in sonnigeren Ländern wie Italien oder Australien die beiden unterschiedlichen SAD-Formen in etwa gleich häufig auftreten. Wenn der Treibhauseffekt sich zunehmend bemerkbar macht, womit zu rechnen ist, und die Welt sich mehr und mehr erwärmt, werden Sommerdepressionen in Zukunft eine immer größere Rolle spielen.

Die Besonderheiten von Sommer-SAD

Dr. Thomas Wehr befaßte sich im Rahmen einer Studie mit mehreren Sommer-SAD-Patienten. Zu den ersten unter ihnen gehörte Marge, eine Regierungsbeamtin im Ruhestand, die mit Mitte Sechzig Hilfe beim NIMH suchte. Sie litt seit fünfundvierzig Jahren regelmäßig unter depressiven Anfällen. Aber erst seit fünfzehn Jahren war ihr klar, daß ihre Niedergeschlagenheit, Antriebslosigkeit und Reizbarkeit nicht im Bereich des Normalen lagen. Für sie war der Sommer immer die schlimmste Zeit im Jahr – außer einmal, als sie mit ihrer Familie ein paar Wochen Urlaub an den Finger-Seen im Norden des Bundesstaats New York machte. Sie erinnert sich, wie sie zwei- oder dreimal am Tag »in diesem tiefen, dunklen, kalten Wasser schwamm. Nach ein paar Tagen fiel meine Niedergeschlagenheit von mir ab, und zumindest diesen einen Sommer lang blieb ich von weiteren Depressionen verschont.«

Obwohl sie wußte, daß ihre Depressionen mit dem Sommer in Verbindung standen, war ihr nie so richtig klar, warum das so war. Vielleicht, dachte sie, hat es etwas mit Urlaub zu tun. Im Sommer war sie »zu down und lethargisch«, um auch nur daran zu denken, in die Ferien zu fahren, »und wenn der Herbst kam und ich mich besser fühlte, kümmerte ich mich nicht darum, weil ich so viel anderes zu tun hatte. Wenn die Depressionen weg sind, denkt man nicht daran, daß sie wiederkommen werden. Aber es führt kein Weg daran vorbei: Im Frühjahr sind sie wieder da.« Bei ihrem ersten Besuch bei Dr. Wehr im Sommer sagte sie, ihre Depressionen hätten ein oder zwei Tage vor dem Arzttermin unversehens nachgelassen. Diese Remission fiel mit einer ungewöhnlichen Kaltfront zusammen, die dafür sorgte, daß angenehm kühle Tage den schwül-feuchten Washingtoner Sommer ablösten.

Dr. Wehr zog aus diesen Schilderungen den Schluß, daß die Sommerhitze für die Depression der Patientin verantwortlich war. Möglicherweise hatten die kühle Luft und das Schwimmen in den kalten Gebirgsseen des Nordens einen therapeutischen Einfluß auf ihre Stimmung ausgeübt. Außerdem, das wußte Wehr, hatte schon Aristoteles Temperaturveränderungen als einen Grund für Depressionen genannt.

Auf der Basis dieser Hypothese empfahl Wehr der Patientin, eine Woche lang ihre klimatisierte Wohnung nicht zu verlassen und die Sommerhitze völlig zu meiden. Marge befolgte diesen Rat, und ihre Stimmung besserte sich aufgrund der Behandlung erheblich.

Wie so oft in der klinischen Arbeit bedurfte es eines interessanten, prototypischen Patienten, damit die Forschung nach den genauen Ursachen wiederkehrender Sommerdepressionen zu suchen begann. Im Fall von Sommer-SAD spielte Marge diese Rolle. Nach der erfolgreichen Behandlung von Marge beschrieb Sandy Rovner die Sommerversion von SAD in einem Artikel für die *Washington Post* und wies darauf hin, daß sich ein neues Forschungsprogramm am NIMH näher mit der Krankheit befaßte. Die Reaktionen waren so zahlreich, daß Dr. Wehr eine Fülle von Krankheitsgeschichten auswerten konnte.

Sommerdepression und Winterdepression sind sich in vieler Hinsicht ähnlich: In beiden Fällen sind vorwiegend Frauen betroffen, und hier wie dort beherrschen Gefühle der Energielosigkeit das Krankheitsbild. Obwohl viele Patienten mit Sommer-SAD keine Stimmungsveränderungen an sich wahrnehmen, befinden sie sich, wie Dr. Wehr es ausdrückt, »in einem Zustand des Abwartens«. Sie wollen nichts als Ruhe. Eine von Dr. Wehrs Patientinnen drückt ihren Zustand so aus: »Ich laufe einfach nicht auf vollen Touren.« Wie die Winterdepression scheint auch die Sommerdepression in der Familie zu liegen: ein beachtlicher Teil der Angehörigen von Sommerdepressiven leidet ebenfalls unter Stimmungsstörungen.

Trotz dieser Gemeinsamkeiten gibt es aber doch auch Unterschiede zwischen Sommer- und Winter-SAD: Während Patienten mit Winter-SAD in den Phasen der Depression eher mehr als sonst essen und einen Heißhunger auf Süßigkeiten und Kohlenhydrate verspüren, neigen Patienten mit Sommer-SAD dazu, weniger zu essen und an Gewicht zu verlieren. Eine Studie der beiden australischen Forscher, Dr. Philip Boyce und Dr. Gordon Parker, bestätigt diesen Unterschied. Boyce und Parker verschickten Fragebögen an Betroffene, die auf einen Artikel in einer Frauenzeitschrift reagiert hatten, und erhielten Antworten sowohl von Winter- als auch von Sommerdepressiven. Während sich Patienten mit Winter-SAD während der Depressionen körperlich träge fühlen, neigen Patienten mit Sommer-SAD eher zu Überreiztheit. Darüber hinaus sprechen sommerdepressive Menschen öfter von Suizid als winterdepressive, und laufen möglicherweise ein größeres Risiko, sich selbst zu schädigen oder sich das Leben zu nehmen. Dies steht im Einklang mit Studien, die zeigen, daß die meisten Suizide in der Allgemeinbevölkerung im Frühling und Sommer begangen werden (siehe unten).

Sommerdepressive schreiben ihre Symptome oft der starken Hitze des Sommers zu, während Winterdepressive ihre Symptome eher auf das fehlende Licht zurückführen – möglicherweise beeinflußt von der Berichterstattung der Medien über die Forschungen in diesem Bereich. Einige Winterdepressive meinen, auch die extreme Winterkälte könnte eine Rolle spielen; diese Möglichkeit wurde aber bisher noch nicht erforscht. Umgekehrt ist es möglich, daß Sommerdepressionen in manchen Fällen eher durch das intensive Licht als durch die Hitze des Sommers ausgelöst werden. Bei einer meiner Patientinnen mit Sommer-SAD, einer Frau Ende Dreißig, traten nach einem schweren Schneesturm typische Symptome einer Sommerdepression auf. Da die Außentemperatur unter dem Gefrierpunkt lag, spekulierten wir, daß das helle, vom Schnee reflektierte Licht die für die Jahreszeit ungewöhnliche Depression ausgelöst haben mußte.

Sommer- und Winter-SAD

Merkwürdigerweise geben manche Patienten an, regelmäßig unter Sommer- *und* Winterdepressionen zu leiden. Für diese Menschen sind Frühjahr und Herbst die einzigen Zeiten im Jahr, in denen sie sich gut fühlen. Flora zum Beispiel, die schon früher vorgestellte Redakteurin Mitte Vierzig, erinnert sich, seit ihrem sechzehnten Lebensjahr unter Winterdepressionen gelitten zu haben, die »von Thanksgiving bis April, wenn die Osterglocken zu blühen beginnen, dauern«. Seit fünfzehn Jahren kommen dazu noch Sommerdepressionen. Flora lebte davor in einer nördlichen Provinz des Staates New York, wo die Temperaturen nur selten auf über 30 Grad steigen – den Punkt, ab dem sie sich nach ihren eigenen Beobachtungen »antriebslos, benommen, vergeßlich und deprimiert« fühlt. Ihre Sommerdepressionen dauern in der Regel von Mitte Juni bis Mitte September. Sie wurde sich dessen bewußt, als sie als begeisterte Gartenliebhaberin feststellte: »Den Juni über arbeite ich sehr viel im Garten. Dann herrscht anscheinend eine zweimonatige Sendepause – bis mir dann im September plötzlich auffällt, daß im Garten das Unkraut wuchert.« Beruflich ist sie mit der Arbeit, die sie im Sommer leistet, am wenigsten zufrieden.

Flora sieht zwischen ihren Sommer- und Winterdepressionen viele Gemeinsamkeiten. Sie fühlt sich energielos, braucht mehr Schlaf, verspürt einen Heißhunger auf Schokoriegel und nimmt in beiden Jahreszeiten zu. Sie hat mehrere Winter lang die Licht-Therapie eingesetzt, während sie gegen ihre Sommerdepressionen bisher nichts unternommen hat. Ein Unterschied, der Flora zwischen den beiden Formen der Depression auffiel, ist ihre Beeinflußbarkeit: »Wenn ich im Sommer Depressionen habe, fühle ich mich sofort besser, sobald ich in den Norden komme. Wenn ich dagegen im Winter einmal von meinen Lichtboxen getrennt bin, dauert es mehrere Tage, bis ich mich nach der Wiederaufnahme der Behandlung besser fühle.«

Darüber hinaus halten Floras Winterdepressionen normalerweise länger an und gehen tiefer: »Im Sommer weiß ich noch, was um mich herum vorgeht. Ich werde nicht immer gleich damit fertig, aber ich glaube nicht, daß ich völlig aus der Fassung gerate. Im Winter dagegen habe ich das Gefühl, wirklich den Bezug zur Realität zu verlieren; ich fange an, paranoid zu werden.«

Es ist ein großes Problem für Menschen mit Sommer- und Winterdepressionen, so viel wie möglich im Frühling und im Herbst erledigen zu müssen. Flora erzählt: »Wegen meiner Depressionen gibt es immer wieder Phasen, in denen ich alle fünf gerade sein lasse. Wenn ich mich dann besser fühle, beginnt die große Hektik: Ich zahle meine Rechnungen, suche die Belege für die Steuererklärung zusammen, räume den Keller auf, jäte das Unkraut im Garten, lerne neue Leute kennen und stürze mich auf alle möglichen Projekte.«

Gary ist ein weiterer Patient, der unter Winter- und Sommerdepressionen leidet, seit er zehn Jahre alt war. Er ist Baumchirurg, Anfang Dreißig und liebt Outdoor-Aktivitäten, besonders Klettern. Im Frühjahr und Herbst ist er schlank, fit und stark, »wie ein Pferd, das aus der Startmaschine gelassen wird«. Aber wenn der Winter kommt, nimmt er bis zu vierzehn Kilogramm zu und fühlt sich schwerfällig und träge. »Ich komme einfach nicht dagegen an. Es ist, als würde es Klick machen. Jedes Mal, wenn ich meine, sie endlich losgeworden zu sein, holt die Depression mich wieder ein.« Der Sommer wirft ihn auf die gleiche Weise zurück, torpediert seine Pläne und nimmt ihm die Hoffnung, die er ihm Frühjahr geschöpft hat:

> Du denkst: »Schau, wie weit du seit dem Winter gekommen bist.« Freunde sagen mir, wie gut ich aussehe. Und ich fühle mich gut: ich bin stärker und fitter. Ich fange an hochzurechnen, wie weit ich mich noch verbessern kann, wenn ich so weitermache. Leider setzen meistens genau zu dieser Zeit die Depressionen wieder ein.

Gary hat im Winter sehr gut auf die Licht-Therapie reagiert. Im Sommer hielt das Antidepressivum Fluoxetin seine Depressionen erfolgreich in Schach (siehe Kapitel 9). Wegen seiner Tätigkeit im Freien ist es Gary nicht möglich, die intensive Hitze des Washingtoner Sommers zu meiden.

Nach meiner Erfahrung behalten die meisten SAD-Patienten den jahreszeitlichen Rhythmus ihrer Depressionen ein Leben lang bei. Ich kenne jedoch einen Patienten, bei dem die Depressionen zunächst nur im Winter, später aber ausschließlich im Sommer aufgetreten sind. Manche Menschen mit einer Form der Depression haben Verwandte, die unter der anderen Form oder sogar unter nicht-saisonalen Depressionen leiden.

Menschen mit regelmäßigen Frühjahrsdepressionen scheinen sehr selten zu sein. Einer unserer Patienten mit Frühjahrsdepressionen reagierte nicht auf die Licht-Therapie, kam aber mit einer entsprechenden medikamentösen Behandlung gut zurecht.

Behandlung von Sommerdepressionen

Bisher wurden keine eigenen physischen Behandlungsformen für Sommerdepressionen entwickelt. Es gibt Forschungsansätze, die darauf setzen, Patienten der Hitze fern zu halten oder die auf sie wirkende Tageslichtmenge zu beschränken. Einige Patienten wie Marge hat der

Aufenthalt in kühleren Klimazonen, Schwimmen im kalten Wasser und der Aufenthalt in klimatisierten Räumen eine Linderung ihrer Symptome gebracht. Bei anderen Patienten haben sich solche Maßnahmen als nicht praktikabel oder unwirksam erwiesen. Regelmäßiges Ausdauertraining (aerobes Training) kann eine Hilfe bei Sommer-SAD wie bei anderen Formen wiederkehrender Depression sein. Der Wert nichtmedikamentöser Ansätze, die entweder einzeln oder in Kombination verabreicht werden, wurde bisher nicht umfassend untersucht und lohnt weitere Forschungen in der Zukunft. In der Zwischenzeit muß sich die Behandlung weiterhin primär auf Antidepressiva stützen. Wir haben Patienten mit Sommer-SAD erfolgreich mit Antidepressiva behandelt, vor allem mit selektiven Serotonin-Wiederaufnahme-Hemmern wie Fluoxetin. (Detaillierte Informationen dazu finden Sie in Kapitel 9.) In einigen Fällen konnten wir eine zusätzliche Besserung durch die Kombination von Antidepressiva mit nicht-medikamentösen Behandlungsformen und anderen Medikamenten gegen Depression erreichen.

Wiederkehrende Depressionen verstehen

Wie sollen wir das periodisch wiederkehrende Umschlagen von Stimmung, Energie und Verhalten, das manche Menschen plagt, verstehen? Worin ist diese Anfälligkeit begründet? Woran liegt es, daß unterschiedliche Menschen zu unterschiedlichen Zeiten des Jahres und als Reaktion auf unterschiedliche Streßfaktoren und Reize depressiv werden?

Claude Bernard (1813–1878), ein großer Pionier der Physiologie, begründete das Konzept von der Konstanz der inneren Umgebung. Nach diesem Konzept sind alle Lebewesen einschließlich des Menschen so ausgelegt, daß sie ihre innere Umgebung konstant halten. Dazu gehören die Körpertemperatur, die Konzentration der körpereigenen Chemikalien, der Stoffwechsel und verschiedene andere grundlegende Körperfunktionen. Wir wissen heute, daß die innere Umgebung nicht wirklich konstant bleibt, sondern in regelmäßiger und vorhersehbarer Weise im Lauf des Tages, des Menstruationszyklus und des Jahres variiert. Solche vorhersehbaren inneren Veränderungen finden ungeachtet der Anfechtungen durch unsere äußere Umgebung wie Licht- und Temperaturveränderungen statt.

Bereiche des Gehirns, vor allem der Hypothalamus, ermöglichen uns die Anpassung an diese externen Schwankungen – ähnlich wie ein Thermostat dafür sorgt, daß die Innentemperatur im Haus konstant gehalten wird. Bei Menschen, die anfällig für saisonabhängige Depressionen sind, scheint die Fähigkeit gestört zu sein, angemessen auf bestimmte äußere Veränderungen zu reagieren. Wir haben diese Anomalie noch nicht mit Bestimmtheit einem Gehirnbereich zuordnen können; im Fall von Winter-SAD aber scheint das Problem zwischen dem Auge und dem Hypothalamus angesiedelt zu sein. Bei Patienten mit Sommer-SAD ist das Problem vermutlich an anderer Stelle zu suchen – möglicherweise in den neuroanatomischen Bahnen, die an der Reaktion des Körpers auf Hitze beteiligt sind. Diese Erklärung ist natürlich mehr als oberflächlich, und weitere Forschungen sind nötig, um die Verschaltungsanomalien präziser zu definieren.

Einige Medikamente scheinen die gestörte Anpassung bei SAD-Patienten zu korrigieren und, solange sie eingenommen werden, die normale Funktionsfähigkeit wieder herzustellen. Interessante neue Formen in der Behandlung saisonabhängiger Depressionen setzen dagegen darauf, die physische Umgebung so zu verändern, daß Gehirn und Körper (möglicherweise über den Hypothalamus) dazu gebracht werden, sich normal zu verhalten. Auf diese Weise kann die Behandlung mit hellem Licht anormale Reaktionen auf Lichtmangel korrigieren, eine Abkühlung der Umgebung anormale Reaktionen auf hohe Temperaturen. Diese nicht-pharmakologischen Ansätze sind in mehrfacher Hinsicht attraktiv: Erstens lassen sich die Nebenwirkungen vermeiden, die mit einer medikamentösen Behandlung oft verbunden sind. Zweitens lassen sich neue und bessere Behandlungsformen – auch Medikamente – um so leichter entwickeln, je besser man die Umweltveränderungen kennt, die die Symptome auslösen oder zum Abklingen bringen. Und schließlich leisten uns die nicht-pharmakologischen Behandlungsformen hervorragende Dienste, die Anomalien zu verstehen, die den saisonabhängigen Depressionen zugrunde liegen.

Die Wirkung der Jahreszeiten auf das Verhalten

Alles hat seine Stunde. Für jedes Geschehen
unter dem Himmel gibt es eine bestimmte Zeit.
Altes Testament, Das Buch Kohelet, 3,1

Wann ist die Suizidrate am höchsten? Nicht, wie man vielleicht meinen würde, an den dunklen und düsteren Wintertagen – obwohl diese These lange vertreten wurde –, sondern an den warmen, sonnigen Frühlings- und Sommertagen. In seinem Klassiker *Suicide: An Essay on Comparative Moral Statistics* wies Henry Morselli schon im 19. Jahrhundert nach, daß in fast allen europäischen Ländern die Suizidrate in den beiden warmen Jahreszeiten, also im Frühjahr und im Sommer, Spitzenwerte erreicht. Er vermutete, die saisonale Schwankung der Suizide sei auf die Temperatur zurückzuführen; es gelang ihm aber nicht, einen eindeutigen Zusammenhang zwischen der Außentemperatur und der Suizidrate nachzuweisen. Er schloß daraus: »Selbstmord und Wahnsinn sind weniger von der intensiven Hitze des Hochsommers als von den Frühjahrs- und Frühsommermonaten beeinflußt, die sich des noch nicht akklimatisierten, unter dem Einfluß der kalten Jahreszeit stehenden Organismus bemächtigen.« Morselli erkannte darüber hinaus, daß in manchen Ländern die Suizidrate in den Monaten Oktober und November einen zweiten Spitzenwert erreicht.

Der berühmte französische Soziologe Emile Durkheim (1858–1917) akzeptierte Morsellis Zahlen, nicht aber deren Interpretation. Er wies darauf hin, daß zwar die Temperatur in keinem deutlich erkennbaren Zusammenhang zur Suizidhäufigkeit stand, wohl aber die Tageslänge. Daraus schloß er, daß die saisonale Schwankung der Suizidrate nicht durch die physikalische Umgebung zu erklären sei. Statt dessen entwickelte er die These, die Schwankungstendenz sei auf die unterschiedliche Häufigkeit sozialer Interaktionen an den langen Sommertagen und an den kurzen Wintertagen zurückzuführen. Warum ein Mehr an sozialen Kontakten die Zahl der Suizide erhöhen soll, statt sie zu senken, ist nicht klar; Durkheim jedenfalls vertrat diese Meinung.

Es war nicht möglich, die Kontroverse zwischen den klimatischen und den soziologischen Erklärungsmustern zu lösen, weil zwischen den Informationen eine Korrelation bestand. Wissenschaftler haben häufig darauf hingewiesen, daß man, nur weil sich zwei Faktoren zusammen verändern, nicht davon ausgehen kann, daß ein Faktor den anderen verursacht. Häufig liefern beobachtete Verknüpfungen zwar einen ersten Hinweis auf einen möglichen kausalen Zusammenhang – wie zum Beispiel die Korrelation zwischen Rauchen und Lungenkrebs. Eine solche Verbindung muß jedoch im Experiment nachgewiesen werden. Populationsstudien können uns deshalb nur Hinweise auf die Wirkung der Jahreszeiten (und allgemeiner Umweltfaktoren) auf das menschliche Verhalten liefern, aber keine endgültigen Antworten.

Auch neuere Studien deuten darauf hin, daß die Suizidrate im Frühjahr und Sommer einen Höchstwert erreicht, auch wenn aus vielen Studien eine zweite, weniger ausgeprägte Spitze im Herbst hervorgeht. Dr. Jürgen Aschoff, einer der herausragendsten Forscher auf dem Gebiet der menschlichen Biorhythmen, hat die Suizidkurve in Europa und Japan in diesem Jahrhundert untersucht und die saisonalen Schwankungen der Suizidrate in unterschiedlichen Gegenden den Schwankungen klimatischer Variablen wie Temperatur und Tageslänge gegenübergestellt. Diese Variablen zeigen ihre minimale saisonale Variation entlang einer Linie knapp nördlich des Äquators, die man als »biologischen Äquator« bezeichnen könnte. Aschoff stellte darüber hinaus eine enge Korrelation zwischen den Amplituden der saisonalen Rhythmen der Suizidzahlen einerseits und den beiden Umweltvariablen Temperatur und Stunden des Sonnenlichts pro Tag andererseits fest. In der nördlichen Hemisphäre erreichen alle diese Rhythmen etwa auf dem 40. Breitengrad ihre maximale Amplitude. Das heißt nicht, daß die tatsächlichen Suizidzahlen mit dem Breitengrad variieren. Lediglich die *Amplitude* der saisonalen Schwankungen der Suizidrate – das Maß, in dem die Suizidrate mit den Jahreszeiten variiert – ist mit dem Breitengrad verbunden. Aschoff weist darauf hin, daß die Amplitude der saisonalen Schwankung der Suizidzahlen im Lauf dieses Jahrhunderts kleiner geworden ist. Dieser Rückgang entspricht der zunehmenden Industrialisierung, die möglicherweise dazu geführt hat, daß der Wechsel der Jahreszeiten unser Verhalten weniger als früher beeinflußt. Das unterschiedliche Ausmaß, in dem wir unserer physikalischen Umwelt ausgesetzt sind, kann auch erklären, warum die Suizidrate bei der Stadtbevölkerung weniger stark schwankt als bei der Landbevölkerung – dies läßt sich seit mindestens einem Jahrhundert beobachten.

Trotz der zunehmenden Differenziertheit von Studien wie der von Aschoff durchgeführten wissen wir noch immer nicht sicher, warum die Suizidrate so deutlich mit den Jahreszeiten variiert. Allerdings lassen neue Studien über die Wirkung von physikalischen Faktoren wie Licht oder Wärme auf die Stimmung die Umwelttheorien plausibler als je zuvor erscheinen. Ich muß darauf hinweisen, daß selbst so hartgesottene Vertreter der Umwelttheorie wie Morselli anerkannten, daß Suizid ein komplexer Akt ist, bei dem eine Fülle von Gründen zusammenspielen. Die Vertreter der Umwelttheorie leisteten uns jedoch insofern einen guten Dienst, als sie unsere Aufmerksamkeit auf die Rolle physikalischer und klimatischer Einflüsse auf das tragische – und oft abwendbare Phänomen des Suizids lenkten.

Der Zusammenhang zwischen Hitze und Gewalt

> Ich bitt' dich, Freund, laß uns nach Hause gehn!
> Der Tag ist heiß, die Capulets sind draußen,
> Und treffen wir sie, gibt es sicher Zank:
> Denn bei der Hitze tobt das tolle Blut.
> SHAKESPEARE, *Romeo und Julia*, III,1

Die Diskussion um die Art der Beziehung zwischen Suizid und den Jahreszeiten, die vor mehr als hundert Jahren begann, fand vor nicht allzu langer Zeit in Wissenschaft und Presse eine Wiederholung, als es um die mögliche Beziehung zwischen den Jahreszeiten und Gewalt ging. Zwei führende Forscher auf dem Gebiet, Dr. Richard Michael und Dr. Doris Zumpe, veröffentlichten 1983 im *American Journal of Psychiatry* einen Artikel zum Thema »Sexuelle Gewalt in den Vereinigten

Staaten und die Rolle der Jahreszeiten«, in dem sie die saisonalen Schwankungen bei über 50 000 Vergewaltigungen an sechzehn verschiedenen Orten der USA untersuchten. Sie stellten eine saisonale Schwankung der Vergewaltigungszahlen mit Spitzenwerten im Juli und August fest. Dies entsprach der saisonalen Schwankung bei Körperverletzung. Im Gegensatz dazu erreichte schwerer Raub seinen Höchststand im November und Dezember; für Mord ließ sich kein bestimmtes Muster erkennen. Die meisten Vergewaltigungen wurden in der Zeit verübt, in der die Temperaturen am höchsten waren. Die Forscher folgerten daraus: Ein Grund für die saisonalen Schwankungen könnte sein, daß durch eine hohe Außentemperatur bestimmte Hormone freigesetzt werden. Tatsächlich wurde gezeigt, daß das männliche Geschlechtshormon Testosteron beim Menschen einem saisonalen Rhythmus unterliegt und seinen Spitzenwert in den Sommermonaten erreicht; das Hormon ist zudem dafür bekannt, das aggressive Verhalten sowohl beim Menschen als auch bei Tieren zu beeinflussen.

Ein Aufschrei ging durchs Land. Stephen J. Gould geißelte in einem Essay in der Zeitschrift *Discover* die Gefahr, Korrelation mit Kausalität zu verwechseln, und verwies auf den »offensichtlicheren« Zusammenhang zwischen heißen Tagen, an denen die Leute draußen unterwegs sind, und der vermehrten Gelegenheit zu Gewalt. Dieses Argument erinnert an die soziologischen Erklärungen von Durkheim. Zwei bekannte Psychiater schrieben einen Leserbrief, in dem sie Michael und Zumpe kritisierten, »Aussagen zu treffen, die die Erfahrung sexueller Gewalt zu verzerren scheinen, und das extrem komplexe Zusammenspiel aus biologischen, psychosozialen und Umweltdeterminanten menschlichen Verhaltens aus einem allzu engen Blickwinkel betrachten«. Die Forscher antworteten, sie wollten die Bedeutung aller möglichen Faktoren als Determinanten für Vergewaltigung nicht in Abrede stellen, sondern einfach die Aufmerksamkeit auf die potentielle Bedeutung der Temperatur lenken, »einen Faktor, den die Wissenschaft seit einhundert Jahren ignoriert«. Übrigens erwähnte schon Morselli den Einfluß der Temperatur auf die saisonal bedingten Schwankungen bei Gewaltverbrechen im 19. Jahrhundert.

Michael und Zumpe führten die massive Kritik, die ihr Artikel hervorgerufen hatte, auf all jene zurück, »die leidenschaftlich davon überzeugt sind, der Mensch habe die volle Kontrolle über sein persönliches Schicksal und die Gesellschaft habe versagt, falls das nicht der Fall sein sollte«. Sie reagierten auf die Kritik mit einer Folgestudie über Gewalt in der Familie, einem Verhalten, bei dem – im Gegensatz zu anderen Formen der Gewalt – die Verfügbarkeit des Opfers keinen saisonalen Schwankungen unterliegt. Erneut stellten sie fest, daß in den Sommermonaten, wenn die höchsten Temperaturen herrschen, auch die Zahl der Notaufnahmen in Frauenhäusern ihren Höchstwert erreicht. Neben den ausgezeichneten Studien dieser Forscher verfügen wir über umfangreiches wissenschaftliches Material über den Einfluß der Temperatur auf die Reizbarkeit, die in Ärger gegen einen zufällig anwesenden Störenfried umschlagen kann.

Nach meiner Erfahrung stoßen Andeutungen, menschliche Gefühle und Verhaltensweisen könnten von unserer physikalischen Umwelt beeinflußt sein, häufig auf Kritik und Spott. Physikalische Faktoren werden oft nicht als plausible Erklärungen unseres Handelns anerkannt, weil wir uns als vernunftbegabte Wesen sehen. In den ersten Jahren unserer Forschungsarbeit wurden SAD und die postulierte Wirkung des Lichts oft belächelt – bis andere Forschungsgruppen Replikationsstudien vorlegten, die unsere Untersuchungen wiederholten.

Vollmond, Föhn und Ionen in der Luft

Wilde Tollheit, Schwermutsfälle,
Mondsüchtiger Wahnsinn.
MILTON, *Das verlorene Paradies*

Ich möchte einen Eid ablegen, daß wir entweder
Ostwind haben oder daß er gleich einsetzen wird.
Ich verspüre immer ein unbehagliches Gefühl,
wenn der Wind aus Osten weht.
CHARLES DICKENS, *Bleakhaus*

Der Einfluß des Mondes ist ein so zentraler Bestandteil der Mythen und Märchen, die sich um das Thema Geistesstörungen herumranken, daß er in diesem Buch nicht unerwähnt bleiben darf. Allerdings: Die Beweise für den Einfluß des Mondes auf Verhalten und Gefühle des Menschen sind eher dünn gesät. Dr. Arnold Lieber wies für das Dade County, Florida, nach, daß sich Morde und schwere Körperverletzung um die Zeit des Vollmonds herum tendenziell häufen. Es ist jedoch nicht gelungen, diese Ergebnisse auf andere Teile des Landes zu übertragen. Dr. Charles Mirabile analysierte die medizinischen Unterlagen des Institute of Living in Hartford, Connecticut, und ersah daraus, daß paranoides Verhalten in der Zeit des Vollmonds leicht ansteigt. Falls der Mondrhythmus das menschliche Verhalten überhaupt beeinflußt, so könnte das an der Wirkung des Lichts oder der Schwerkraft des Mondes auf die Körperflüssigkeiten liegen. Hin und wieder sind uns Menschen begegnet, die davon überzeugt sind, stark durch die Mondphasen beeinflußt zu sein; es ist uns jedoch nie gelungen, die Richtigkeit dieser Behauptung zu verifizieren. Solange niemand den Beweis für den Einfluß des Mondes erbringen kann, wird der jahrhundertealte Glaube an die Kräfte des Mondes ohne eine zwingende wissenschaftliche Grundlage auskommen müssen.

Seit Hippokrates wurde dem Wetter eine hohe Wirkung auf die Funktionsfähigkeit des Menschen zugeschrieben. Hippokrates geht in seiner Schrift »*Über Lüfte, Gewässer und Örtlichkeiten*« ausführlich auf die Bedeutung unserer physikalischen Umwelt ein, insbesondere auf die Wirkung guter und schlechter Winde. In einem modernen Text behandelt Dr. Felix Sulsman ausführlich die Einflüsse des Wetters auf den Menschen und widmet darin der »medizinischen Wirkung böser Winde« ein ganzes Kapitel. Dazu gehören vor allem die berühmt-berüchtigten warmen Winde aus den Bergen – der Föhn, der Santa-Ana-Wind in Kalifornien und der Chinook an der Ostseite der Rocky Mountains. Es heißt, daß diese Winde Reizbarkeit, Unruhe, Antriebslosigkeit, Depression und Erschöpfung auslösen. Der Föhn wurde mit einer höheren Kriminalitäts- und Suizidrate sowie einem Anstieg bei der Zahl der Verkehrsunfälle in Verbindung gebracht.

Wir haben bereits darauf hingewiesen, wie sich Hitze auf Gefühle und Verhalten auswirkt. Weil die Gebirgswinde normalerweise einen abrupten Anstieg der Außentemperatur um 15 bis 20 Grad verursachen können, ist ihre Wirkung möglicherweise allein der Hitze zuzuschreiben. Andererseits führen sie zu weiteren meteorologischen Veränderungen, zum Beispiel zu positiv geladenen Ionen in der Luft. Es wurde experimentell nachgewiesen, daß diese positiv geladenen Partikel die Reizbarkeit von Versuchspersonen erhöhen.

Demnach würden also Partikel mit einer positiven elektrischen Ladung (positive Ionen) das psychologische Gleichgewicht dafür anfälliger Menschen ins Wanken bringen. Umgekehrt wird Partikeln mit einer negativen elektrischen Ladung (negative Ionen) eine beruhigende Wirkung nachgesagt. Negative Ionen kommen im Freien häufiger vor als in geschlossenen Räumen. Dr. Charmane Eastman vom Rush Presbyterian-St. Luke's Medical Center in Chicago vertritt die These, daß Menschen in den Sommermonaten, in denen sie sich häufiger im Freien aufhalten, mehr negativen Ionen ausgesetzt sind als im Winter. Sie geht zur Zeit der Hypothese nach, SAD könnte mit einer zu geringen Dosis negativer Ionen im Winter verbunden sein, und überprüft, ob negative Ionen in der Luft eine günstige Wirkung auf SAD-Patienten besitzen. Dr. Michael Terman und Dr. Jiuan Terman führen ähnliche Versuche mit negativen Ionen an der Columbia University in New York durch. Es läßt sich noch nicht sagen, inwieweit dieser Ansatz für SAD-Patienten von Nutzen sein wird.

Wer sich mit der Wirkung von Wetterumschwüngen beschäftigt,

stellt unweigerlich fest, daß manche Menschen empfindlicher als andere auf solche Veränderungen reagieren. Goethe zum Beispiel schrieb in *Versuch einer Witterungslehre*: »Merkwürdig ist es aber, daß gerade die wichtigste Bestimmung der atmosphärischen Zustände von den Tagesmenschen am allerwenigsten bemerkt wird; denn es gehört eine kränkliche Natur dazu, um gewahr zu werden, es gehört schon eine höhere Bildung dazu, um diejenige atmosphärische Veränderung zu beobachten, die uns das Barometer anzeigt.« Auch sich selbst zählte er zur bedauernswerten, aber erlesenen Gruppe derer, die Wetterumschwünge besonders feinfühlig wahrnehmen. Es sieht tatsächlich so aus, als ob Menschen auf unterschiedliche Wetterverhältnisse unterschiedlich ansprechen. Mehrere unserer Patienten reagieren depressiv oder gereizt auf Wetterumschwünge, besonders, wenn ein Gewitter in der Luft liegt.

Ahmed, einen Informatiker Anfang Vierzig, belastete seine Wetterfühligkeit so sehr, daß er von Saudi-Arabien nach Washington, D.C. reiste, um uns aufzusuchen. Kurz bevor Wolken am Himmel aufzogen, so hatte er festgestellt, stellten sich Gefühle der Niedergeschlagenheit und Schwäche ein. Sein Magen war aufgebläht, und sein Kopf fühlte sich an, als wollte er zerspringen. Bei stabiler Wetterlage dagegen fühlte Ahmed sich überaus tatkräftig, enthusiastisch und lebensfroh. Bei mehreren Mitgliedern seiner Familie traten ähnliche Symptome auf. Weil er immer wieder unter Depressionen litt, an die sich leichte Hochphasen anschlossen, schlugen wir ihm eine Behandlung mit Lithium vor, das oft dabei hilft, solche Stimmungsschwankungen zu stabilisieren.

Die Wirkung des Wetters auf anfällige Individuen ist ein Stiefkind der wissenschaftlichen Forschung. Wenn man von den Untersuchungen absieht, die sich auf SAD konzentrierten, wurden klimatische Einflüsse bisher kaum erforscht. Es wimmelt in der medizinischen Literatur von Annahmen und Ammenmärchen, die unbesehen den Klassikern entnommen wurden. Dabei stößt man immer wieder auf die Behauptung, manche Menschen könnten das Wetter aufgrund ihrer körperlichen und seelischen Befindlichkeit vorhersagen. Auch dieses Phänomen wurde kaum erforscht. Im Grunde sind wir in unserem Wissen nicht sehr viel weiter als im 17. Jahrhundert, wo es bei dem Dichter John Taylor (1580–1653) heißt, manche Menschen könnten Wetterumschwünge aufgrund eines schmerzenden Ellbogen oder Knies mit verblüffender Genauigkeit genau prognostizieren:

> Some men 'gainst Raine doe carry in their backs
> Prognosticating Aching Almanacks.
> Some by painful elbow, hip or knee
> Will shrewdly guess what wheathers like to be.

Neuere Forschungen bestätigen die Ansicht von Hippokrates: »Manche Lebewesen sind gut oder schlecht an den Sommer angepaßt, andere an den Winter.« So wie manche Menschen schwer mit den Umwelteinflüssen des Winters (Dunkelheit und Kälte) zurechtkommen, haben andere Probleme mit der Hitze und Schwüle des Sommers. Eindeutige Anzeichen einer Depression können die Folge sein. Zu den Symptomen einer Winterdepression gehören normalerweise verminderte Aktivität, zu viel Essen und Schlafen sowie Gewichtszunahme; typische Symptome einer Sommerdepression sind dagegen Appetitlosigkeit, Gewichtsverlust, Schlaflosigkeit und Erregbarkeit. Die beiden Formen von SAD scheinen extreme Ausprägungen der körperlichen Veränderungen zu sein, die im Sommer bzw. Winter bei einem Großteil der Bevölkerung auftreten. Aus irgendeinem Grund sind Menschen mit saisonabhängigen Depressionen offenbar gegen die Wirkung extremer Klimaveränderungen weniger gut geschützt. Sie sind deshalb bei bestimmten Witterungsverhältnissen nicht in der Lage, angemessen zu funktionieren. Depressionssymptome sind die Folge. Glücklicherweise gibt es viele Möglichkeiten, diese Symptome zu lindern. Der zweite Teil dieses Buches beschreibt, wie Patienten mit SAD oder Winter-Blues geholfen werden kann.

TEIL II

BEHANDLUNGSFORMEN

Alle reden über das Wetter;
aber niemand tut etwas dagegen.
CHARLES DUDLEY WARNER

Die Welt um uns herum beeinflußt unser Fühlen und Handeln auf vielfältige Art und Weise – im Guten wie im Schlechten. Wie können wir damit umgehen? Es gehört zu den aufregendsten Entdeckung zum Thema SAD, daß damit verbundene Winterdepressionen in den meisten Fällen durch Licht-Therapie gelindert werden können. Regelmäßig wiederkehrende Sommerdepressionen dagegen scheinen eher von der Außentemperatur als vom Licht beeinflußt zu sein. Deshalb ist es möglich, daß eine kühle Umgebung Menschen helfen kann, die an den sommerlichen Hundstagen Depressionen bekommen. Da Winterdepressionen häufiger als Sommerdepressionen auftreten (zumindest in den nördlichen Ländern) und besser erforscht sind, befaßt sich dieser Teil des Buches in der Hauptsache damit, wie man die grauen Wintertage am besten bewältigt.

Therapeuten, die ihre eigene Theorie für die allein selig machende halten, haben die Entwicklung optimaler Behandlungsformen für emotionale Störungen stark verzögert. Voreingenommenheit verstellt den

Blick auf andere mögliche Behandlungswege. Viele moderne Therapeuten haben gelernt, eklektizistisch zu verfahren und sind heute eher bereit, verschiedene Behandlungsformen miteinander zu kombinieren. Das ist natürlich nur möglich, wenn ein Therapeut Erfahrung mit unterschiedlichen Behandlungsformen besitzt oder aber bereit ist, einen Patienten weiter zu überweisen, wenn ihm die Qualifikation für eine bestimmte Behandlung fehlt. Dieses Ideal findet in der Praxis oft keine Entsprechung. Möglicherweise sind einem Therapeuten neue Entwicklungen auf dem einen oder anderen Gebiet entgangen oder er steht einer neuen Behandlung skeptisch gegenüber, ohne sich wirklich eingehend mit ihrem Für und Wider befaßt zu haben. Für den Patienten kann das heißen, daß er eine notwendige Behandlung erst spät oder überhaupt nicht erhält. Dieses Problem betrifft vor allem Krankheiten wie SAD und Behandlungen wie die Licht-Therapie, die erst seit vor kurzem bekannt sind.

Nach unserer Erfahrung merkt ein Patient normalerweise, wenn ein Therapeut eine neue Behandlungsform ablehnt. Vielleicht äußert sich der Therapeut kritisch oder entmutigend, ohne gute Gründe für seine Bedenken nennen zu können. Oder er »interpretiert« den Wunsch, eine andere Behandlung auszuprobieren, als »Widerstand« des Patienten, sich mit den eigentlichen Gründen seines Problems auseinanderzusetzen. Patienten haben das Recht, auf Fragen nach neuen Behandlungsformen sachliche Antworten zu bekommen. Der Therapeut sollte ihre Erkundigungen ernst nehmen. Letztlich kommt es nur auf eines an: Mit welcher Wahrscheinlichkeit kann eine vorgeschlagene Behandlung dem Patienten helfen und welche Nachteile könnten mit ihr verbunden sein?

Wir hatten einen Patienten, der selbst Arzt war und sich einer traditionellen Psychoanalyse unterzog. Als er die Möglichkeit einer Licht-Therapie für sich selbst erwog, »interpretierte« sein Analytiker seinen Wunsch als Versuch, sich der Auseinandersetzung mit seinen unbewußten Konflikten zu entziehen. Der Patient informierte sich trotzdem über die Licht-Therapie und entschloß sich, am Forschungsprogramm des NIMH teilzunehmen. Sein Analytiker stellte ihn daraufhin, wie es dem harten Kurs alter Schule entspricht, vor das Ultimatum:

Licht-Therapie oder Analyse, aber nicht beides zugleich. Der Patient entschied sich für die Licht-Therapie und ist bisher sehr gut damit gefahren. Allerdings mußte er wegen des Ultimatums die Psychoanalyse abrupt beenden. Dies war für seine Behandlung als Ganzes gesehen alles andere als ideal. Prinzipiell kann ein Patient ohne weiteres von mehreren Ärzten und Therapeuten parallel behandelt werden. Es gibt einige Leute, die sich erfolgreich einer Licht-Therapie und gleichzeitig anderen Therapieformen einschließlich der Psychoanalyse unterzogen haben.

Jeder deprimierte Mensch sollte die Hilfe eines qualifizierten Therapeuten suchen. Das gilt auch für Menschen mit SAD. Eine SAD-Diagnose läßt sich zwar aufgrund der Krankengeschichte eines Patienten meist recht einfach stellen. Aber: Es gibt andere Krankheiten, die wie SAD aussehen – zum Beispiel Schilddrüsenunterfunktion (Hypothyreose), Unterzuckerung (Hypoglykämie), chronische Virenerkrankungen sowie chronische Müdigkeit. Bevor eine SAD-Diagnose gestellt wird, sollten diese Alternativerkrankungen in Betracht gezogen und ausgeschlossen werden. Schlägt der erste Behandlungsversuch nicht gleich an, so ist es wichtig, daß der Patient nicht verzweifelt und andere Ansätze ausprobiert. Möglicherweise wurde auch die Behandlung nicht korrekt durchgeführt. Ein Arzt oder Psychiater wird das erkennen und notwendige Korrekturen vorschlagen. Falls sich Nebenwirkungen einstellen, kann ein Spezialist sie minimieren.

Ein amerikanischer Slogan heißt: »Ein informierter Kunde ist der beste Kunde.« Das gilt im Gesundheitswesen genauso wie beim Autokauf. Eines der Hauptziele dieses Buches ist es, Menschen, die Probleme mit den Jahreszeiten haben, dabei zu unterstützen, die bestmögliche Hilfe für ihr Problem zu bekommen. Die folgenden Kapitel bieten deshalb einen vollständigen Überblick über die Behandlungsformen, unter denen Menschen mit saisonalen Schwierigkeiten wählen können. Wir hoffen, damit nicht nur den Betroffenen selbst, sondern auch ihren Familien und Freunden weiterzuhelfen.

6

Licht-Therapie

Licht-Therapie ist eine relativ neue Behandlungsform für Depressionen, und wir sind immer noch dabei, ihre optimale Anwendung zu erproben. Tatsächlich hat sich unser Wissen über die Licht-Therapie bereits innerhalb weniger Jahre grundlegend verändert. Dieses Kapitel stellt die neuesten Erkenntnisse zur Licht-Therapie vor, wobei wir uns darüber im klaren sind, daß diese von Zeit zu Zeit aktualisiert werden müssen. Das Kapitel ist in drei Teile gegliedert: grundlegende Prinzipien und Überlegungen bei der Anwendung der Licht-Therapie, praktische Aspekte der Durchführung und jüngste Forschungsergebnisse, die für die Durchführung der Behandlung in der Zukunft wegweisend sein dürften.

Licht-Therapie: grundlegende Prinzipien und Überlegungen

»Mehr Licht«, verlangte Goethe, als er auf dem Sterbebett lag. Mit diesen Worten benannte er das Hauptprinzip jeder erfolgreichen Licht-Therapie. Patienten mit SAD entwickeln ihre Symptome im Winter oder in Situationen, in denen es ihnen an Licht fehlt. Neueste Forschungsergebnisse von Dr. Dan Oren und seinen Kollegen am NIMH zeigen, daß SAD-Patienten im Winter nicht weniger Licht bekommen als nicht-saisonabhängige Menschen – sie brauchen einfach mehr davon. Warum, wissen allein die Götter.

Welche Art von Licht wirkt am besten?

Mehr Licht bereitzustellen – vor dieser Herausforderung standen wir, als wir Anfang der achtziger Jahre mit der Behandlung von Herb Kern begannen. Zu diesem Zweck verwendeten wir eine Lichtbox aus

Metall mit mehreren Leuchtstoffröhren, die im Grunde wie eine Deckenleuchte aussah, aber in eine aufrechte Position gebracht und auf einen Tisch gestellt wurde. Die Installation bestand aus Leuchtstoffröhren (im Gegensatz zu Glühbirnen) und einem vorgesetzten Schirm, der dazu diente, das Licht über eine große Oberfläche zu verteilen. Es wurde nachgewiesen, daß Licht, das auf diese Weise gestreut wird, für die Augen verträglicher ist als Licht, das von einer kleinen Quelle wie dem Glühfaden einer normalen Glühbirne oder Halogenlampe ausgeht.

Die meisten Licht-Therapiestudien setzen Leuchtstoffröhren ein. Die Wirksamkeit von Leuchtstoffröhren ist also besser erforscht als die von Glühbirnen. Wichtiger allerdings ist die Frage der Sicherheit, bei der Leuchtstoffröhren eindeutig besser abschneiden. Es werden zwar Geräte mit nicht abgeschirmten Glühbirnen angeboten. Ich rate jedoch von ihrer Anwendung ab, weil weder ihre Wirksamkeit noch ihre Sicherheit ausgetestet sind. Möglicherweise bringen auch Glühbirnen einen Nutzen, aber nur wenn das Licht indirekt einfällt – zum Beispiel wenn es von einer Oberfläche abstrahlt, so daß Sie nicht direkt in das Licht schauen müssen. (Nähere Informationen dazu finden Sie weiter hinten in diesem Kapitel unter »Zukunftsmusik: Lichträume« und »Indirektes Licht«.)

Einige Studien befaßten sich damit, welche Farbe das Licht haben muß, um eine antidepressive Wirkung erzielen zu können. Dr. Dan Oren und seine Kollegen am NIMH zeigten, daß grünes Licht, auf das die Augen am empfindlichsten reagieren, wirksamer ist als rotes Licht. Dr. George Brainard am Jefferson Medical Center und Kollegen am NIMH haben nachgewiesen, daß weißes Licht wirksamer als blaues oder rotes Licht ist. Die Mehrzahl der Studien setzt weiße Leuchtstoffröhren ein, die auch in den meisten Standardgeräten enthalten sind. Eine Reihe von Herstellern bietet diese Lampen an, und nichts deutet darauf hin, daß ein Typ einem anderen überlegen wäre.

In unseren ersten Studien setzten wir Licht ein, das das Farbspektrum des Sonnenlichts imitierte – sogenannte Vollspektrumlampen. Die Forschung hat keinen Hinweis darauf gefunden, daß diese Lampen gesundheitsfördernder sind als normale weiße Leuchtstoffröhren. Hinzu kommt, daß die Hersteller von Vollspektrumlampen versuchten, das Farbmuster (d. h. die Wellenlängen) des Sonnenlichts zu kopieren, so daß Vollspektrumlampen mehr ultraviolettes Licht abstrahlen als normale Leuchtstoffröhren. Es gibt keinen Hinweis dafür, daß UV-Strahlen zur Therapie von SAD notwendig oder auch nur vorteilhaft sind. Dagegen stellt ihre potentiell schädliche Wirkung sowohl für die Haut als auch für die Augen einen großen Nachteil dar. Mehrere Hersteller haben dieses Problem erkannt und bieten Geräte mit speziellen Filterscheiben an, die die ultravioletten Strahlen, die auch normale Leuchtstoffröhren abgeben, fast restlos herausfiltern. Darüber hinaus ist es möglich, den Anteil der UV-Strahlen durch den Einsatz sogenannter Breitspektrumröhren zusätzlich zu vermindern. Achten Sie beim Kauf einer Lichtbox darauf, daß UV-Strahlen ausgefiltert werden!

Wie wirkt das Licht?

Wir haben bereits früher darauf hingewiesen, daß der Behandlungserfolg von der Lichtmenge abhängt, die die *Augen* erreicht. »Warum die Augen und nicht die Haut?« haben Sie sich vielleicht gefragt. Das ist eine Frage, die auch wir uns gestellt haben, als wir mit der Erforschung der Licht-Therapie begannen. Deshalb variierten wir bei der Behandlung von SAD-Patienten die Bedingungen: Die eine Alternative bestand darin, das Licht auf die Augen, die andere, es auf die Haut auszurichten. Die Lichtaufnahme über die Augen brachte sehr viel bessere Ergebnisse. Wir folgerten daraus: Offenbar wird die antidepressive Wirkung der Licht-Therapie auf SAD-Patienten über die Augen, nicht über die Haut erzielt. Diese Erkenntnis läßt wichtige Rückschlüsse auf die Behandlung zu: Erstens müssen Sie während einer Lichtbehandlung darauf achten, wo sich das Licht in Relation zu Ihren Augen befindet. Zweitens werden Behandlungen, die primär auf die Haut abzielen, SAD-Patienten wahrscheinlich keine Erleichterung bringen. Lichtbehandlungen, wie sie in Sonnenstudios üblich sind, können deshalb nach dem heutigen Erkenntnisstand nicht zur Behandlung von SAD empfohlen werden. Es gibt keine schlüssigen Beweise dafür, daß sie anschlagen. Vor allem aber gehen von Sonnenbänken erhebliche Mengen ultravioletter Strahlen aus, die sowohl für die Haut als auch für die Augen schädlich sein können.

Forschungsergebnisse und klinische Erfahrungen zeigen, daß die Licht-Therapie schon dann sehr gut wirkt, wenn Sie einfach mit geöffneten Augen und im richtigen Abstand vor der Lichtbox sitzen. Es ist nicht notwendig, ständig ins Licht zu starren, obwohl es gefahrlos ist und hilfreich sein kann, das von Zeit zu Zeit zu tun. Die Licht-Therapie funktioniert also auch, wenn Sie nicht direkt auf die Lichtquelle blicken. Das läßt den Schluß zu, daß die ganze Netzhaut und nicht nur der zentrale und für Lichtreize empfänglichste Teil des Auges an der Reaktion auf die Licht-Therapie beteiligt ist. Der Rand der Netzhaut, der dazu dient, Dinge wahrzunehmen, die sich am Rand des Blickfelds abspielen, enthält viele Sinneszellen, die das Licht einfangen können. Möglicherweise sind diese Sinneszellen die Mittler, die für die antidepressive Wirkung des Lichts sorgen.

Wieviel Licht ist wünschenswert?

Wie Sie sich vielleicht erinnern, lag bereits unseren ersten Lichtexperimenten die Hypothese zugrunde, daß die Lichtmenge, die das Auge erreicht (die »Lichtstärke«) einen wichtigen Faktor für den Behandlungserfolg darstellt. Diese Hypothese hat sich als richtig erwiesen, zumindest was Lichtboxen anbetrifft. Die Einheit der Lichtstärke heißt Lux (lx). In einem Schlafzimmer, das von einer einzigen Nachttischlampe beleuchtet wird, beträgt die Lichtstärke etwa 100 Lux, in normal ausgeleuchteten Räumen 300 bis 500 Lux, in hell erleuchteten Großraumbüros 500 bis 1000 Lux. Die erste Lichtbox, die wir zur Behandlung von Herb Kern einsetzten, lieferte 2500 Lux – ungefähr fünfmal so viel Licht wie eine normale Raumbeleuchtung in den Wintermonaten. Moderne Versionen dieser Lichtbox sind nach wie vor zu haben (siehe Abbildung 3). Unsere ersten Studien am NIMH hatten gezeigt, daß Behandlungen mit 2500 Lux besser anschlagen als Behandlungen mit 100 bis 300 Lux.

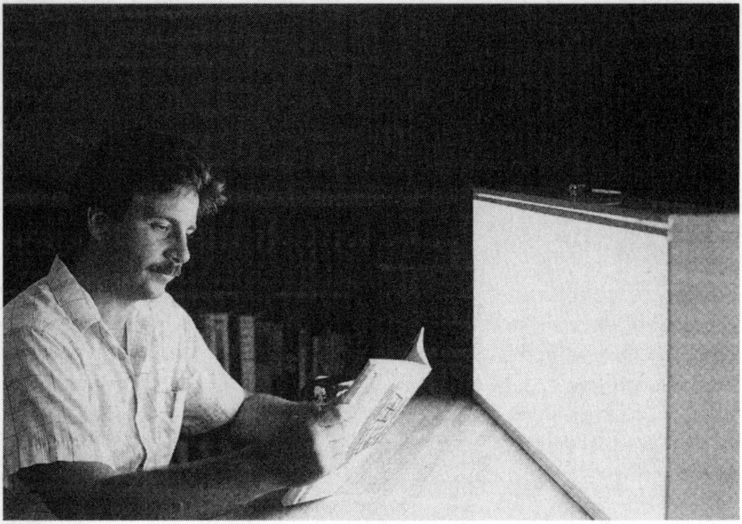

Abbildung 3. Standardlichtbox mit 2500 Lux. Enthält Leuchtstoffröhren, die ungefähr fünf mal so viel Licht abgeben wie eine normale Raumbeleuchtung.

Zu den Problemen der Anfangszeit gehörte es, daß die Patienten oft mehrere Stunden am Tag vor der Lichtbox sitzen mußten – ein Zeitaufwand, der für viele von ihnen inakzeptabel war. Um dieses Problem zu lösen, entwickelten Dr. Michael Terman und Dr. Jiuan Terman von der Columbia University eine Lichtbox, die mit einer Lichtstärke von 10 000 Lux auf das Auge wirkt (siehe Abbildung 4). Diese Box hat den Vorteil, daß sie gewünschte antidepressive Wirkung in sehr viel kürzerer Zeit bringt – in manchen Fällen genügt schon eine tägliche Anwendungszeit von dreißig Minuten.

Mit dem Wissen, daß sehr intensives Licht ein Antidepressivum ist, wird es möglich, auch das natürliche Sonnenlicht therapeutisch zu nutzen. Wenn Sie zum Beispiel an einem Wintertag in den Himmel schauen, nimmt das Auge mehrere tausend Lux auf. *Achten Sie aber darauf, niemals direkt in die Sonne zu blicken, auch im Winter nicht.* Je nach der Oberfläche, von der das Licht reflektiert wird, verändert sich die Lichtstärke, die das Auge trifft. Gras, Bäume und Sträucher zum

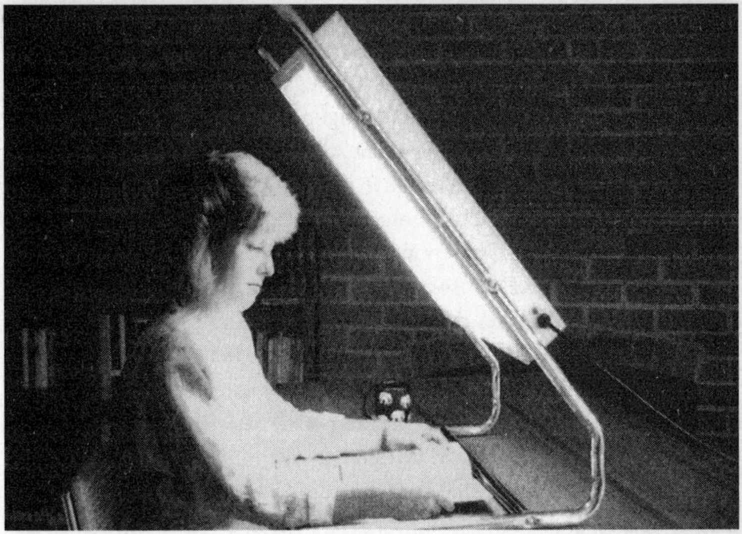

Abbildung 4. Forschungsergebnisse zeigen, daß eine kleinere, geneigte Lichtbox mit 10 000 Lux effizienter ist als die Standardbox.

Beispiel können die Stärke des in die Augen gelangenden Tageslichts um bis zu 90 Prozent reduzieren. Verschneite Landschaften dagegen sind oft blendend hell und liefern den Augen mehr Licht als die hellsten Lichtboxen.

Die aufgenommene Lichtmenge hängt nicht nur von der Stärke der Lichtquelle ab, sondern auch davon, wie lange Sie sich dem Licht aussetzen. Beispielsweise kann eine zweistündige Behandlung mit 2500 Lux am Tag die gleiche antidepressive Wirkung bringen wie eine Behandlung von täglich dreißig Minuten mit 10 000 Lux. Obwohl die höhere Lampenstärke die Behandlungszeit reduziert, lassen vorausgegangene Erfahrungen mit der niedrigeren Lampenstärke keine sicheren Rückschlüsse auf die benötigte Zeitdauer zu. In der Praxis müssen Sie sich meistens auf Versuche verlassen. Weitere Informationen dazu finden Sie in den folgenden Abschnitten.

Zu welcher Tageszeit sollte die Licht-Therapie erfolgen?

Es gehört zu den umstrittensten Fragen der Licht-Therapie, ob der Behandlungserfolg von der Tageszeit abhängig ist. Machen wir es kurz: Soweit wir heute wissen, spielt es in den meisten Fällen keine Rolle, zu welcher Tageszeit die Licht-Therapie durchgeführt wird. Die Kontroverse hält an, weil die Forschungsergebnisse zu diesem Thema etwas widersprüchlich sind. Unsere anfänglichen Erfahrungen am NIMH deuteten darauf hin, daß der Behandlungszeitpunkt keine Rolle spielt. Lichtbehandlungen am Abend – oder sogar in der Tagesmitte – schienen ebenso gut zu wirken wie Lichtbehandlungen am Morgen.

Dagegen legten sorgfältig dokumentierte Studien von Dr. Alfred J. Lewy und Dr. Robert Sack in Oregon sowie von Dr. David Avery und Kollegen in Seattle nahe, daß Patienten auf Lichtbehandlungen sehr viel besser reagieren, wenn diese morgens statt abends verabreicht werden. Avery kam zu dem Ergebnis, daß die Behandlung am Morgen besonders gut bei SAD-Patienten anschlägt, die morgens gern verschlafen. Die Forscher nutzten für ihre Studien als Versuchsplan die in der Licht-Therapie zum Standard gewordene »Variation innerhalb«, bei der dieselben Patienten nacheinander zwei verschiedenen Behandlungsvarianten ausgesetzt werden.

In einer neueren Studie setzten Dr. Anna Wirz-Justice und Kollegen in Basel einen anderen Versuchsplan ein, die sogenannte »Variation zwischen«. Dieser Ansatz teilt die Patientenpopulation in zwei oder mehr Gruppen; jede Gruppe erhält jeweils eine andere Behandlungsvariante. In anderen Worten, die Patienten steigen nicht auf die Alternativbehandlung um. Diese Studie ergab keinen Unterschied zwischen Lichtbehandlungen, die am Morgen verabreicht wurden und Lichtbehandlungen, die am Nachmittag oder Abend durchgeführt wurden.

Wie lassen sich diese widersprüchlichen Ergebnisse unterschiedlicher Forschungsgruppen miteinander vereinbaren? Die Termans von der Columbia University haben dazu beigetragen, diese Frage zu lösen. Kann es sein, daß die Reihenfolge, in der die Behandlungsvarianten bei Variation-innerhalb-Studien verabreicht werden, das Ergebnis beeinflußt? Die Termans gingen dieser Theorie nach und beobachteten Patienten, die Morgen- und Abendbehandlungen in unterschiedlichen Abfolgen erhielten. Das Ergebnis war eindeutig: Die Reihenfolge der Behandlungsvarianten spielte tatsächlich eine Rolle. Alle Behandlungsvarianten in allen Reihenfolgen schlugen gleich gut an – mit einer Ausnahme: Wenn die Lichtbehandlung am Abend Patienten verabreicht wurde, die die Lichtbehandlung zunächst morgens erhalten hatten, wirkten die abendlichen Behandlungen weniger gut als morgendliche oder abendliche Behandlungen in allen anderen getesteten Reihenfolgen. Möglicherweise erklärt das, warum die »Variation-innerhalb«-Studien in Oregon und Seattle zu dem Ergebnis kamen, Morgenlicht sei dem Abendlicht vorzuziehen, während die »Variation-zwischen«-Studie in Basel keinen Unterschied zwischen den Behandlungsformen ergab.

Leider wird diese Erklärung durch eine weitere große Studie widerlegt, die Dr. Ybe Meesters und Kollegen in den Niederlanden durchführten. Sie behandelten Patienten in unterschiedlichen Reihenfolgen morgens, nachmittags und abends. Wie die Forscher aus der Schweiz konnten sie keinen Unterschied zwischen den zu verschiedenen Tageszeiten verabreichten Lichtbehandlungen erkennen.

In der Praxis wird wohl kaum ein Therapeut oder Patient auf die Idee kommen, die Licht-Therapie in der ungewöhnlichen Abfolge der »Variation zwischen«-Studien zu verordnen bzw. durchzuführen. Unser Rat: Machen Sie aus dem Timing der Licht-Therapie keine Wissenschaft. Es ist viel wichtiger, daß Ihre Lichtbehandlungen in Ihren Tagesablauf passen als daß sie zu einem genau festgelegten Zeitpunkt erfolgen. Wenn Sie sich zu sehr um das Timing sorgen, führt das leicht dazu, daß Sie Behandlungen ausfallen lassen und wieder in die Depression sinken. Experimentieren Sie mit verschiedenen Behandlungszeiten, bis Sie einen Rhythmus finden, der gut in Ihren Alltag paßt. Oren und seine Kollegen untersuchten in einer Langzeitstudie eine Gruppe von Patienten, die an den Forschungen zur Licht-Therapie am NIMH beteiligt waren. Danach verteilte ungefähr die Hälfte aller Patienten die Licht-Therapie auf morgens und abends; die andere Hälfte führte in etwa gleichen Teilen die Behandlung entweder nur morgens oder nur abends durch.

Manche Patienten klagen nach einer Anwendung der Licht-Therapie am späten Abend über Einschlafschwierigkeiten. Andererseits – das zeigen neue Forschungen der Termans – schlägt die Lichtbehandlung am späten Abend bei vielen Menschen sehr gut an, ohne sich nachteilig auf die Schlaftiefe oder -dauer auszuwirken. Die optimale Behandlungszeit kann also von Patient zu Patient variieren. Es gibt keine allgemein verbindlichen Regeln, wann ein SAD-Patient seine Lichtbehandlungen erhalten sollte. Fühlen Sie sich deshalb frei, die Lichtbehandlung zunächst zu der Tageszeit anzuwenden, die Ihnen am besten paßt. Bringt dieser Versuch nicht die gewünschte Besserung, können Sie immer noch mit anderen Zeiten experimentieren. Allerdings empfiehlt es sich, bei einem gegebenen Behandlungsplan eine Woche lang zu bleiben. Erst dann können Sie den Erfolg oder Mißerfolg der gewählten Behandlung wirklich beurteilen und gegebenenfalls einen neuen Versuch unternehmen.

Wie lange dauert es, bis die Licht-Therapie anschlägt?

Patienten wollen vor Beginn einer Behandlung verständlicherweise wissen, wie lange es dauert, bis sich erste Ergebnisse zeigen. Bei der Lichtbehandlung sind die Reaktionszeiten sehr unterschiedlich. Manche Menschen stellen schon nach der ersten Sitzung fest, besser gestimmt zu sein und mehr Energie zu haben. Dieser Fall ist jedoch eher ungewöhnlich. Die meisten Patienten brauchen zwei bis vier Tage, ehe sich ein anhaltendes Gefühl verbesserten Wohlbefindens einstellt. Jüngste Untersuchungen zeigen, daß bei manchen Menschen mehrere Wochen vergehen, bevor die Licht-Therapie ihre volle Heilkraft entfaltet.

Interessanterweise verspüren einige Patienten eine sofortige Besserung, sobald sie vor einer Lichtbox sitzen – sie fühlen sich optimistischer, energiegeladener oder ruhiger als vorher. Bei anderen läßt der Behandlungserfolg länger auf sich warten. Möglicherweise sind die Patienten, bei denen das helle Licht umgehend anschlägt, die gleichen, die im Winter regelrecht nach Licht hungern und aus Erfahrung wissen, daß Helligkeit ihnen gut tut. Umgekehrt kann es sein, daß den Patienten, die erst nach einigen Tagen oder Wochen auf die Licht-Therapie reagieren, der Zusammenhang zwischen ihrem Wohlbefinden und der Helligkeit ihrer Umgebung nicht bewußt ist. Vielleicht schotten sie sich ab, wenn sie sich deprimiert fühlen, und verschlechtern durch den Rückzug in dunkle Räume ihren Zustand, ohne es zu wissen.

Einer unserer Patienten, ein Autoverkäufer Anfang Dreißig, hat ohne Zeitverzögerung auf Licht-Therapie reagiert. Er hatte jahrelang an Winterdepression gelitten und versucht, während der problematischen Wintermonate seine Energie und Funktionsfähigkeit mit Hilfe von Kokain aufrechtzuerhalten. Es gibt für einen deprimierten Menschen kaum einen schwierigeren Job als den des Verkäufers, dessen Erfolg von seiner Ausstrahlung und Überzeugungskraft abhängt. Wie Sie sich vorstellen können, machte das Kokain die Sache noch schlimmer. Zu den Winterdepressionen kamen die Probleme der Kokainabhängigkeit. Vor ein paar Jahren war es dem Patienten zwar gelungen, sich von der Droge zu lösen. Seither quälten ihn aber erneut schwere Winterdepressionen, und er war kaum in der Lage, seinen Job auszuüben. Falls wir nichts gegen seine Depressionen tun konnten, bliebe ihm wohl nichts anderes übrig, als es wieder mit Kokain zu versuchen.

Als der Patient diese Geschichte erzählte, war er so energie- und teilnahmslos, daß man sich nicht vorstellen konnte, wie er in seinem gegenwärtigen Zustand auch nur einen Verkaufsvertrag abschließen oder überhaupt funktionieren konnte. Testweise wurde die Lichtbox im Sprechzimmer eingeschaltet und direkt auf ihn gerichtet. Nach einer halben Stunde hatte sich das Bild komplett gewandelt: Hier saß ein entschlossen wirkender Mensch mit lebhafter Gestik und Mimik, in dessen Stimme Begeisterung lag. In diesem Moment wurde klar, wie erfolgreich er in seinem Beruf sein konnte, wenn er sich wohl fühlte. Er wendete die Licht-Therapie den ganzen Winter über an und kam so gut damit zurecht, daß Kokain kein Thema mehr war.

Solche schnellen Reaktionen sind die Ausnahme, nicht die Regel. Seien Sie deshalb nicht enttäuscht, wenn das Licht seine Wirkung nicht umgehend entfaltet. *Geben Sie nicht auf, bevor Sie die Licht-Therapie nicht mindestens zwei Wochen lang kontinuierlich angewendet haben.* Die meisten Menschen, die auf die Licht-Therapie ansprechen, reagieren in den ersten ein oder zwei Wochen auf die Behandlung – in dem Zeitraum, auf den sich die Mehrzahl der bisher durchgeführten Forschungsstudien beschränkt hat. Neuere Studien, bei denen die Patienten vier Wochen lang mit Licht behandelt wurden, haben aber gezeigt, daß sich die Stimmung der meisten Versuchspersonen während der Dauer der Studien kontinuierlich weiter verbessert hat. Angesichts dieser Erkenntnis kann es sich lohnen, unbeirrt mit der Licht-Therapie fortzufahren, auch wenn sich in den ersten Wochen keine eindeutige Wirkung einstellt.

Was passiert, wenn Sie mit der Licht-Therapie aussetzen?

Die Licht-Therapie ist mit Unbequemlichkeiten und Einschränkungen verbunden – man muß daran denken, sie durchzuführen, die Zeit dafür finden und für längere Zeit an einer Stelle sitzen. Die Patienten müssen deshalb wissen, was passiert, wenn sie ein oder zwei Tage mit der Behandlung aussetzen oder sie ganz einstellen. Kommt es zu einem Rückfall oder hält die Wirkung der Lichtbehandlung an? Ein Abbrechen der Licht-Therapie kann sich je nach Patient und Jahreszeit sehr unterschiedlich auswirken. Bei manchen Menschen stellen sich Entzugserscheinungen ein, sobald sie die Box ausschalten. Ihnen empfehlen wir, die Lichtstärke gegen Ende einer Behandlungssitzung allmählich zu reduzieren. Typischerweise tritt ein Rückfall aber erst innerhalb von ein oder zwei Wochen nach Abbruch der Behandlung auf, normalerweise um den dritten oder vierten Tag herum. Gelegentlich hält die Besserung auch nach dem Abbruch der Behandlung an: manchmal mehrere Wochen oder sogar den ganzen Winter lang. Meesters und Kollegen in den Niederlanden haben umstrittene neue Forschungsergebnisse vorgelegt, wonach auch nach dem Abbruch der Lichtbehandlungen langanhaltende Remissionen möglich sind, vor allem wenn die Symptome schon zu Beginn des Winters behandelt werden. Nach unserer Erfahrung sind langanhaltende Remissionen allerdings eher die Ausnahme als die Regel – es sei denn, Sie sorgen auf andere Weise für eine verstärkte Aufnahme von Tageslicht, zum Beispiel durch tägliche Spaziergänge im Freien.

Aus dem unterschiedlichen Verlauf, den Rückfälle nehmen können, lassen sich die beiden folgenden Verhaltensregeln ableiten. Wenn sich Ihr Zustand verschlechtert, sobald Sie mit der Lichtbehandlung aussetzen, sollten Sie die Therapie gewissenhaft durchführen. Tun Sie das nicht, kann sich der Behandlungserfolg nur sporadisch oder unvollständig einstellen. Wenn Sie dagegen zu der Gruppe der Glücklichen gehören, denen schon eine relativ kurze Behandlungsdauer langanhaltende Besserung bringt, können Sie sich über längere Phasen hinweg die unbequemen täglichen Lichtbehandlungen ersparen, ohne daß Ihr Wohlbefinden darunter leidet. Welcher Kategorie Sie angehören, müssen Sie selbst durch Versuche herausfinden. Die Mühe dafür lohnt sich, weil sie danach wissen, wie konsequent Sie die Behandlung durchführen müssen.

Wie sich ein Behandlungsabbruch auswirkt, hängt auch davon ab, zu welchem Zeitpunkt er erfolgt. Es kann gut sein, daß Sie im Frühling, wenn die Tage länger werden, ohne nachteilige Wirkung mit der Behandlung aussetzen können, während Sie im Winter die Lichtbox täglich brauchen. Im Frühling ist das Wetter typischerweise sehr unbeständig, und während einer Schlechtwetterperiode kann es leicht zu Rückfällen kommen. Schalten Sie deshalb an bedeckten Tagen, falls nötig, die Lichtbox wieder ein.

Im Sommer kommen die meisten SAD-Patienten ohne Lichtbehandlung zurecht. Einige wenige Patienten allerdings müssen die Licht-Therapie auch in der schönen Jahreszeit fortsetzen, entweder weil sie nach wie vor unter Lichtmangel leiden oder weil sie extrem viel Licht brauchen.

Was dürfen Sie von einer gelungenen Licht-Therapie erwarten?

Viele Patienten nehmen die Wirkung der Licht-Therapie zunächst körperlich wahr – ein Gefühl der Leichtigkeit, der Ruhe oder der gesteigerten Energie stellt sich ein. Vielleicht spüren Sie ein Flattern im Bauch oder ein Kribbeln in den Händen. Als nächstes haben Sie das Gefühl, als würde ein grundlegendes Problem behoben. Idealerweise sollten die SAD-Symptome Stück für Stück abklingen. Bei manchen Menschen gelingt das so vollkommen, daß es fast schon wie ein Wunder erscheint. Bei anderen ist der Behandlungserfolg weniger hundertprozentig; die Licht-Therapie hilft zwar, aber bestimmte Schwierigkeiten bleiben bestehen. In einigen wenigen Fällen kann es vorkommen, daß die Behandlung überhaupt nicht anschlägt. Aber immerhin: Über 80 Prozent der Menschen mit SAD oder Winter-Blues können davon ausgehen, daß die Licht-Therapie ihnen hilft, ohne jedoch alle Winterprobleme zum Verschwinden zu bringen.

Wenn die Licht-Therapie anschlägt, sollte Ihre Tatkraft nach und nach zurückkehren. Plötzlich hören die Aufgaben und Pflichten des Alltags auf, eine Qual zu sein. Ihr Körper fühlt sich leicht an; die Last, das Leben zu leben und Ihren Körper von Ort zu Ort zu schleppen, fällt ab; das überwältigende Schlafbedürfnis legt sich. Der Heißhunger nach Süßigkeiten und Kohlenhydraten läßt nach. Kuchen und Schokoriegel stellen keine unwiderstehliche Versuchung mehr dar. Selbst eine Diät scheint im Bereich des Machbaren zu liegen! Sie können wieder klar und konzentriert denken. Endlich hört Ihr Gehirn auf, wie eine alte Maschine zu krächzen, die geschmiert werden muß. Ihr Computer läuft wieder auf Hochtouren. Berechnungen und Kalkulationen sind möglich, und Sie sprudeln vor neuen Ideen. Neue Wege der Problemlösung tun sich Ihnen auf. Der Gedanke an Sport verliert seine Schrekken und Sie können sich wieder aufraffen, zum Joggen, ins Fitness-Studio oder ins Schwimmbad zu gehen. Ihr Interesse an Außenkontakten erwacht zu neuem Leben – sie haben wieder Lust darauf, Freunde anzurufen, Briefe zu schreiben, ins Kino oder Theater zu gehen, sich zum Volleyball zu verabreden. Sex ist keine Pflichtübung mehr, sondern macht wieder Spaß. Kurz, Sie fühlen sich wieder wie ein Mensch.

Wie Sie die Wirkung des Lichts auf Ihre Symptome überwachen und den Grad der Besserung beurteilen können, erfahren Sie später in diesem Kapitel unter »Durchführung der Licht-Therapie in der Praxis«. Weitere Informationen dazu finden Sie ab Seite 414.

Ist die Licht-Therapie mit Nebenwirkungen verbunden?

Nach unserer Erfahrung mit Hunderten von Patienten wird die Licht-Therapie im allgemeinen sehr gut vertragen und es treten allenfalls schwache Nebenwirkungen auf. Nur in sehr seltenen Fällen sind die Nebenwirkungen so problematisch, daß ein Patient auf die Licht-Therapie verzichten muß. Zu den Nebenwirkungen, die bei unseren Patienten am häufigsten auftreten, gehören:

1. Kopfschmerzen
2. Augenschmerzen
3. Reizbarkeit
4. Überaktivität
5. Einschlafschwierigkeiten
6. Müdigkeit
7. trockene Augen
8. trockene Nasenschleimhaut und Nasenhöhlen
9. sonnenbrandähnliche Hautreaktionen.

Bei *Kopf- oder Augenschmerzen* empfiehlt es sich, die Behandlungsdauer zunächst zu verkürzen, zum Beispiel auf fünfzehn Minuten am Tag, um sie dann über einen Zeitraum von ein oder zwei Wochen hinweg allmählich auf das normale Maß zu steigern. Abhilfe läßt sich auch schaffen, indem man bis zum Abklingen der Symptome einen größeren Abstand zur Lichtquelle einhält. Meistens kann man nach einigen Tagen wieder näher an die Lichtbox heranrücken, ohne daß die Nebenwirkungen erneut auftreten.

Nach Aussage von Patienten lassen sich *Reizbarkeit oder Überaktivität* während der Licht-Therapie mit den Gefühlen vergleichen, die im Sommer auftreten. Hin und wieder kann die Licht-Therapie vorübergehend einen hypomanischen Zustand auslösen, wie er in Kapitel 4 beschrieben wurde. Dieses Problem läßt sich beheben, indem man die Lichtexposition vermindert.

Wenn die Lichtboxen spät abends angewendet werden, können *Einschlafstörungen* auftreten. Manche Patienten klagen, daß sie sich durch die Lichtbehandlung zu energiegeladen und »aufgedreht« fühlen, um schlafen zu können. Das Problem läßt sich leicht beheben, indem man die Behandlung auf eine frühere Tageszeit verlagert: auf den Morgen, den frühen Abend oder sogar die Tagesmitte.

Möglicherweise fühlen Sie sich nach einigen Behandlungstagen *müde* und schlapp, vor allem, wenn Sie die Schlafdauer oder die Schlafengehenszeit geändert haben, um Zeit für die Lichtbehandlung zu gewinnen. Das Problem erledigt sich normalerweise von selbst. Falls nicht, sollten Sie eine andere Zeit für die Behandlung wählen, um genügend Schlaf zu bekommen.

Die von der Lichtbox erzeugte Wärme kann die Luftfeuchtigkeit senken und zu *Trockenheit der Augen, der Nasenschleimhaut und der Nasenhöhlen* führen. Wenn Sie Kontaktlinsen tragen, sind trockene Augen mehr als nur unangenehm: Es besteht die Gefahr von Hornhautabschürfungen. Tränenersatzmittel oder ein Luftbefeuchter in der Nähe der Lichtbox können das Problem lindern. Gegen Trockenheit der Nasenschleimhaut und der Nasenhöhlen helfen ebenfalls ein Luftbefeuchter oder heiße Getränke.

Sonnenbrandähnliche Hautrötungen sind denkbar, besonders wenn Ihre Haut hell und sonnenempfindlich ist oder wenn Sie Medikamente einnehmen, die die Lichtempfindlichkeit erhöhen. Hautrötungen sind der Beweis dafür, daß trotz aller Bemühungen, UV-Strahlen zu filtern, ein kleiner Anteil ultravioletter Emissionen durch den Filter auf die Haut vordringt.

Manche Menschen lehnen Leuchtstoffröhren ab, weil sie davon reizbar und »aufgedreht« werden. Sie sind verständlicherweise besorgt, wenn sie bei der Licht-Therapie Geräte verwenden sollen, die mit Leuchtstoffröhren arbeiten. Nach unserer Erfahrung erheben SAD-Patienten aber sehr selten Einwände gegen die Lichtqualität der Standardgeräte zur Lichtbehandlung. Im Gegenteil, normalerweise empfinden sie das abgegebene Licht als entlastend, beruhigend und belebend. Moderne Leuchten enthalten spezielle Vorschaltgeräte, die das irritierende Flackern minimieren, das viele Menschen mit Leuchtstoffröhren assoziieren.

Patienten mit Krampfanfällen wollen wissen, ob die Licht-Therapie einen Anfall auslösen kann. Es gibt keinen Grund, dies zu befürchten, sofern die Behandlung wie in diesem Buch beschrieben durchgeführt wird.

Frauen, die ein Kind erwarten, fragen sich, ob die Licht-Therapie eine Gefahr für den Fötus darstellt. Obwohl erst relativ wenige Frauen in der Schwangerschaft mit Licht-Therapie behandelt wurden (angesichts der Neuheit der Behandlungsform), gibt es keinen Anlaß anzunehmen, die Licht-Therapie könne den Fötus schädigen. Es war schön zu erleben, wie die wenigen schwangeren Frauen, die wir im Winter mit Licht-Therapie behandelt haben, ihre Schwangerschaft ohne Depressionen überstanden und gesunde Babys zur Welt brachten. Ein Wort noch zum Stillen: Wir raten davon ab, die Augen eines Babys aus direkter Nähe dem Licht auszusetzen, weil wir bisher noch nichts über die Wirkung des Lichts auf Neugeborene wissen. Es gibt jedoch keinen Grund, warum eine Mutter beim Stillen nicht vor der Lichtbox sitzen sollte, sofern das Gesicht des Babys dem Licht abgewandt ist.

Welche Vorsichtsmaßnahmen erfordert eine Langzeittherapie?

Kann eine Licht-Therapie langfristig Nebenwirkungen verursachen? Schadet sie den Augen? Gibt es Vorsichtsmaßnahmen, die man in diesem Zusammenhang beachten sollte? Patienten, denen die Licht-Therapie gut getan hat und die sie Jahr für Jahr anwenden möchten, fragen sich besorgt, ob der »Dauereinsatz« der Behandlung Schäden hervorrufen kann. Wir können solche Fragen nicht umfassend beantworten, da die Licht-Therapie erst seit etwa fünfzehn Jahren existiert und erst seit etwa zehn Jahren verbreitet ist. Die gute Nachricht lautet: Bisher gibt es keine Berichte über Fälle, in denen langfristig Nebenwirkungen, insbesondere Augenschäden, aufgetreten sind. Dr. Paul Schwartz und Dr. Charlotte Brown haben über fünfzig Patienten untersucht, die an den ersten NIMH-Studien beteiligt waren, und in keinem einzigen Fall waren Augenprobleme ein Thema. Dr. Chris Gorman und Kollegen im kanadischen Calgary führten Augenuntersuchungen an einundsiebzig Patienten durch, die seit fünf Jahren jährlich mit Licht-Therapie behandelt werden. Bei keinem dieser Patienten fanden sie einen Hinweis auf Schäden an der Netzhaut.

Die Tatsache, daß bis heute keine Berichte über Augenprobleme im Zusammenhang mit Licht-Therapie vorliegen, ist ermutigend und bestätigt unsere Erwartungen. Selbst die starken 10 000-Lux-Lichtboxen geben allenfalls so viel Licht ab, wie man kurz nach Sonnenaufgang im Freien erhalten würde. Die Lichtstärken, die mit konventionellen Lichtboxen erzielt werden, unterschreiten deutlich die geltenden Sicherheitswerte. Trotzdem ist die Forschung der Frage nachgegangen, ob die Licht-Therapie aus irgendeinem Grund doch gefährlicher für die Augen ist als der Blick zum Himmel. Zum Beispiel wurde das Argument genannt, daß Menschen im normalen Alltag nicht über längere Zeit hinweg in den Himmel blicken. Bei einem Aufenthalt im Freien sind Kopf und Augen ständig in Bewegung, so daß die Augen unwillkürlich gegen zu viel Licht geschützt werden. Bei der Lichtbehandlung dagegen sitzen die Patienten in einer relativ konstanten Position vor den Lichtboxen, selbst wenn sie nicht direkt in das Licht blicken. Manche Ärzte argumentieren, daß bei Menschen, die über viele Jahre hinweg hellem Tageslicht im Freien ausgesetzt sind, möglicherweise früher Verschleißerscheinungen der Netzhaut auftreten. Andere teilen diese Besorgnis nicht, weil sie nach ihrer Meinung von einem Großteil der verfügbaren Forschungsergebnisse nicht unterstützt wird.

Es gibt allerdings Menschen, deren Augen besonders lichtempfindlich sind. Zu dieser stark gefährdeten Gruppe können Menschen mit Krankheiten der Netzhaut wie Makuladegeneration (Erkrankung der Netzhautmitte) und Retinis pigmentosa (Erbliches Netzhautleiden) gehören. Möglicherweise tragen auch Menschen ein erhöhtes Risiko, die Medikamente einnehmen, die die Lichtempfindlichkeit der Netzhaut erhöhen. Wenn Sie unter einer Erkrankung der Netzhaut leiden oder photosensibilisierende Medikamente einnehmen, ist es ratsam, einen Augenarzt zu konsultieren und die Wirkung der Licht-Therapie auf die Augen regelmäßig überwachen zu lassen. Einzelheiten, welche Medikamente die Lichtempfindlichkeit des Auges erhöhen, finden Sie in Tabelle 5 in diesem Kapitel. Informationen zur augenärztlichen Untersuchung ab Seite 417.

Fassen wir zusammen: Es gibt keinen Hinweis darauf, daß die normale Licht-Therapie den Augen schadet, sofern sie richtig angewendet wird. Die Forschung schließt jedoch die Möglichkeit nicht aus, daß manche Menschen anfälliger sind als andere, und geht der Frage weiter nach. In der Zwischenzeit kann eine gewisse Vorsicht nicht schaden. Details, worauf es zu achten gilt, finden Sie in diesem Kapitel unter »Praktische Aspekte bei der Durchführung der Licht-Therapie«.

Läßt sich der Erfolg der Licht-Therapie vorhersagen?

Es ist nicht möglich, mit Sicherheit vorherzusagen, ob ein Patient auf die Behandlung mit hellem Licht reagieren wird. Es gibt jedoch einige Anhaltspunkte, die mehr als eine bloße Vermutung des Behandlungserfolgs zulassen. Wenn Ihre Krankengeschichte zeigt, daß Ihre Winterdepressionen nachlassen, sobald Sie mehr natürliches Tageslicht abbekommen, so spricht das dafür, daß Sie positiv auf die Behandlung reagieren werden. Sind Ihre Symptome zum Beispiel abgeklungen, wenn Sie Ihren Winterurlaub näher am Äquator verbracht haben? Fühlen Sie sich besser, wenn Sie in hellen Räumen wohnen oder arbeiten? Falls Sie schon einmal näher am Äquator gelebt haben: Waren Sie in dieser Zeit weniger deprimiert? Wenn die Antwort auf eine dieser Fragen »ja« lautet, so ist damit zu rechnen, daß die Licht-Therapie Ihnen helfen wird.

Daneben lassen Ihre Depressionssymptome Rückschlüsse auf den voraussichtlichen Behandlungserfolg zu. Unter anderem deuten ein überhöhtes Schlafbedürfnis, Überernährung, Heißhunger nach Kohlenhydraten und Gewichtszunahme auf einen Behandlungserfolg hin. Mit einer positiven Reaktion auf die Licht-Therapie ist nach Dr. Anna Wirz-Justice und Kollegen auch bei Patienten zu rechnen, bei denen der Zuckerkonsum am Nachmittag steigt. Nach unserer Erfahrung bringt die Licht-Therapie den geringsten Erfolg bei stark deprimierten Patienten, die während ihrer Winterdepressionen weniger schlafen, weniger essen und abnehmen. Trotzdem: Wenn Sie an Depressionen leiden, die durch die Jahreszeit oder durch Lichtmangel bedingt sind, lohnt es sich, die Lichtbehandlung zu versuchen – unabhängig von den klinischen Symptomen Ihrer Depression, denn letztlich gibt es keine zuverlässige Voraussage, bei wem die Therapie anschlagen wird und bei wem nicht.

Praktische Aspekte bei der Durchführung der Licht-Therapie

Dieses Kapitel führt Sie Schritt für Schritt in die praktischen Aspekte der Licht-Therapie ein.

Vor Therapiebeginn

Symptome beobachten und evaluieren

In der Forschung ist es üblich, vor Beginn einer Behandlung zunächst das Ausmaß und die Art der Depression eines Patienten zu evaluieren. Auf diese Weise erhält man Referenzwerte, an denen man den Behandlungsfortschritt messen kann. Am Ende jeder Behandlungswoche wird festgehalten, wie gut die Behandlung anschlägt, welche Symptome am besten auf die Behandlung reagieren und welche Symptome auf eine Verbesserung des Gesamtzustands schließen lassen. Ich schlage vor, daß Sie vor Beginn einer Lichtbehandlung das Stimmungsbarometer in Anhang I ausfüllen und festhalten, wie deprimiert Sie zu Behandlungsbeginn sind. Füllen Sie das Stimmungsbarometer am Ende jeder Behandlungswoche neu aus. So können Sie feststellen, ob und welche Fortschritte Sie machen.

Die Rolle eines Arztes oder Therapeuten

Eine Licht-Therapie zur SAD-Behandlung sollte von einem Arzt oder einem qualifizierten Therapeuten überwacht werden. Für diese Empfehlung sprechen viele Gründe. Erstens ist es wichtig, daß die Diagnose von einer qualifizierten Person bestätigt wird; dazu sollte der Arzt die Krankengeschichte aufnehmen und Sie körperlich gründlich untersuchen. Zweitens hilft eine professionelle Begleitung der Licht-Therapie bei der Stimmungsregulierung: Falls die Licht-Therapie nämlich nicht anschlägt, kann ein Arzt alternative oder ergänzende Behandlungen vorschlagen oder verschreiben. Drittens sind eine professionelle Sichtweise und die damit verbundene Ermutigung und Unterstützung bei quälenden Depressionen oft eine unschätzbare Hilfe. Anhaltspunkte, wann Sie einen Arzt oder Therapeuten hinzuziehen sollten, finden Sie in Kapitel 3 unter »Wann ein Arztbesuch angeraten ist«.

Augenuntersuchung

Einige Mediziner, vor allem die Forschungsgruppe an der Columbia University, empfehlen, vor Beginn der Licht-Therapie nicht nur die Krankengeschichte aufzunehmen und den Allgemeinzustand zu untersuchen, sondern auch die Augen durchzuchecken. Anhang 2 zeigt die Augenuntersuchung, die diese Forschungsgruppe vor Beginn einer Lichtbehandlung routinemäßig durchführt. Ein Augenarzt braucht dafür höchstens zwanzig Minuten. Falls Sie unter einem Netzhautproblem leiden, muß bei der Entscheidung, ob eine Licht-Therapie angezeigt ist, auf jeden Fall ein Augenarzt hinzugezogen werden. Auch während der Lichtbehandlung sind regelmäßige Untersuchungen notwendig.

Wir möchten darauf hinweisen, daß viele SAD-Patienten behandelt wurden, ohne sich den in Anhang 2 beschriebenen Augentests zu unterziehen. Das hat ihren Augen nicht geschadet. Darüber hinaus stehen bisher keine Forschungsergebnisse zur Verfügung, die etwas über den Nutzen einer vorherigen Augenuntersuchung aussagen. Aus diesen Gründen zögern wir zu behaupten, daß jeder Patient seine Augen vor Beginn einer Licht-Therapie untersuchen lassen muß. Andererseits: Eine Augenuntersuchung ist eine einfache und relativ preiswerte Vorsichtsmaßnahme; sie trägt dazu bei, Augenprobleme zu erkennen; und sie mag, falls später aus irgendeinem Grund Augenprobleme auftreten, als Referenzwert sinnvoll sein. Aus allen diesen Gründen erscheint die Columbia-Augenuntersuchung als sinnvolle Ergänzung der anderen Maßnahmen zum Schutz der Augen während der Licht-Therapie.

Nach Beginn der Licht-Therapie stellt sich die Frage, ob und wie oft

Kontrolluntersuchungen angezeigt sind. Auch dafür gibt es keine hieb- und stichfesten Regeln. Die Züricher Augenärztin und Wissenschaftlerin Dr. Charlotte Remé empfiehlt die folgenden Richtwerte: eine Nachuntersuchung alle zwei Jahre für jüngere Menschen (unter fünfundvierzig), jährliche Checkups für über Fünfundvierzigjährige und jährliche oder noch häufigere Nachuntersuchungen für Patienten, die Sehprobleme haben oder Medikamente einnehmen, die die Lichtempfindlichkeit des Auges erhöhen. Ich möchte darauf hinweisen, daß diese Empfehlungen wenig verbindlich sind; um klinische Richtlinien aufzustellen, ist das Thema zu wenig erforscht. Wenn es einen Hinweis darauf gibt, daß Sie anfällig für Augenprobleme sind, raten wir dringend, einen Augenarzt hinzuzuziehen.

Einige Medikamente haben eine »photosensibilisierende« Wirkung, das heißt, sie erhöhen die Lichtempfindlichkeit des Auges. Dies kann gesundheitsschädliche Folgen nach sich ziehen. Im allgemeinen ist ultraviolettes Licht für photosensibilisierende Reaktionen verantwortlich. Die Lichtquellen, die für die Licht-Therapie eingesetzt werden, filtern aber einen Großteil der ultravioletten Strahlen. Ob die UV-Strahlen, die die verschiedenen Filter passieren, oder Strahlen anderer Wellenlänge den Augen schaden können, ist bis jetzt eine rein spekulative Frage – selbst dann, wenn ein Patient photosensibilisierende Medikamente einnimmt. Man darf darüber hinaus nicht außer acht lassen, daß die Augenlinse mit zunehmendem Alter gelb wird und die meisten UV-Strahlen herausfiltert, die sonst bis zum Auge vordringen. Ein potentielles Risiko durch UV-Strahlen ist deshalb bei Kindern und Jugendlichen am größten und sinkt mit zunehmendem Alter der Patienten. Wir würden zögern, einem Patienten von der Licht-Therapie abzuraten, nur weil er ein photosensibilisierendes Medikament einnimmt. Das würde bedeuten, jemandem eine möglicherweise hilfreiche Behandlung wegen eines theoretischen Risikos zu verwehren, dessen potentielle Gefahr wir momentan nicht einschätzen können. Das gilt um so mehr, als auch einige Antidepressiva und Lithium photosensibilisierende Medikamente sind. Eine Liste potentiell photosensibilisierender Medikamente enthält die folgende Tabelle 5.

Tabelle 5. Medikamente, die die Möglichkeit einer Augenschädigung infolge der Licht-Therapie theoretisch erhöhen können.

Medikament	Wirkung
Phenothiazin	gegen Psychosen, gegen Depressionen
Imipramin	gegen Tumoren
Porphyrins	gegen Malaria
Chloroquin	entwässernd, harntreibend
Hydrochlorothiazid	(Diuretika)
Lithium	stimmungsstabilisierend

Anmerkung: Wenn Sie eines dieser Medikamente einnehmen, so heißt das nicht, daß Sie auf die Licht-Therapie verzichten müssen oder sollten. Es heißt lediglich, daß Ihre Augen regelmäßig ärztlich überwacht werden müssen. (Quelle: M. Terman, C. E. Remé, B. Rafferty, P. F. Gallin und J. S. Terman, 1990)

Obwohl im Zusammenhang mit den Augen besondere Vorsicht angebracht ist, möchte ich nochmals betonen, daß viele Menschen sicher und wirksam mit einer Kombination aus Licht-Therapie und Antidepressiva behandelt wurden.

Fassen wir zusammen: Wenn Sie Augenprobleme haben oder ein potentiell photosensibilisierendes Medikament einnehmen, sollten Sie sich darüber bewußt sein, daß dies einen Risikofaktor darstellt (wobei der Grad des Risikos von Ihrer klinischen Situation abhängt). Es ist deshalb erforderlich, daß die Person, die die Licht-Therapie verordnet, diese Risikofaktoren erkennt bzw. davon in Kenntnis gesetzt wird. Wenn bei Ihnen ein erhöhtes Risiko besteht, ist es sinnvoll, möglichst frühzeitig einen Augenarzt in den Behandlungsprozeß einzuschalten. Die beteiligten Mediziner entscheiden dann in Absprache mit Ihnen, ob der mögliche Nutzen der Licht-Therapie das theoretische Risiko einer Schädigung der Augen übersteigt. Wenn eine Entscheidung für die Lichtbehandlung fällt, sollten in geeigneten Abständen Augenuntersuchungen erfolgen.

Die Zeit und weitere Forschungen werden klären, inwieweit eine Kombination von Licht-Therapie und photosensibilisierenden Medikamenten ein Risiko darstellen. In der Zwischenzeit beruhigt Patienten, die solche Arzneimittel einnehmen, vielleicht das Wissen, daß sich Tausende von Menschen, die genau die gleichen Medikamente einnehmen, im Freien aufhalten, ohne deswegen unter Augenproblemen zu leiden – obwohl das natürliche Tageslicht um ein Vielfaches heller ist als das Licht einer Lichtbox.

Vorbeugungsmaßnahmen für Patienten mit sonnenempfindlicher Haut

Wie Sie wissen, gelangt ein kleiner Anteil von UV-Strahlen durch den Schirm der Lichtbox hindurch. Das ist normalerweise unproblematisch. Bei Menschen mit sonnenempfindlicher Haut sind Schwierigkeiten aber nicht immer auszuschließen. Eine besondere Sonnenempfindlichkeit ist gegeben, wenn ein Patient an einer Erkrankung wie Lupus erythematodes leidet, ein erhöhtes Hautkrebsrisiko trägt oder photosensibilisierende Medikamente einnimmt. Wenn einer dieser Risikofaktoren auf Sie zutrifft, sollten Sie mit Ihrem Arzt sprechen und eventuell ein Sonnenschutzmittel mit hohem Lichtschutzfaktor verwenden, wie Sie es auch tun, wenn Sie an einem sonnigen Tag draußen spazierengehen. Wir haben mehrere Patienten mit Lupus erythematodes und SAD behandelt, bei denen die Licht-Therapie anschlägt, ohne Hautprobleme zu verursachen. Nicht alle Menschen mit sonnenempfindlicher Haut müssen vor der Lichtbehandlung ein Sonnenschutzmittel auftragen; auch hier müssen Sie ausprobieren, was Ihnen am besten bekommt.

Das A und O der Licht-Therapie

Beschaffen einer Lichtbox

Die Licht-Therapie wird normalerweise mit einer Lichtbox durchgeführt, eine Weiterentwicklung der ersten Lichtbox, die wir für die Behandlung von Herb Kern verwendet haben. Die wesentlichen Elemente der Originalbox wurden beibehalten: Nach wie vor besteht eine Lichtbox aus einem Metallkasten, Leuchtstoffröhren, einer glänzenden Folie, die das Licht in den Raum abstrahlt, und einer Filterscheibe, die das Licht gleichmäßig über die Vorderseite der Lichtbox verteilt und UV-Strahlen herausfiltert. Neuere Modelle stellen gegenüber dem Originalmodell in mehrfacher Hinsicht eine enorme Verbesserung dar: Sie sind schlank und kompakt, sehen wie ein Möbelstück aus und lassen sich leicht transportieren. Eines der angebotenen Modelle wiegt kaum mehr als vier Kilogramm. Im Gegensatz dazu war die Urversion ein plumpes Ungetüm, das gut und gerne fünfundzwanzig Kilogramm auf die Waage brachte. Den größten Fortschritt in der Lichtbox-Technologie aber erzielte Dr. Michael Terman an der Columbia University.

Indem Terman die Lichtbox in Augenrichtung neigte, erhöhte er die Lichtstärke, die das Auge erreicht, von 2500 auf 10 000 Lux. Er und seine Kollegen wiesen nach, daß eine höhere Lichtstärke die Therapiedauer, die für eine antidepressive Wirkung erforderlich ist, erheblich senkt. Obwohl mit dem geneigten Modell eine höhere Lichtstärke erzielt wird, wird das Licht nicht unbedingt als heller empfunden als bei herkömmlichen Geräten. Das liegt daran, daß das Licht das Auge indirekt erreicht und weniger blendet. Abbildung 3 weiter vorne in diesem Kapitel zeigt ein aufrecht stehendes Gerät mit 2500 Lux, Abbildung 4 ein geneigtes Gerät mit 10 000 Lux. Bisher hat kein Patient, der mit diesen Lichtstärken behandelt wurde, über Augenprobleme geklagt, und die Lichtstärken unterschreiten deutlich die geltenden Sicherheitswerte. Die 10 000-Lux-Geräte erzeugen zwar erheblich höhere Lichtstärken als eine normale Raumbeleuchtung. Ihre Lichtstärke bleibt aber weit hinter der des natürlichen Sonnenlichts im Freien zurück. Zum Vergleich: 10 000 Lux entsprechen etwa der Lichtmenge, die Ihre Augen im Freien bei klarem Himmel eine halbe Stunde nach Sonnenaufgang erreichen würde. An einem sonnigen Tag am Strand bekommen Sie sehr viel mehr Licht ab: ungefähr 100 000 Lux.

In den meisten Fällen empfiehlt es sich, es zunächst mit der effizienteren, geneigten Lichtbox zu versuchen. Manche dieser Boxen haben zusätzlich den Vorteil eines Drei-Stufen-Schalters, so daß der Benutzer die Leuchtstärke am Beginn und Ende einer Behandlungssitzung schrittweise steigern bzw. senken kann. Das ist besonders günstig für Patienten, die es als unangenehm empfinden, gleich zu Beginn einer

Sitzung der vollen Lichtstärke ausgesetzt zu sein oder die die Sitzung mit einem frustrierten Gefühl beenden, wenn das Licht übergangslos ausgeschaltet wird. Das gilt besonders für Behandlungen am frühen Morgen, wenn es draußen noch dunkel ist. Ein Patient zum Beispiel hat beobachtet, daß seine Stimmung in den Keller sinkt, wenn er die Lichtbox zu abrupt abschaltet.

Trotz der größeren Wirksamkeit geneigter Lichtboxen bietet auch die aufrechte Version Vorteile: Manche aufrechten Boxen haben eine größere Leuchtfläche als die geneigten Versionen. Sie gewähren damit dem Benutzer eine gewisse Bewegungsfreiheit während der Lichtexposition. Zum Beispiel läßt es sich vor einer aufrechten Box, die an der Wand befestigt ist, einfacher auf einem Ergometer oder einer Langlaufmaschine trainieren. Darüber hinaus benötigt eine aufrechte Box weniger Platz – ein Vorteil, wenn die Arbeitsfläche am Schreibtisch ohnehin knapp ist. Einige Boxen sind so gebaut, daß sie sowohl in einer aufrechten als auch in einer geneigten Position genutzt werden können.

In Deutschland kosten geeignete Tischgeräte für die Licht-Therapie zwischen 400 DM und 1400 DM. Um Geld zu sparen, versuchen deshalb viele Heimwerker, ihre Lichtgeräte selbst zu basteln. Nach unserer Erfahrung bringt das wenig. In die meisten Standardleuchten aus Baumärkten läßt sich nicht die richtige Zahl von Leuchtstoffröhren einsetzen; sie geben deshalb nicht genügend Licht ab. Industrieleuchten, die vielleicht die richtige Zahl von Leuchtstoffröhren zulassen, müssen möglicherweise in besonderer Weise elektrisch verdrahtet werden. Damit sollte ein Elektriker beauftragt werden, weil die Installation durch einen Laien gefährlich sein kann. Bei einer geneigten Vorrichtung kann es schwierig sein, die Box auf den korrekten Winkel einzustellen.

Darüber hinaus besteht die Gefahr, daß irreguläre Vorrichtungen zu helles Licht abgeben. Einer unserer Patienten, ein Ingenieur, der seine Lichtbox selbst baute und die Behandlung zunächst in Eigenregie durchführte, handelte sich dabei eine Verbrennung der Augenoberfläche ein. Glücklicherweise wurden bei korrekt überwachten Licht-Therapien keine derartigen Vorfälle berichtet. Und last but not least:

»selbstgestrickte« Lichtboxen kommen, wenn sie richtig zusammengebaut sind, fast genauso teuer wie gekaufte.

Wenn Sie sich trotzdem entschließen, Ihre Lichtbox selbst zusammenzubauen, sollten Sie die folgenden Ratschläge beachten: Fertigen Sie sie im Sommer an, wenn Sie nicht deprimiert sind. Halten Sie sich exakt an die Vorgaben und stellen Sie eine korrekte Verdrahtung sicher.

Manche Hersteller von Licht-Therapiegeräten bieten einen Mietservice an. Das erlaubt es dem Benutzer, die Lichtboxen ein paar Wochen lang gegen eine Miettagegebühr zu testen, die bei einem Kauf mit dem Kaufpreis verrechnet wird. Das ist eine ausgezeichnete Idee, da die meisten Patienten nach den ersten paar Wochen abschätzen können, ob die Lichtbox eine Hilfe für sie darstellt oder nicht. Wenn Sie sich für eine Testphase entscheiden, sollten Sie die Lichtboxen während dieser Zeit gewissenhaft nutzen; sonst ist die Mietzeit abgelaufen, und Sie wissen immer noch nicht genau, ob Sie auf die Licht-Therapie reagieren oder nicht.

Das Aufstellen der Lichtbox

Es ist wichtig, daß Sie sich korrekt vor den Leuchten positionieren. Einen Eindruck der richtigen Sitzposition vermitteln die Abbildungen 3 und 4 weiter vorne in diesem Kapitel. Wenn Sie eine Lichtbox mit 2500 Lux nutzen, sollte Ihr Gesicht der Lichtquelle direkt zugewandt sein. Aus diesem Grund müssen Sie die Lichtbox in Augenhöhe plazieren – zum Beispiel auf einem Schreib- oder Eßtisch oder einer anderen Oberfläche in entsprechender Höhe.

Wenn Sie die geneigte Lichtbox nutzen, sollte die Vorderseite des Rahmens mit der Kante des Tisches abschließen, an dem Sie sitzen. Sie müssen Ihre Beine unter den Tisch stellen können; anderenfalls kommen Sie nicht nahe genug an die Lichtquelle heran. Geneigte Lichtboxen sind so gebaut, daß Sie nicht direkt ins Licht blicken müssen. Ihre Augen erhalten genügend Licht, wenn Sie auf die Oberfläche des Tisches schauen.

Obwohl es sehr wichtig ist, daß Sie Ihre Augen während der Behandlung offen halten, brauchen Sie nicht in das Licht zu starren oder auch nur regelmäßig in seine Richtung zu blicken. Sie können das aber gefahrlos tun. Viele Patienten nutzen die Zeit der Lichtbehandlung, um zu lesen, zu arbeiten, fernzusehen oder Handarbeiten zu machen.

Die richtige Entfernung zum Licht

Es ist wichtig, daß Sie in der genau richtigen Entfernung zum Licht sitzen, denn die Lichtmenge, die Ihr Auge tatsächlich erreicht, hängt davon ab, wie weit Ihre Augen von der Lichtquelle entfernt sind. Wenn Sie eine Lichtbox mit 2500 Lux nutzen, sollte der Abstand zwischen Ihnen und der Lichtbox während der Lichtbehandlung 90 Zentimeter nicht überschreiten. Natürlich können Sie die Lichtbox in der übrigen Zeit als Raumbeleuchtung nutzen; die Entfernungsfrage spielt dann keine Rolle. Wenn Sie ein Gerät mit 2500 Lux einsetzen und nicht die erhoffte Wirkung damit erzielen, können Sie die erhaltene Lichtmenge – und möglicherweise die Wirksamkeit der Behandlung – erhöhen, indem Sie den Abstand zur Lichtquelle auf etwas weniger als 90 Zentimeter verringern. Es deutet nichts darauf hin, daß das schädlich sein könnte, solange sie nicht über längere Zeit hinweg direkt in das Licht starren.

Patienten, die die geneigte Box verwenden, müssen darauf achten, daß sich ihre Stirn genau unter dem oberen, nach vorne geneigten Teil der Lichtbox befindet (siehe Abbildung 4). Ist Ihr Kopf weiter von der Lichtquelle entfernt, wird die benötigte Lichtdosis unterschritten. Wenn Sie sich dagegen zu weit nach vorne lehnen, wirft Ihr Kopf einen Schatten auf die Tischoberfläche. Auch das reduziert die Lichtstärke.

Behandlungszeitpunkt und -dauer

Die tatsächlich benötigte Lichtmenge hängt vom jeweiligen Patienten, dem Breitengrad und der Jahreszeit ab. Wenn Sie im Frühherbst merken, daß das Wintersyndrom im Anmarsch ist, reicht es oft schon, sich morgens fünfzehn Minuten vor die Lichtbox zu setzen. Sobald die Tage kürzer und dunkler werden, wird auch mehr Licht benötigt. Ein typischer SAD-Patient im Norden der USA wird die Behandlung Mitte September mit fünfzehn Minuten beginnen (wenn er das 10 000-Lux-Gerät verwendet) und im Oktober und November allmählich auf dreißig Minuten (verteilt auf morgens und abends) steigern. Im Dezember dehnt er die Behandlungszeit am Abend zusätzlich um fünfzehn Minuten aus, und im Januar und Februar kann eine Gesamtbehandlungszeit von eineinhalb Stunden oder mehr nötig sein. Ende Februar oder Anfang März läßt sich die Therapiezeit nach und nach verkürzen, bis die Behandlung Mitte April ganz eingestellt werden kann.

Wenn Sie die Behandlung in der Mitte des Winters beginnen und bereits unter leichten bis ausgeprägten depressiven Stimmungen leiden, ist es sinnvoll, mit einer täglichen Therapiezeit von fünfundvierzig bis sechzig Minuten anzufangen, die auf je eine Sitzung am Morgen und am Abend aufgeteilt wird. Erweist sich diese Dosis als zu hoch oder zu gering, können Sie Zeitpunkt und Dauer der Behandlung nach einer Woche problemlos ändern. Falls Nebenwirkungen auftreten, können Sie die Therapiedauer auf die minimale wirksame Dosis verkürzen. Möglicherweise reichen schon zwanzig Minuten am Tag. Das gleiche gilt, wenn Sie zwar gut auf die Behandlung reagieren, aber die Anfangsdosis von fünfundvierzig Minuten als lästig empfinden.

Wie wir eingangs erwähnt haben, ist umstritten, zu welcher Tageszeit die Behandlung am besten stattfinden sollte. Nach unserer Erfahrung kommt es in erster Linie darauf an, daß die Behandlung zu einer für Sie angenehmen Uhrzeit erfolgt. Wenn Sie die Behandlungen nicht problemlos in Ihren Tagesablauf einfügen können, sind Unregelmäßigkeiten vorprogrammiert und der Behandlungserfolg ist gefährdet.

Glücklicherweise scheint die Lichtbehandlung bei vielen Menschen unabhängig vom Verabreichungszeitpunkt gut zu wirken. Fühlen Sie sich frei, Behandlungen zu unterbrechen oder sie teils morgens, teils abends durchzuführen; alternativ dazu können Sie die gesamte benötigte Lichtdosis auch tagsüber aufnehmen, zum Beispiel während Sie im Büro sitzen. Manche Menschen stellen fest, daß sie mit einer morgendlichen Lichtbehandlung den ganzen Tag überstehen, andere brauchen später am Tag eine Extradosis Licht, um einen Energieabfall am Nachmittag oder Abend zu verhindern.

Mehrere Versuche sind die einzige Möglichkeit, eine für Sie optimale Routine zu finden. Angenommen, Sie haben mit dreißig Minuten am

Abend angefangen, weil es Ihnen zu dieser Zeit am besten paßt, der Behandlungserfolg läßt jedoch auf sich warten, dann ist es ratsam, zumindest einen Teil der Behandlung auf den Morgen zu verlegen, bevor Sie voreilig das Handtuch werfen. Oder andersherum: Wenn Sie die Lichtbehandlung zunächst am Morgen einplanen, dann aber feststellen, daß Ihnen die Zeit dafür fehlt und Sie Behandlungen auslassen, sollten Sie statt aufzugeben einen zweiten Versuch mit einer passenderen Zeit starten.

Letztlich hängt es vom verfügbaren Tageslicht, weniger von der Jahreszeit ab, wieviel Licht ein Patient gerade benötigt. Wenn der Himmel tagelang bedeckt ist, sind SAD-Symptome oft unvermeidlich – da nützt es wenig, daß eigentlich Sommer ist. Einige unserer Kollegen haben Lichtboxen in ihren Büros, die sie bei schlechtem Wetter einschalten – fast als hätten sie im Radio eine »SAD-Warnung« gehört. Menschen mit fensterlosen Büros und langen Arbeitstagen leiden andauernd unter Lichtmangel und sind chronisch erschöpft und deprimiert. Kein Wunder, daß manche von ihnen ihre Lichtboxen das ganze Jahr über einschalten – auch im Sommer.

Konsequente Durchführung der Behandlung

Um den anhaltenden Erfolg der Lichtbehandlung sicherzustellen, müssen die meisten Patienten sie fortsetzen, solange das natürliche Tageslicht nicht für sie reicht. Wenn Sie von November bis März SAD-Symptome verspüren, müssen Sie in dieser Zeit die Lichtbox wahrscheinlich täglich oder fast täglich nutzen. Es ist möglich, hie und da einen Tag auszulassen, ohne einen Rückfall zu riskieren. Sobald die Behandlung aber um mehr als einen Tag unterbrochen wird, kehren bei vielen Patienten die SAD-Symptome – schleichend oder Knall auf Fall – zurück. Wenn die Tage länger und heller werden, ist es ohne nachteilige Folgen möglich, mehrere Tage mit der Lichtbehandlung auszusetzen und ihre Dauer zu verkürzen. Trotzdem ist im Frühling, wenn das Wetter Kapriolen schlägt, Vorsicht geboten. Strahlender Sonnenschein und graue Regenwolken wechseln einander ab. Kaum denken Sie, daß Sie es für dieses Jahr geschafft haben, kehren die Probleme mit einem Schlag zurück. Werfen Sie also einen Blick auf den Himmel, bevor Sie Ihre Lichtbox wegpacken.

Wir haben weiter oben gesehen, daß manche Menschen die Lichtbehandlung einstellen können, sobald sich ihre Symptome gelegt haben. Wem dieses Glück unter welchen Umständen beschieden ist, läßt sich zur Zeit noch nicht sagen. Wir tippen aber darauf, daß nur die wenigsten Patienten so leicht davonkommen. In den meisten Fällen kehren die Symptome in der dunklen Jahreszeit früher oder später mehr oder weniger stark zurück.

Probleme lösen

Die Wirkung der Licht-Therapie stellt sich normalerweise innerhalb von vier Tagen ein. Was ist zu tun, falls diese Wirkung ausbleibt? Stellen Sie als erstes sicher, daß Sie die Lichtboxen richtig anwenden. Verwenden Sie ein geeignetes Gerät? Haben Sie es in Augenhöhe plaziert und halten Sie den richtigen Abstand zur Lichtbox ein? Verlagern Sie die Behandlung auf eine andere Tageszeit. Wenn die Therapie noch immer nicht oder nur teilweise anschlägt, wenden Sie sich an Ihren Arzt. Vor allem aber: Geben Sie nicht zu früh auf; in vielen Fällen stellt sich eine deutliche Verbesserung frühestens nach zwei Wochen ein.

Was ist zu tun, wenn die Therapie eine Weile lang hilft, ihre Wirkung im Lauf der Zeit aber nachläßt? Falls dieses Problem auftritt, so liegt das selten daran, daß die Wirkung des Lichts versagt. Meistens sind andere Gründe für den Stimmungsabfall verantwortlich: Möglicherweise haben sich Ihre Lebensumstände verändert, Sie erhalten weniger natürliches Tageslicht, Sie führen die Lichtbehandlung nicht konsequent durch oder die Leistungsfähigkeit der Leuchtstoffröhren hat nachgelassen. Gehen Sie allen diesen Möglichkeiten nach!

- Veränderte Lebensumstände:
  Haben Sie aus irgendeinem Grund mehr Streß? Haben sich berufliche oder private Veränderungen ergeben? Wenn ja, läßt sich Ihr Seelenzustand vermutlich durch den Abbau von Streßfaktoren verbessern.
- Weniger natürliches Tageslicht:
  Ist es draußen dunkler geworden? Eine Lichtbehandlung, die im November oder Dezember gut anschlägt, bringt in den dunkleren

Januar- oder Februartagen unter Umständen nur einen Teilerfolg. Zwar werden die Tage in diesen Monaten länger, sie sind aber oft wolkenverhangen und grau, so daß unter dem Strich weniger Licht vorhanden ist. Als Ausgleich dafür müssen Sie möglicherweise die Lichtmenge erhöhen oder zusätzliche Behandlungsformen in Betracht ziehen.

- Konsequente Durchführung der Behandlung:
  Haben Sie die Lichtbehandlung regelmäßig durchgeführt oder haben Ihre Bemühungen nachgelassen? Haben Sie die Behandlung an manchen Tagen übersprungen oder vorzeitig beendet? Verwenden Sie die Lichtbox richtig – sitzen Sie frontal zum Gerät, so daß Ihre Augen genügend Licht abbekommen?
- Nachlassende Leistungsfähigkeit der Leuchtstoffröhren:
  Wie alt sind die Leuchtstoffröhren in Ihrer Lichtbox? Nach längerem Gebrauch kann es sein, daß die Lampen eine niedrigere Lichtmenge abgeben und in ihrer Wirkung nachlassen. Wenn Sie das Gefühl haben, weniger gut auf die Behandlung zu reagieren als früher und die Leuchten in Ihrer Lichtbox älter als zwei Jahre sind, sollten Sie daran denken, sie zu ersetzen.

Mit den Reaktionen Außenstehender umgehen

Das Aufstellen einer großen Box, die einen Innenraum taghell erleuchtet, erregt sicherlich Aufmerksamkeit. Patienten, die ihre Lichtbox zu Hause oder am Arbeitsplatz einschalten, stellen fest, daß das helle Licht manche Menschen magisch anzieht, während andere es ablehnen und als störend empfinden.

Viele Patienten fürchten, als psychisch krank oder irgendwie seltsam zu gelten, wenn sie eine Lichtbox im Büro aufstellen. Die Reaktionen von Kollegen und Vorgesetzten fallen dabei sehr unterschiedlich aus. In den meisten Fällen wissen die Betroffenen selbst am besten, ob an ihrem Arbeitsplatz ein Klima der Toleranz herrscht und das Aufstellen einer Lichtbox ratsam ist. Möglicherweise stehen die Kollegen und Vorgesetzten in einer Werbeagentur oder im Gesundheitswesen den Therapieleuchten verständnisvoller und aufgeschlossener gegenüber als Menschen, die beim CIA oder im Pentagon arbeiten – das Aufstellen von Lichtboxen empfiehlt sich dort wahrscheinlich weniger. Trotzdem: Die meisten unserer Patienten waren überrascht, wie gut ihre Kollegen die Lichtbox und die Erkrankung, von der sie künden, akzeptiert haben. Vielleicht liegt das daran, daß die meisten Menschen wissen, daß die Jahreszeiten das Verhalten von Tieren beeinflussen können und daß ein Großteil der Bevölkerung selbst saisonale Veränderungen erlebt, wenn auch in einem geringeren Maße.

Fragen nach den Lichtboxen beantwortet man am besten sachlich und selbstverständlich. Oder mit Humor: Ein Student konterte die Frage seiner Zimmergenossen, wozu er die Lichtbox brauche, mit der Information, Experimente hätten ergeben, daß helles Licht bei Ratten konstant für einem Zustand sexueller Erregung sorge. Das brachte die meisten Frager zum Schweigen.

Viele Menschen erzählen, daß ihre Haustiere positiv auf das Therapielicht reagieren. Vor allem Katzen scheinen völlig fasziniert davor zu sitzen. Die beste Geschichte, die wir zu diesem Thema kennen, handelt von einer Katze und einem Wellensittich. Der Wellensittich kann seinen Käfig selbst öffnen. Sobald die Katze den freifliegenden Wellensittich erblickt, beginnt eine wilde Jagd, die damit endet, daß sich der Wellensittich eiligst in seinen Käfig zurückzieht und die Tür hinter sich zuschlägt. Ganz anders bei eingeschalteter Lichtbox: Ungeachtet der gefährlich nahen Katze verläßt der Wellensittich seinen Käfig und stolziert vor der Lichtbox herum. Die Katze ihrerseits ist von den Lichtern so hypnotisiert, daß sie jedes Interesse an der Jagd verloren hat.

Interessanter als die Reaktion von Haustieren allerdings ist die Reaktion der Krankenversicherer auf die Lichtboxen. In Deutschland und in der Schweiz ist es mittlerweile gängige Praxis, daß die gesetzlichen Krankenkassen und die Ersatzkassen die Kosten für die Lichtbox übernehmen, sofern ein entsprechendes ärztliches Rezept vorliegt. In Österreich ist dies leider noch nicht der Fall.

Neue Entwicklungen der Licht-Therapie

Dämmerungssimulatoren

Im Winter steh ich auf bei Nacht,
Wenn ich die Lampe angemacht.
Im Sommer aber – welche Plag –
Muß ich ins Bett am hellen Tag.
ROBERT LOUIS STEVENSON

Woran liegt es, daß Sie an einem Sommermorgen energiegeladen und voller Vorfreude auf einen schönen Tag aus dem Bett springen, während sich Ihr Körper an einem grauen Wintertag wie Blei anfühlt und Sie stundenlang weiterschlafen könnten, wenn die Welt Sie nur ließe? Wie weiß Ihr Körper, ob draußen die Sonne scheint oder der Himmel grau ist, noch bevor Sie einen Blick aus dem Fenster geworfen oder den Wetterbericht gehört haben? Dr. Michael Terman ist dieser Frage nachgegangen und hat dabei der Licht-Therapie eine aufregende neue Wendung gegeben. Ausgehend von seinen Grundlagenforschungen über den Biorhythmus bei Tieren erkannte Terman, daß die Übergangszeiten zwischen Tag und Nacht – Morgengrauen und Abenddämmerung – den Tagesrhythmus von Tieren wesentlich beeinflussen. Möglicherweise ist das Auge zu diesen Zeiten besonders lichtempfänglich. Terman stellte die Hypothese auf, daß auch Menschen im Morgengrauen empfänglicher als sonst auf Licht reagieren – so sehr, daß sie sogar auf die Wirkung der relativ geringen Lichtmenge ansprechen, die durch die geschlossenen Augenlider gelangt.

Um diese Hypothese zu testen, entwickelte Terman einen computergesteuerten Dämmerungssimulator. Das Gerät kann so programmiert werden, daß es zu einer voreingestellten Zeit das Licht einschaltet und die Lichtstärke langsam steigert, bis nach einer bestimmten Zeit die volle Lichtintensität erreicht ist. Lampenhersteller haben diese Idee aufgegriffen und äußerst handliche, gerade mal handtellergroße Geräte entwickelt, die elektronisch das Heraufziehen einer künstlichen Morgendämmerung steuern (siehe Abbildung 5). Für diese künstliche Morgendämmerung werden verschiedene Lichtquellen angeboten. Die einfachste von ihnen ist eine Nachttischlampe, die man mit der gewünschten Lichtstärke und -qualität ausstattet und in einem geeigneten Abstand zum Kopf des Schlafenden aufstellt. Dr. Michael Terman in New York und Dr. David Avery in Seattle, Washington, haben die Wirkung von Dämmerungssimulatoren auf Patienten analysiert und dabei festgestellt, daß sie sowohl die Symptome lindern als auch das Aufwachen am Morgen erleichtern. Nach Avery reagieren Patienten, die im Winter Mühe mit dem Aufwachen haben, auf die Behandlung mit einem Dämmerungssimulator besonders gut. Avery hat vor kurzem eine Replikationsstudie der ersten Studie durchgeführt und empfiehlt eine Dauer der künstlichen Morgendämmerung von eineinhalb bis zwei Stunden. Innerhalb dieser Zeit wird ein zunächst völlig dunkler Raum auf 250 Lux erhellt, gemessen direkt am Auge. Das entspricht in

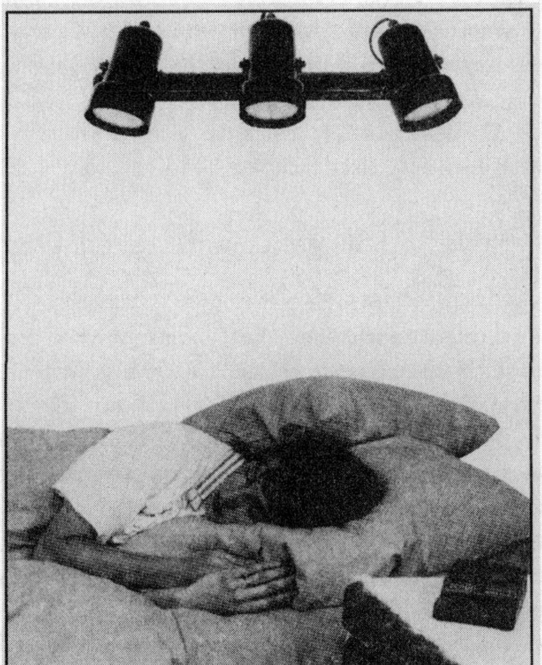

Abbildung 5: Ein Dämmerungssimulator.

etwa der Lichtmenge, der Ihre Augen ausgesetzt sind, wenn sie sich ungefähr in einem Meter Abstand zur Nachttischlampe befinden.

Es stellt sich die Frage, ob es nicht ebenso oder ähnlich wirksam wäre, anstelle eines Dämmerungssimulators eine Nachttischlampe mit einer Zeitschaltuhr zu verwenden, die sich eineinhalb bis zwei Stunden vor der Aufwachzeit einschaltet. Diese Frage ist noch nicht eingehend erforscht. Dr. Frederick Jacobsen fand bei einem nicht kontrollierten Experiment heraus, daß Patienten, die ungewöhnlich lange schlafen, mit weniger Schlaf auskommen, wenn sie eine Nachttischlampe mit Zeitschaltuhr verwenden. Wenn diese simple Installation tatsächlich Wirkung zeigt, so läßt sich damit viel Geld sparen, denn Dämmerungssimulatoren kosten zur Zeit etwa 300 DM. Es lohnt sich, zunächst die einfachere und weniger teure Möglichkeit (Nachttischlampe plus Zeitschaltuhr) auszuprobieren. Erweist sie sich als wirksam, brauchen Sie vielleicht keinen Dämmerungssimulator zu kaufen. Eigene Versuche mit dem Dämmerungssimulator, der täglich, auch im Sommer benutzt wird, haben gezeigt, daß damit das Aufwachen am Morgen sehr viel leichter fällt. Darüber hinaus läßt sich das Gerät leicht transportieren und man muß auch auf Reisen nicht auf den Simulator verzichten.

Licht-Therapie, wo Sie gehen und stehen: Der Lichthelm

Keine Frage: Lichtboxen schränken die Bewegungsfreiheit des Patienten während der Licht-Therapie ziemlich ein. Dr. Thomas Wehr und Dr. Stephen Leighton vom NIMH, Dr. George Brainard vom Jefferson Medical College und Dr. Rosenthal unternahmen deshalb den Versuch, ein tragbares, am Kopf befestigtes Therapiegerät zu entwickeln. Wäre es nicht phantastisch, dachten wir, wenn man während der Licht-Therapie herumlaufen und alle möglichen Dinge im Haus erledigen könnte? Zum Beispiel könnte eine Mutter, während sie ihre Lichtdosis erhält, mit den Kindern frühstücken und sie für die Schule fertig machen. Dieser Gedanke führte zur Entwicklung des Lichthelms, einem Gerät, das auf dem Kopf getragen wird und wie eine Baseballmütze aussieht, wobei in den Schirm über und vor den Augen die Lampen eingebaut sind (siehe Abbildung 6).

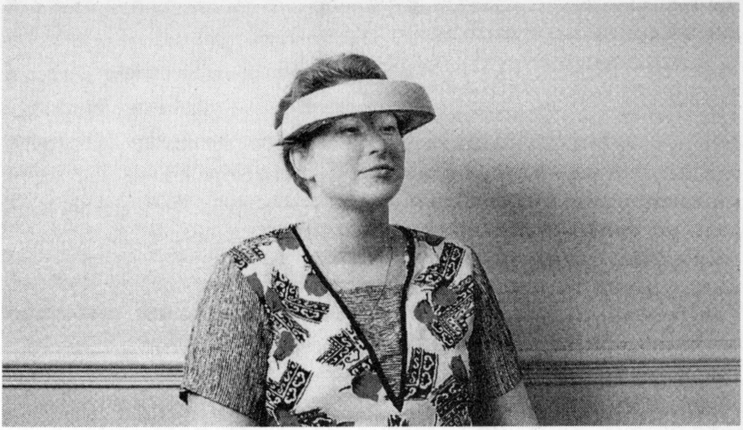

Abbildung 6. Der Lichthelm.

Der Lichthelm wurde seither laufend weiterentwickelt und in verschiedenen Forschungszentren an über 200 SAD-Patienten getestet. Die Ergebnisse dieser Studien lassen unterschiedliche Interpretationen zu. Zuerst die gute Nachricht: Ein hoher Prozentsatz von Patienten fühlte sich besser, nachdem der Lichthelm über einen Zeitraum von ein oder zwei Wochen dreißig bis sechzig Minuten am Tag getragen wurde. Bei über 50 Prozent der Patienten klangen die Symptome fast völlig ab. Das Problem bei der Interpretation der Ergebnisse bestand darin, daß der Therapieerfolg bei allen Patienten ähnlich war, obwohl sie Lichthelme mit sehr unterschiedlichen Lichtstärken (zwischen 30 Lux und 6000 Lux) getragen hatten. Dieses Ergebnis steht in völligem Widerspruch zu den Studien, die mit Lichtboxen durchgeführt wurden und eine klare Korrelation zwischen Therapieerfolg und Lichtstärke erkennen ließen.

Für das überraschende Ergebnis der Lichthelm-Studien gibt es zwei Erklärungen: Erstens besteht die Möglichkeit, daß der Lichthelm nichts als ein Placebo ist. Seine Heilkraft wäre demnach darauf zurückzuführen, daß die Patienten einen Behandlungserfolg erwartet oder auf nicht näher bestimmbare Weise auf die Unterstützung, die Ermutigung und das Interesse der Forscher reagiert haben. Zweitens kann es sein, daß die Ergebnisse mit dem geringeren Abstand zwischen Auge und Lichtquelle zu tun haben. Möglicherweise besteht beim Lichthelm eher die Möglichkeit, die Lichtmenge zu regulieren, die in das Auge eindringt, als bei einer Lichtbox, die das Licht aus einer größeren Entfernung abgibt. Es kann zum Beispiel sein, daß wir blinzeln, wenn das Licht sehr hell ist, und so die Lichtstärke am Auge begrenzen. Umgekehrt kann sehr gedämpftes Licht dazu führen, daß sich unsere Pupillen erweitern, so daß ein größerer Anteil des verfügbaren Lichts in das Auge gelangen kann. Möglicherweise liegt es an diesen Reaktionen, daß beim Lichthelm völlig unterschiedliche Lichtstärken ähnliche Behandlungsergebnisse bringen.

Lichtboxen sind klinisch besser erforscht als Lichthelme. Wenn Sie aber auf Bewegungsfreiheit während der Licht-Therapie Wert legen, ist der Lichthelm mit Sicherheit einen Versuch wert. Es empfiehlt sich, den Lichthelm vor dem Kauf erst einmal ein paar Wochen lang zur Miete zu testen oder eine Geld-Zurück-Garantie auszuhandeln, für den Fall, daß er sich nicht als hilfreich erweisen sollte.

Vorbeugen durch frühzeitige Lichtbehandlung

Der Niederländer Dr. Ybe Meesters und seine Kollegen haben die Literatur um die provozierende Idee erweitert, mit einer kurzen Lichtbehandlung zu Beginn der dunklen Jahreszeit ließe sich eine anhaltend antidepressive Wirkung für den Rest des Winters erzielen, auch wenn die Behandlung nicht fortgeführt wird. Die Wissenschaftler berichteten, bei einer kleinen Gruppe von SAD-Patienten habe eine nur fünftägige Licht-Therapie sofort nach Auftreten der ersten schwachen Depressionssymptome ausgereicht, um den Grad der Depression den ganzen Winter über niedrig zu halten. Eine frühere Patientin von uns hat an dieser experimentellen Behandlung teilgenommen und uns voller Begeisterung aus Holland angerufen, um von einem Winter ohne Depressionen zu berichten.

Obwohl dieser Ansatz erste interessante Ergebnisse gebracht hat und sicherlich nicht schaden kann, befindet er sich zur Zeit noch in einem sehr experimentellen Stadium. Die Termans an der Columbia University waren nicht in der Lage, die Untersuchung zu wiederholen; die meisten ihrer Patienten erlitten innerhalb weniger Wochen nach dem Einstellen der Behandlung einen Rückfall. Auch wir kennen viele Patienten, bei denen die frühzeitige Behandlung zu Winterbeginn Depressionen zu einem späteren Zeitpunkt nicht verhindern konnte. Die widersprüchlichen Erkenntnisse und Beobachtungen über die vorbeugende Wirkung einer frühzeitig durchgeführten Licht-Therapie müssen deshalb erst noch auf einen Nenner gebracht werden. Angesichts der raschen Fortschritte in der Erforschung der Licht-Therapie sind wir überzeugt, daß diese ungelöste Frage noch vor dem Erscheinen der nächsten Auflage dieses Buches beantwortet sein wird.

Zukunftsmusik: Lichträume

Mehrere Forscher sind der Möglichkeit nachgegangen, einen ganzen Raum so hell zu erleuchten, daß ein Patient darin herumgehen kann und eine therapeutisch wirksame Lichtstärke erhält, ohne in eine bestimmte Richtung blicken zu müssen. Meine Frau und ich haben das in unserem Schlafzimmer verwirklicht. Auf diese Weise können wir uns an dunklen Wintertagen und -abenden in unser Schlafzimmer zurückziehen und förmlich im Licht baden, ohne an einen Platz gefesselt zu sein. Ich kann mir den »Lichtraum« der Zukunft gut vorstellen: Per Computer schaltet sich zu einer programmierten Zeit ein schwaches Licht ein. Allmählich wird es heller und heller, bis es Zeit zum Aufstehen ist. Abends wäre der gleiche Raum zunächst sehr hell erleuchtet. Nach und nach wird es immer dunkler – eine perfekte Simulation der Abenddämmerung. Zusätzlich könnte man den Raum mit Dioramen ausstatten – plastischen Schaubildern von Seen und Wäldern. Wenn der Raum morgens heller wird, hätten Sie damit die Möglichkeit, eine Sonne über dem Horizont hinter dem See aufsteigen zu sehen; Vogelgezwitscher zu hören und Rehen beim Äsen zuzuschauen! Es gibt bereits solche Computerdioramen, auch wenn sie für die meisten von uns bisher unerschwinglich sind. Mit dem zunehmenden technischen

Fortschritt aber könnten sie Teil unseres Alltags werden. Damit wäre in der Zukunft eine sehr viel naturalistischere Form der Lichtbehandlung möglich als heute, die sich nahtlos in den Rest unseres Lebens einfügen wird.

Indirektes Licht

Kehren wir in die Gegenwart zurück und sehen wir uns eine prosaischere, aber sehr hilfreiche Strategie an, uns mit mehr Licht zu umgeben: indirektes Licht. Wir haben bisher Leuchtstoffröhren für die Licht-Therapie empfohlen. Es gibt jedoch keinen Grund anzunehmen, daß nicht auch normale Glüh- oder Halogenlampen für die Behandlung von SAD geeignet sind. Das Problem dabei ist, daß diese Lampen sehr viel Licht über kleine, sehr helle Glühfäden abgeben. *Wenn man direkt in diese Glühfäden schaut, kann das den Augen schaden.* Wird dagegen das Licht von einer großen Oberfläche reflektiert, so stellt das entstehende *indirekte Licht* kein Problem für die Augen dar. Sie erhalten diese Wirkung zum Beispiel, wenn sie eine Halogenleuchte auf eine weiße Wand richten oder wenn das Licht einer hellen Hängelampe von einem weißen Tischtuch reflektiert wird. Einige unserer Patienten sind mit solchen Maßnahmen gut gefahren.

Glühlampen haben den Vorteil, preiswert zu sein; ihre Nachteile sind aber nicht zu unterschätzen. Erstens besteht immer die Gefahr, daß Sie unabsichtlich in die Lichtquelle blicken und Ihre Augen schädigen. Zweitens wissen Sie weder, wieviel Licht Ihre Augen erreicht noch ob Ihr selbstgemachtes Konstrukt den therapeutischen Anforderungen entspricht. Abhilfe können Sie nur schaffen, indem Sie einen guten Belichtungsmesser kaufen und die Lichtstärke messen. Drittens gibt es für Glühlampen nicht die umfassende klinische Erfahrung und die reichhaltige wissenschaftliche Literatur wie für Leuchtstoffröhren. Viertens erzeugen Glühlampen mehr Wärme als Leuchtstoffröhren und verbrauchen mehr Strom, um die gleiche Lichtmenge zu generieren.

Angesichts dieser Nachteile raten wir dringend, für die Licht-Therapie professionelle Geräte zu verwenden, die mit Leuchtstoffröhren arbeiten. Indirektes Licht, das mit Glüh- oder Halogenlampen erzeugt wird, empfiehlt sich nur zur Verbesserung der allgemeinen Raumbeleuchtung. Der Nutzen einer helleren Raumbeleuchtung wird in Kapitel 7 diskutiert.

Ihr persönliches Therapieprogramm

Sie kennen jetzt die verschiedenen Möglichkeiten der Licht-Therapie. Im nächsten Schritt geht es darum, die für Sie geeignete Form der Licht-Therapie zu finden und diese in ein Gesamtprogramm zur Behandlung von SAD zu integrieren. Weitere Möglichkeiten, SAD zu behandeln, beschreiben Kapitel 7, 8 und 9. In Kapitel 10 sehen Sie an verschiedenen Beispielen, wie sich die unterschiedlichen Behandlungsmethoden in einen umfassenden Behandlungsplan integrieren lassen. Zur Entwicklung eines persönlichen Licht-Therapieprogramms brauchen Sie Kreativität. Lesen Sie dazu einen Brief, den mir eine Leserin der früheren Version dieses Buchs aus Albuquerque, New Mexico, geschrieben hat:

> Ich finde, Sie sollten darauf hinweisen, wie wichtig es ist, die Licht-Therapie den eigenen Bedürfnissen anzupassen (die von Fall zu Fall sehr unterschiedlich sein können). Dank der Licht-Therapie habe ich 1993 zum ersten Mal seit zehn Jahren einen Winter ohne Depressionen erlebt. ABER – ich verdanke das nicht etwa allein der Licht-Therapie!! Sie half mir zwar zu Herbstbeginn, als die Sonne noch ziemlich früh aufging. Sobald es aber morgens lange dunkel blieb, wirkte die Lichtbox nicht mehr – egal, wie lange oder zu welcher Tageszeit ich mich davor setzte. Ich las die gesamte verfügbare Literatur zum Thema – ohne Erfolg.
>
> Nachdem ich die Hoffnung fast schon aufgegeben hatte, fragte ich mich *selbst*, wo das Problem liegen könnte. Mir wurde bewußt, daß ich mich eigentlich danach sehnte, in Licht zu baden – wie im Sommer am Strand. Es war unbefriedigend für mich, bei normaler Raumbeleuchtung in relativer Dunkelheit vor einer einzelnen hellen Lichtquelle (der Lichtbox) zu sitzen. Ich ließ mich von diesem instinktiven Gefühl leiten und stellte in

> meinem Schlafzimmer zusätzlich zu meiner Lichtbox auch alle meine alten selbstgebastelten Lichtboxen auf (insgesamt acht Leuchtstoffröhren, die jeweils 1,20 Meter lang waren), die mir in früheren Wintern mehr schlecht als recht geholfen hatten (wenn ich vier Stunden am Tag davor saß!). Ich tauchte morgens in das Licht ein – und meine Stimmung hellte sich schlagartig auf. Das blieb den ganzen Winter über so. (Woran ich erkenne, daß ich meine Dosis erhalten habe? Meine Hände kribbeln! Ich fühle mich wie aufgeladen.)

Diese Frau schildert auch ihre Erfahrungen mit Ärzten, die ihren Symptomen keine Bedeutung beimaßen oder Behandlungsformen vorschlugen, die die Ernsthaftigkeit ihrer Winterprobleme außer acht ließen:

> Ich hoffe, daß die hiesigen Ärzte in naher Zukunft nicht mehr sagen werden: »SAD in Albuquerque. Das gibt's nicht. Hier ist es doch sonnig.« Lesen die denn keine Fachliteratur?

Und weiter:

> Mißtrauen Sie Ärzten, die Ihnen weismachen wollen, es würde reichen, wenn Sie »eine Stunde täglich nach draußen gehen«, mehr Lampen aufhängen usw. Mehrere Psychiater sind mir mit solchen Ratschlägen gekommen – und natürlich haben sie nicht geholfen. Ich habe mir alles, was ich tun muß, selbst angelesen oder in meiner Selbsthilfegruppe gelernt.

Diese Frau hat erkannt, wie wichtig es ist, die Verantwortung für ihre Behandlung zu übernehmen und sich nicht ausschließlich auf ihre Ärzte zu verlassen. Wir sind glühende Verfechter der Idee, daß Patienten sich nicht darauf beschränken sollen, einen Arzt zu konsultieren, sondern sich auch selbst über ihre Krankheit und deren Behandlungsmöglichkeiten informieren und mit Intelligenz und Kreativität nach Abhilfe suchen. Vor diesem Hintergrund haben wir dieses Buch geschrieben.

7

Licht-Therapie ist nicht alles: Weitere Behandlungsmethoden

Obwohl die Licht-Therapie den meisten Menschen mit SAD hilft, kann sie das Problem nicht immer vollständig lösen. Manche Schwierigkeiten dauern weiter an, wenn auch in einem geringeren Ausmaß. Viele Menschen stellen fest, daß die Licht-Therapie ihr Befinden enorm verbessert; trotzdem fühlen sie sich im Winter weiterhin schlechter als im Sommer. Glücklicherweise gibt es eine Reihe von anderen Methoden, Winterdepressionen – und Depressionen zu jeder anderen Jahreszeit – zu lindern.

Der erste Schritt: SAD als Krankheit verstehen

SAD ist heute ein etabliertes Krankheitsbild. Betroffene können dadurch ihren Problemen mit neuem Verständnis begegnen. Das Wissen, daß SAD eine Krankheit ist, ist relativ neu. Lange Zeit mußten SAD-Patienten damit leben, ihre Schwierigkeiten nicht richtig einschätzen zu können und von ihrer Umgebung mißverstanden zu werden. Eine klassische Depression – die Form der Depression, bei der die Mediziner davon ausgehen, daß sie von »innen heraus« kommt und die deshalb endogene Depression heißt – äußert sich typischerweise durch Appetitlosigkeit, Gewichtsverlust und Schlafstörungen. Menschen, die unter einer endogenen Depression leiden, sind oft völlig aus der Bahn geworfen, hegen ernsthafte Suizidgedanken und müssen in vielen Fällen stationär behandelt werden. Verglichen mit einer klassischen Depression verläuft SAD im allgemeinen weniger dramatisch. SAD-Patienten können privat und beruflich halbwegs funktionieren, wenn auch deutlich weniger effizient als in anderen Jahreszeiten. Eine stationäre Behandlung ist nur selten erforderlich. SAD-Patienten legen häufig ein anderes Eß- und Schlafverhalten an den Tag als Menschen, die unter klassischen Depressionen leiden: Sie neigen dazu, mehr zu essen, Kohlenhydrate zu bevorzugen und im Winter zuzunehmen. Ihr Energieniveau ist sehr niedrig, und sie fühlen sich oft erschöpft, schwerfällig und niedergedrückt. Sie ziehen sich zurück und wollen allein gelassen werden.

Da die SAD-Symptome ebenso sehr mit körperlichen wie mit seelischen Problemen verbunden sind, wenden sich die Betroffenen eher an ihren Hausarzt oder Internisten als an einen Psychiater oder Therapeuten. Sie werden deshalb häufig auf Krankheiten wie Schilddrüsenunterfunktion, Unterzuckerung oder chronische Virusinfektionen (zum Beispiel den Epstein-Barr-Virus) hin untersucht. Fallen diese Untersuchungen negativ aus, wie das meistens der Fall ist, weiß der Arzt oft nicht weiter: Er versäumt es, eine SAD-Diagnose zu stellen, oder er kennt die dafür vorgesehene Behandlung nicht. Manche Ärzte geben in einem solchen Fall zu, daß sie mit ihrem Latein am Ende sind. Andere vermitteln dem Patienten das Gefühl, er würde seine Schwierigkeiten überbewerten. Dadurch entsteht bei einem Patienten leicht der Eindruck, er bilde sich sein Problem nur ein: Schließlich sind alle Tests negativ verlaufen. Er fühlt sich selbst für seine mißliche Lage verantwortlich. Wenn der Arzt nicht helfen kann, muß der Patient die Lösung finden. *Denken Sie daran: Bisher gibt es keinen Labortest für SAD. Die Diagnose wird ausschließlich aufgrund der Krankengeschichte erstellt.*

Bevor SAD als Krankheit anerkannt war, hatten Psychiater oft Probleme zu verstehen, was los war. Schließlich waren die Patienten trotz ihrer Depressionen nicht funktionsunfähig; sie konnten immer noch arbeiten und ihren Alltag so recht und schlecht bewältigen. Viele Psychiater sahen das Problem deshalb als »neurotische« Reaktion auf psychologische Konflikte oder auf Schwierigkeiten, mit Herausforderungen des Lebens fertigzuwerden.

Viele der Patienten uns erzählt, wie schuldig sie sich fühlen, in den Wintermonaten nicht die gewohnte Leistung zu bringen und an sie gestellte Anforderungen nicht erfüllen zu können. Versuche, diese Unfähigkeit durch psychologische Faktoren wie Kindheitstraumata,

Konflikte oder die Reaktion auf einen wiederkehrenden Jahrestag zu erklären, haben nichts gebracht – sondern, schlimmer noch, den Patienten das Gefühl gegeben, einmal mehr gescheitert zu sein. Die Erklärung, saisonale Probleme seien eine ungewöhnliche oder übertriebene Reaktion auf physikalische und klimatische Veränderungen, leuchtet intuitiv ein. Schließlich verändern Pflanzen und Tiere sich mit den Jahreszeiten, warum also nicht auch der Mensch? Dieser Gedanke befreit unsere Patienten oft von dem Schuldgefühl, selbst für ihre Symptome verantwortlich zu sein. Sie erhalten eine schlüssige Erklärung für ihre Stimmungsschwankungen und ihr verändertes Verhalten im Winter, und das macht die Sache für sie leichter.

Die Erklärung, die übertriebene Reaktion auf die Jahreszeiten und die daraus resultierenden Symptome seien auf eine Störung der Gehirnchemie zurückzuführen, ist ein Beispiel für das sogenannte »medizinische Modell«. Nach diesem Modell werden Störungen der Gehirnfunktion wie Störungen jedes anderen Organs betrachtet – zum Beispiel der Bauchspeicheldrüse bei Diabetes. So wie der Diabetiker nicht genügend Insulin produziert, produziert der SAD-Patient bei Lichtmangel nicht die korrekte chemische Reaktion. Und so wie die Injektion von künstlichem Insulin Diabetes-Symptome unter Kontrolle halten kann, kann helles Licht SAD-Symptome unter Kontrolle halten. Das medizinische Modell bewirkt, daß depressive Symptome nicht mehr als charakterliche Mängel gesehen werden, für die ein Betroffener irgendwie verantwortlich ist, sondern als die gesundheitlichen Beschwerden, die sie wirklich sind. Viele Menschen hatten vor der SAD-Diagnose das Gefühl, faul, schlecht oder unreif zu sein. Allein das Wissen, eine Krankheit zu haben, für die es einen Namen, eine Erklärung und wirksame Behandlungsmethoden gibt, bringt einen therapeutischen Nutzen.

Darüber hinaus ist es für die Betroffenen tröstlich zu wissen, daß sie ihr Leben trotz der SAD-Symptome kontrollieren können. Behandlungsformen wie die Licht-Therapie und andere Möglichkeiten, SAD-Symptome zu bekämpfen, nehmen ihnen das Gefühl, Opfer des Schicksals zu sein, und geben ihnen die Chance, die Dinge selbst in die Hand zu nehmen. Menschen, die daran gewöhnt waren, im Winter nur auf Sparflamme zu laufen, können jetzt rund um das Jahr damit rechnen, produktiv zu sein. In manchen Fällen erlaubt dies langfristige Pläne, an die bisher nicht zu denken war: zum Beispiel das Abitur nachzuholen oder sich selbständig zu machen.

Fassen wir zusammen: Der Nutzen zu wissen, daß man unter SAD leidet und daß Licht Depressionen entgegenwirkt, geht weit über die unmittelbare Linderung der Symptome hinaus. Die Art und Weise, wie Betroffene über Probleme, zukünftige Perspektiven und Lösungsmöglichkeiten denken, verändert sich. Das Wissen, daß SAD eine behandelbare Krankheit ist, kann deshalb eine befreiende Erfahrung sein, die sich im Lauf der Jahre immer wieder auszahlt.

SAD ernst nehmen

Zu verstehen, daß Sie SAD haben, ist das eine. Viel schwieriger ist es zuzugeben, in welchem Ausmaß SAD Ihr Leben prägt: Es beeinflußt Ihre Fähigkeit, glücklich oder produktiv zu sein. Einige unserer Patienten haben nach der SAD-Diagnose mehrere Winter lang unnötig gelitten, weil sie den Befund nicht akzeptieren konnten. Eine Patientin, die dazu neigte, ihre Gesundheit hintanzustellen, versäumte es zwei Winter über, sich regelmäßig vor die Lichtbox zu setzen. Erst im Rahmen einer parallel durchgeführten Psychotherapie lernte sie zu akzeptieren, daß sie auf ihre Gesundheit achten muß. Als sie ihre Krankheit und deren Wirkung auf ihr Leben endlich angenommen hatte, erlebte sie den besten Winter ihres Lebens.

Patienten, die ihre SAD-Erkrankung ernst nehmen, müssen ihr Leben manchmal einschneidend verändern, um sich das Alltagsleben im Winter zu erleichtern. Die Behandlung einer SAD-Patientin zum Beispiel wurde sehr durch die Tatsache erschwert, daß sie jeden Tag viele Stunden im Auto verbringen mußte, um zur Arbeit zu fahren und ihre Kinder herumzuchauffieren. Diese weiten Wege waren nicht nur sehr stressig, sondern hinderten sie auch daran, regelmäßig Sport zu treiben und die Lichtbehandlungen im erforderlichen Umfang durchzuführen. Bei der Analyse ihrer Lebensumstände stellte sich heraus, daß ihr ein kürzerer Weg zum Arbeitsplatz und zu den Freizeitaktivitäten und Freunden der Kinder das Leben sehr viel leichter machen würde. Die Patientin nahm das Problem ernst, sprach mit ihrem Mann darüber und konnte ihn davon überzeugen, ihr geliebtes Haus zu verkaufen und umzuziehen. Ich bin sicher, in den kommenden Wintern wird sich diese Lebensveränderung für die Patientin und ihre Familie auszahlen. Die Geschichte einer anderen SAD-Patientin, Sara, in Kapitel 10 zeigt ebenfalls die Wichtigkeit, ja Notwendigkeit, SAD-Symptome ernst zu nehmen und entsprechend zu handeln.

Die Umwelt verändern

Mehr Licht

Das Licht entfaltet seine Heilkraft nicht nur bei der Licht-Therapie, sondern in jeder hellen Umgebung. Manche Menschen stellen mehrere Lichtboxen in verschiedenen Räumen auf. Auf diese Weise erhalten sie mehr Licht, ohne unter dem Gefühl zu leiden, an einen Platz gefesselt zu sein. Es ist nicht immer von entscheidender Bedeutung, daß das Licht aus Spezialboxen kommt. Oft hilft es schon, für eine hellere Beleuchtung zu Hause oder am Arbeitsplatz zu sorgen, selbst wenn Sie dazu einfach mehr Deckenleuchten einbauen oder einen Raum mit zusätzlichen Stehleuchten ausstatten.

Die Lichtverhältnisse in Innenräumen lassen sich durch eine Reihe einfacher bis aufwendiger Veränderungen verbessern: zum Beispiel durch das Schneiden von Hecken oder tiefhängenden Baumästen vor Fenstern oder durch den Einbau von Dachflächenfenstern. Ein interessantes neues Produkt sind Aluminiumröhrenfenster, die von der Oberkante des Daches bis zur Unterkante der Decke reichen. Sie bringen nicht nur zusätzliches Tageslicht in die Innenräume, sondern vermitteln darüber hinaus das Gefühl, dem Sonnenlicht oder sogar dem Mondschein ganz nahe zu sein. Auch leuchtende Farben und helle Oberflächen der Möbel heben die Stimmung. Dunkle Holzverkleidungen lassen sich durch helle Tapeten ersetzen. Kissen und Vorhänge liefern gelbe und orange Farbtupfen; weiße oder naturfarbene Teppiche und Möbel vermitteln eine Atmosphäre von Ferien im Süden. SAD-Patienten, die ein neues Haus kaufen, sollten auf die Größe der Fenster und die Ausrichtung der Räume achten.

Aktivitäten im Freien verbinden das Angenehme mit dem Nützlichen. Ein Spaziergang im Schnee an einem sonnigen Wintertag ist ebenso angenehm wie therapeutisch. Dr. Anna Wirz-Justice in der Schweiz hat die Wirkung des natürlichen Tageslichts systematisch analysiert und festgestellt, daß Morgenspaziergänge SAD-Patienten besonders gut tun. Viele unserer Patienten sagen, daß das Licht, das vom Schnee reflektiert wird, einer der Gründe ist, warum sie so gern Skifahren. Manche SAD-Patienten übernehmen freiwillig die Abendschicht, um tagsüber soviel Zeit wie möglich draußen in der Sonne verbringen zu können. Das andere Extrem bilden SAD-Patienten, die – wie ein in Hawaii ansässiger Psychiater feststellen mußte – Symptome entwickeln, weil sie *nicht* hinaus in die Sonne gehen, obwohl sie praktisch das ganze Jahr über scheint. Nach seinen Aussagen reicht die Lichtmenge, die die Patienten abbekommen, wenn sie tagsüber mehr Zeit im Freien verbringen, schon aus, um depressive Symptome unter Kontrolle zu halten.

Wenn Sie der Lichtmenge und -qualität in Ihrer Umgebung erst einmal Beachtung schenken, werden Ihnen alle möglichen Wege einfallen, quasi im Vorbeigehen mehr Licht zu erhalten. Die zusätzliche Lichtaufnahme wird Ihnen helfen, sich wohler und munterer zu fühlen.

Wärme

Viele Patienten haben mir erzählt, daß ihnen Wärme in Verbindung mit Licht hilft, SAD-Symptome zu bekämpfen. Sie fühlen sich im Winter besser, wenn sie die Heizung aufdrehen, Heizdecken verwenden oder heißen Tee trinken. Obwohl diese Strategie nicht wissenschaftlich untermauert ist, kann sie helfen und auf keinen Fall schaden. Wir wissen, daß bei Tieren neben dem Tageslicht auch die Temperatur die saisonalen Rhythmen beeinflußt.

Winterurlaub

Ein Winterurlaub im Süden verbindet auf das angenehmste helles Licht und warme Temperaturen. Viele unserer Patienten wissen, daß ihnen – wenn sie die Wahl haben – ein Winterurlaub besser bekommt als ein Urlaub im Sommer. Im Januar können zwei Wochen in einem sonnigen Klima die schlimmste Zeit des Winters wohltuend unterbrechen. Es gibt eine Fernsehwerbung, bei der ein Mann am ersten Ferientag trübsinnig an einem Strand in Jamaika steht, am nächsten Tag etwas vergnügter aussieht und am dritten Tag vor Glück strahlt. Genau so geht es SAD-Patienten! Das natürliche Sonnenlicht des Südens scheint besser zu wirken als jede Licht-Therapie im Norden. Statt sich in Florida oder Hawaii in die Sonne zu legen, haben einige unserer Patienten abenteuerliche Reisen zum Beispiel in die Antarktis (wo die Tage in der Zeit, in der es in der nördlichen Hemisphäre Winter ist, sehr lang sind) oder zu den Galapagos-Inseln unternommen – der Heileffekt war der gleiche. Leider ist diese positive Entwicklung meist von kurzer Dauer; wenn ein Patient aus dem Urlaub zurückkommt, muß er die Licht-Therapie normalerweise wieder aufnehmen. Bei manchen Menschen stellt sich aufgrund der plötzlichen Sonneneinwirkung mitten im Winter die gleiche Überreizung wie im Sommer ein. Es ist wichtig zu wissen, daß diese Möglichkeit besteht und daß man sich dann der Sonne weniger aussetzen darf.

Umzug in den Süden

Einige unserer Patienten haben eine dramatischere Lösung als die oben genannten gewählt und ihren Wohnsitz in sonnigere Gegenden verlegt. Ein Beispiel dafür ist Sara, deren SAD-Geschichte ausführlich in Kapitel 10 geschildert wird. Den meisten Patienten, die sich für einen Klimawechsel entscheiden, bekommt ein solcher Umzug gut. Sie fühlen sich tatkräftiger und ihr Energiehaushalt ist das ganze Jahr über ausgeglichener. Natürlich kommt es bei einem so radikalen Ortswechsel neben dem Klima auf viele andere Faktoren an. Es ist zu überlegen, ob das Leben in einem sonnigeren Klima es wettmacht, alle Vorteile des jetzigen Lebensstils aufzugeben – die Nähe von Freunden und Familie, den Arbeitsplatz, das kulturelle Angebot usw. Natürlich muß man die Vor- und Nachteile eines solchen Umzugs sorgfältig abwägen. Wenn Sie einen Umzug in den Süden ernsthaft in Betracht ziehen, sollten Sie die folgenden Punkte bedenken:

- Wie gut lassen sich Ihre SAD-Symptome durch Licht-Therapie und andere Behandlungsmethoden kontrollieren?
- Werden Sie sich in dem neuen Klima im Winter wirklich besser fühlen? Bevor Sie sich für einen Umzug entscheiden, empfiehlt es sich, das bei einem Besuch im Winter auszutesten.
- Wie sind die Wetterverhältnisse in dem neuen Ort im Winter? Auch in einer südlichen Gegend kann es sein, daß die Sonne im Winter die meiste Zeit von Wolken verdeckt wird.
- Wie ist in dem neuen Ort das Wetter im Sommer und wie reagieren Sie auf Hitze und Feuchtigkeit? Stellen Sie sicher, daß Sie durch den Umzug nicht vom Regen in die Traufe kommen.

Diät und Bewegung

Diät und Bewegung sind für SAD-Patienten ein wichtiges Thema: Sie können nicht nur die Stimmung heben, sondern auch das körperliche Wohlbefinden verbessern. SAD-Patienten nehmen im Winter oft zu, weil sie zu viel essen und sich gleichzeitig zu wenig bewegen. Auch wenn die meisten Patienten im Sommer leicht wieder abnehmen, besteht die Gefahr, daß mit jedem Jahr ein paar Pfunde mehr auf den Hüften zurückbleiben. Langsam aber sicher kann das zu Übergewicht führen. Die Forschung zeigt, daß Übergewicht, das durch ständiges Zu- und Wiederabnehmen entstanden ist, besonders gesundheitsschädlich ist. Nach meiner Erfahrung ist die Licht-Therapie trotz all ihrer Vorteile oft mit Enttäuschungen für die Patienten verbunden, die hoffen, daß sie ihre überschüssigen Pfunde automatisch verlieren, sobald sie sich besser zu fühlen beginnen. SAD-Patienten sollten deshalb Diät und Bewegung in ihr tägliches Gesundheitsprogramm einbauen. Die Aspekte, die Sie dabei berücksichtigen müssen, und die zu erwartenden Vorteile diskutiert dieser Abschnitt.

Bewegung

Es zeigt sich immer deutlicher, daß Ausdauertraining bei Menschen, die unter Depressionen leiden, die Stimmung verbessern kann. Diese antidepressive Wirkung läßt sich bei SAD-Patienten noch steigern, wenn man Sport mit Lichtexposition verbindet – sei es beim Joggen im Freien oder beim Training auf einem Ergometer oder einer Langlaufmaschine vor einer Lichtbox. SAD-Patienten, die versuchen, nur mit Sport – ohne eine begleitende Licht-Therapie – über den Winter zu kommen, bringen typischerweise nicht die Willenskraft auf, das Bewegungsprogramm den ganzen Winter über durchzuhalten. Die Kombination von Bewegung und Licht-Therapie dagegen funktioniert oft besser als eine der beiden Behandlungen für sich allein. Sport bringt natürlich zusätzlich den Effekt des Abnehmens; zumindest aber kann er die gefürchtete Gewichtszunahme im Winter verhindern.

Den meisten SAD-Patienten tut Sport gut. Dabei ist es am wichtigsten für Sie, eine Sportart auszuwählen, die Ihnen wirklich Spaß macht: schnelles Gehen (Walking) und Wandern, Schwimmen, Laufen, Radfahren, Langlauf oder Aerobic. Wenn Sie eine Sportart nur aufgrund ihrer aeroben Wirkung oder ihres therapeutischen Werts auswählen, ohne Freude daran zu finden, ist die Wahrscheinlichkeit gering, daß Sie auch langfristig dabeibleiben werden. Eine gute Hilfe ist ein gleichgesinnter Trainingspartner – als moralische Unterstützung und zur gegenseitigen Motivation.

Wenn Sie abnehmen wollen, müssen Sie Ihren Stoffwechsel in Gang bringen, um Kalorien schneller zu verbrennen. Das läßt sich zum Beispiel durch intensives Ausdauertraining erreichen, besonders wenn Sie es über längere Zeit hinweg (mindestens zwanzig Minuten) durchhalten. »Fettverbrennende« Bewegung bringt zusätzlich den Vorteil, daß Sie auch noch einige Zeit nach dem Sport mehr Kalorien verbrennen als normal, weil Ihr Stoffwechsel eine Weile braucht, um wieder eine ruhige Gangart einzuschlagen. Eine andere Möglichkeit, den Stoffwechsel auf Trab zu bringen, besteht darin, durch Bewegung Fett in Muskeln umzuwandeln, zum Beispiel durch regelmäßiges Hanteltraining. Muskelzellen verbrauchen mehr Energie als Fettzellen – Ihre Muskeln wirken wie eine Kalorienverbrennungsanlage. Indem Sie mehr Muskelgewebe aufbauen, erhöhen Sie den Stoffwechsel. Sie verbrauchen Kalorien schneller, auch wenn Sie nichts tun.

Diät

Leider gleicht Bewegung allein meistens nicht die Gewichtszunahme aus, mit der SAD-Patienten wegen ihrer Hungeranfälle und ihrer Gier nach Süßigkeiten und Kohlenhydraten zu kämpfen haben. Eine Diät kann deshalb unumgänglich sein – auch wenn das niemand gerne hört. Immerhin gibt es für SAD-Patienten heute zwei vielversprechende Diätansätzen. Mit ihrer Hilfe läßt sich die Gewichtszunahme während der Wintermonate auf ein Minimum beschränken; hin und wieder kommt es sogar vor, daß SAD-Patienten im Winter damit *abnehmen*.

Die zwei folgenden Diättypen sind unserer Meinung nach am besten für SAD-Patienten geeignet:

- Die Heller-Diät für kohlenhydratabhängige Patienten (The Carbohydrate Addict's Diet) und
- die Paläolithische Diät, die auf die Ausgewogenheit kohlenhydrathaltiger und eiweißhaltiger Nahrungsmittel setzt.

Bevor wir diese Diäten im einzelnen vorstellen, möchten wir Ihnen von einigen bekannten Fastenkuren abraten, die für Menschen mit Heißhunger auf Kohlenhydrate alles andere als hilfreich sind: Diäten, die den Verzehr von Kohlenhydraten streng beschränken. Diese Diäten funktionieren eine Zeitlang recht gut: Wenn Sie nicht genügend Kohlenhydrate zu sich nehmen, sind Sie nämlich nicht in der Lage, die anderen Hauptnahrungsmittel – Eiweiß und Fett – zu verwerten. In anderen Worten, die Kalorien, die sie während einer solchen Diät essen, landen nicht auf Ihren Hüften, sondern werden über den Urin in Form von »Ketonen« wieder ausgeschieden. Ketone sorgen kurzfristig für ein weniger starkes Hungergefühl, erleichtern die Einhaltung der Diät und möglicherweise werden Sie Ihre Pfunde relativ einfach und schnell los. Auf lange Sicht aber wird das Verlangen nach Kohlenhydraten die Oberhand gewinnen, und das verlorene Gewicht stellt sich meist rasch wieder ein. Ein Beispiel für eine kohlenhydratreduzierte Diät ist die Scarsdale-Diät.

Andere Diäten, die Kohlenhydrate – aber auch Eiweiße und Fette – streng beschränken, sind sogenannte Formula-Diäten zur schnellen Gewichtsabnahme: Trockenmischungen, die Sie mit Wasser zu Getränken oder Suppen anrühren. Auch mit solchen Diäten nehmen Sie das gerade abgenommene Gewicht (und mehr) fast immer im Handumdrehen wieder zu. Der »Jojo«-Effekt solcher Diäten ist sowohl frustrierend als auch ungesund.

Der Schlüssel zu einer erfolgreichen Diät liegt darin, daß Sie sie über längere Zeit hinweg relativ problemlos durchhalten können. Die beiden im folgenden besprochenen Diätansätze erfüllen diese Anforderung. Allerdings: Weil die verschiedenen Ansätze je nach Patient zu unterschiedlichen Ergebnissen führen, ist es wichtig, daß Sie den für *Sie* richtigen Ansatz herausfinden. Und noch ein Rat: Geben Sie den Gedanken an eine Diät nicht gleich nach dem ersten oder zweiten Fehlschlag auf. Lassen Sie sich nicht beirren und probieren Sie einfach die andere der beiden vorgestellten Diäten aus.

Die Heller-Diät für kohlenhydratabhängige Patienten

Eine Diät, die hauptsächlich auf Kohlenhydrate setzt, ist die Heller-Diät für kohlenhydratabhängige Patienten. Sie wurde von zwei Forschern entwickelt, die von sich selbst sagen, sie seien süchtig nach Kohlenhydraten: Dr. Rachael Heller und Dr. Richard Heller von der Mount Sinai School of Medicine in New York City. (Die Hellers haben ein sehr empfehlenswertes Buch über ihre Diät geschrieben, das unter »Weiterführende Literatur« genannt ist.) Die Entwicklung der Heller-Diät basiert auf den persönlichen Erfahrungen von Rachael Heller. Ihr war aufgefallen, daß sie ohne richtiges Frühstück tagsüber ein weniger drängendes Verlangen nach Kohlenhydraten verspürt als nach einem kohlenhydratreichen Frühstück. Diese Beobachtung führte zu einer der Fragen, anhand derer sie feststellt, ob das Verlangen eines Patienten nach Kohlenhydraten überhöht ist: Wann fällt es Ihnen leichter, es ohne Snacks bis zum Mittagessen zu schaffen? An Tagen, an denen Sie nicht gefrühstückt oder höchstens eine Tasse Kaffee getrunken haben? Oder an Tagen, an denen Sie ein komplettes, kohlenhydratreiches Frühstück aus Müsli, Früchten und Toast zu sich genommen haben? Wenn Sie ohne Frühstück leichter auf eine vormittägliche Zwischenmahlzeit verzichten können, sind Sie sehr wahrscheinlich süchtig nach Kohlenhydraten. Einen ausführlicheren Test dazu finden Sie in dem Buch der Hellers. Nach unserer Erfahrung brauchen die meisten SAD-Patienten allerdings keinen Test, um diese Frage zu beantworten. Sie kennen ihre unbezähmbare Gier nach Kohlenhydraten nur allzu gut.

Aus ihren wissenschaftlichen Beobachtungen schlossen die Hellers, daß es für Kohlenhydrate-Fans sehr schwierig ist, bei einer Mahlzeit oder Zwischenmahlzeit den Anteil kohlenhydratreicher Nahrungsmittel gering zu halten. Im Gegensatz zu anderen Menschen, die mit Kohlenhydraten in Maßen zufrieden sind, sind Kohlenhydrate-Fans süchtig: Die Substanz, nach der sie süchtig sind, stimuliert und verstärkt ihre Sucht. Aufgrund dieser Beobachtung empfehlen die Hellers ihren Patienten, *während eines Großteil des Tages* geringe Mengen kohlenhydratreicher Nahrungsmittel zu essen, sich aber einmal täglich eine »Schlemmermahlzeit« zur Belohnung zu gönnen. Bei dieser Mahlzeit dürfen sie soviele kohlenhydratreiche Nahrungsmittel zu sich nehmen wie sie wollen – vorausgesetzt, sie werden innerhalb einer Stunde und zusammen mit anderen Arten von Nahrungsmitteln verspeist. Für alle anderen Mahlzeiten und Zwischenmahlzeiten empfehlen die Hellers Kohlenhydrate-Fans, ihren Verzehr von Kohlenhydraten mit einem hohen glykämischen Index, also solchen, die sehr schnell Zucker in den Blutkreislauf abgeben (siehe Tabelle 6), bewußt zu beschränken: Ihrer Erfahrung nach fördern solche Kohlenhydrate das Risiko von unkontrollierbaren Heißhungeranfällen zusätzlich.

Sie sehen: Die Hellers sind der Meinung, daß man Kohlenhydrate-Fans (oder -Süchtigen) ermutigen sollte, ihrem Heißhunger bis zu einem gewissen Grad nachzugeben. Ihr Forschungsansatz erkennt an, wie tröstlich es für Kohlenhydratabhängige ist zu wissen, daß ihre nächste kohlenhydratreiche Mahlzeit oder Zwischenmahlzeit in nicht allzu weiter Ferne liegt. Allerdings raten die Hellers, die Kohlenhydratezufuhr auf eine Mahlzeit am Tag zu beschränken. Sie sind überzeugt, daß eine Verteilung der Kohlenhydrate auf den ganzen Tag die Abhängigkeit zusätzlich verstärken und das Einhalten der Diät erschweren würde. Es gibt – hier nicht vorgestellte – Ansätze, die dazu raten, als Zwischenmahlzeit Nahrungsmittel mit einem hohen glykämischen Index zu bevorzugen, zum Beispiel Süßigkeiten oder Plätzchen, um die Serotoninsynthese im Gehirn zu fördern, die ihrerseits Sättigungsgefühle hervorruft. Die Hellers gehen von einem anderen theoretischen Ansatz aus. Ihre Diätvorschriften stützen sich darauf, daß Kohlenhydrate die Produktion von Insulin in der Bauchspeicheldrüse anregen und die Insulinausschüttung den Blutzuckerspiegel senkt. Nahrungsmittel mit einem hohen glykämischen Index führen zu einer rascheren Ausschüttung von Insulin und damit zu einem stärkeren Abfallen des Blutzuckerspiegels. Das Absinken des Blutzuckerspiegels heizt nach Auffassung der Hellers die Gier nach Kohlenhydraten erneut an: Der Körper versucht, den Blutzuckerspiegel wieder auf ein normales Maß zu bringen. Die Hellers stellen die Hypothese auf, daß bei Kohlenhydrate-Fans möglicherweise ein anderes Muster der Insulinausschüttung als Reaktion auf kohlenhydratreiche Nahrungsmittel vorliegt als bei Menschen, die kein besonderes Bedürfnis nach Kohlenhydraten verspüren. Auf den Tag verteilte Zwischenmahlzeiten aus kohlenhydratreichen Nahrungsmitteln mit einem hohen glykämischen Index bewirken, so argumentieren die Hellers, eine überhöhte Ausschüttung von Insulin. Das wiederum löst Heißhunger- und Freßattacken aus, die die Diät sabotieren. Genaue Einzelheiten über die Heller-Diät finden Sie in Teil 5 unter »Weiterführende Informationen«. Angesichts der widersprüchlichen Ansichten über Kohlenhydrate und Zwischenmahlzeiten rate ich Ihnen, selbst herauszufinden, welche Strategie *Ihnen* am besten bekommt.

Die Paläolithische Diät: Balance aus Kohlenhydraten und Proteinen

Dr. Barry Sears von Bio/Syn in Marblehead, Massachusetts, hat eine Diät vorgeschlagen, die auf einen hohen Eiweißanteil und einen niedrigen Kohlenhydratanteil setzt. Ich bezeichne diese Diät als Paläolithische Diät, weil sie in ihrer Zusammensetzung der Ernährung primitiver Kulturen ähnelt. Nach einem Artikel, den Dr. S. Boyd Eaton und Dr. Melvin Konner von der Emory University in Atlanta im *New England Journal of Medicine* veröffentlicht haben, weicht die Paläolithische Diät von den Ernährungsempfehlungen des Select Committee des amerikanischen Senats insofern ab, als einem geringeren Kohlenhydrat- und Fettanteil ein hoher Eiweißanteil gegenübersteht. Die Zusammensetzung der Heller-Diät entspricht dagegen weitgehend den Empfehlungen des Select Committee.

Tabelle 6: Glykämischer Index. Die Werte wurden bei gesunden Personen gemessen. Bitte beachten Sie, daß sich die Blutzuckerreaktion bei Patienten mit Diabetes, vor allem nicht kontrollierter Diabetes, qualitativ und quantitativ von diesen Werten unterscheidet.

100%	Traubenzucker
80 bis 99%	Cornflakes Karotten Pastinaken Kartoffelpüree (Fertiggericht) Malzzucker Honig
70 bis 79%	Vollkornweizenbrot Hirse Weißer Reis Frühkartoffeln Weiße Rüben
60 bis 69%	Weißbrot Naturreis Müsli Gemahlener Weizen Knäckebrot Löffelbisquits Rote Bete Bananen Rosinen Marsriegel

100%	Traubenzucker
50 bis 59%	Buchweizen Spaghetti Grüner Mais Kleie Ballastreiche Kekse Haferflockenkekse Tiefgekühlte Erbsen Süße Kartoffeln Rohrzucker Pommes frites
40 bis 49%	Vollkorn-Spaghetti Haferflocken Bataten Weiße Bohnen (in der Dose) Getrocknete Erbsen Orangen Orangensaft
30 bis 39%	Dicke Bohnen Welsche Bohnen Markerbsen Kichererbsen Äpfel (Golden Delicious) Speiseeis fettarme Milch Vollmilch Joghurt Tomatensuppe
20 bis 29%	Kidney-Bohnen Linsen Fruchtzucker
10 bis 19%	Sojabohnen Sojabohnen (im Glas) Erdnüsse

Auf die Diät von Sears hat mich ein Kollege aufmerksam gemacht, der Psychiater Dr. Michael Norden aus Seattle, der mehrere SAD-Patienten erfolgreich mit einer Diät behandelt hat, die auf den Ideen von Sears basierte. Norden vertritt die Meinung: »Wir müssen endlich von der Laßt sie Kuchen essen-Philosophie wegkommen.« Er ist sich mit den Hellers darin einig, daß kohlenhydratreiches Essen SAD-Patienten zwar zunächst mit einem Energieschub versorgt, den sie aber später mit noch größerer Erschöpfung und erneutem Heißhunger teuer bezahlen. Nach Nordens Erfahrung lassen Heißhungerattacken nach, wenn man den Anteil der über die Nahrung aufgenommenen Kohlenhydrate senkt und durch Eiweiß ausgleicht – in anderen Worten, bei allen Mahlzeiten den Eiweißanteil erhöht und den Kohlenhydratanteil reduziert. Rezepte für eine Diät, die nicht nur unseren Vorfahren in der Steinzeit, sondern auch Nordens SAD-Patienten offensichtlich gut bekommen ist, finden Sie unter »Weiterführende Informationen« im Abschnitt »Die Paläolithische Diät«. Die Tagespläne wurden von Bette Flax aufgestellt, einer Ernährungsspezialistin, mit der wir zusammenarbeiten, wenn es darum geht, Patienten zu helfen, ihre Heißhungerattacken in Schach zu halten.

Sears und die Hellers stimmen in manchen Punkten überein, in anderen vertreten sie unterschiedliche Meinungen. Beide Seiten sehen die Gefahr, daß Diätvorsätze scheitern können, wenn zu viele Kohlenhydrate eine erhöhte Insulinproduktion bewirken. Beiden ist das Wechselspiel der Hormone Insulin und Glukagon bewußt: Während Insulin dafür sorgt, daß Zucker im Körper gespeichert wird, ist Glukagon dafür zuständig, Zuckerspeicher aufzubrechen und Zucker in den Blutkreislauf auszuschütten. Sears weist auf Studien hin, die zeigen, daß das Verhältnis von Kohlenhydraten zu Eiweiß in einer Diät das Verhältnis von Insulin zu Glukagon im Blut beeinflussen kann, das seinerseits bestimmt, wie hungrig Sie sich fühlen (und wie schwer oder leicht es damit für Sie ist, eine Diät einzuhalten).

Dagegen weist Sears die Hellersche Idee eines Schlemmeressens zurück und betrachtet einen Tag, der mit einem kohlenhydratreichen Festmahl endet, als »zwei Schritte vor und einen Schritt zurück«. Norden räumt zwar ein, daß es unrealistisch wäre zu erwarten, daß SAD-Patienten, die eine Sears-Diät machen, nicht doch hin und wieder heimlich kohlenhydratreiche Nahrungsmittel essen. Trotzdem rät er von Kohlenhydraten mit hohem glykämischen Index ab, die die Hellers bei ihrer Schlemmermahlzeit ausdrücklich befürworten. Im Gegensatz zu Sears kalkulieren die Hellers Rückfälle bei der Diät von vornherein ein und integrieren den Heißhunger nach Kohlenhydraten in die Diätvorschriften, statt starre Verbote aufzustellen, die dann doch nicht eingehalten werden. Das ist nach meiner Erfahrung nicht nur ernährungswissenschaftlich sinnvoll, sondern nimmt den Betroffenen auch ihre Streß- und Schuldgefühle. Für viele von uns ist das überreiche Nahrungsangebot in den hochentwickelten Ländern nicht nur ein

Segen, sondern auch ein Fluch. Wir können uns der Versuchung der überall verfügbaren verlockenden Genüsse nicht entziehen; strikte Enthaltsamkeit ist damit ein unrealistisches Ziel.

Ganz gleich, für welchen Diätansatz Sie sich entscheiden: Sie werden die Diät am leichtesten dann einhalten können, wenn Sie sich kohlenhydratreiches Essen in Maßen erlauben.

Ballaststoffe

Beim Thema Diät dürfen ein paar Worte über Ballaststoffe nicht fehlen. Die Vorzüge von Ballaststoffen werden mit Recht immer wieder hervorgehoben. Bei Versuchstieren schlägt die gleiche Kalorienmenge weniger an, wenn sie zusammen mit Ballaststoffen verabreicht wird, als wenn die Ballaststoffe weggelassen werden. Ballaststoffe wurden auch mit einer niedrigeren Darmkrebs-Rate in Verbindung gebracht. Sie werden feststellen, daß die Tagespläne und Rezepte unter »Weiterführende Informationen« einen relativ hohen Anteil an Ballaststoffen enthalten. Ballaststoffhaltig sind ungeschältes Getreide (vor allem Weizenkleie), Gemüse und Obst.

Zusammenfassung

Die Entwicklung von Diätvorschriften, mit deren Hilfe kohlenhydratabhängige Patienten ihre Heißhungeranfälle und ihr Gewicht besser unter Kontrolle halten können, hat große Fortschritte gemacht. Ich habe zwei Programme vorgestellt. Diese Ansätze sprechen sich dafür aus, den Verzehr von Kohlenhydraten zu begrenzen, zumindest für einen Teil des Tages. Der Ansatz der Hellers empfiehlt, bevorzugte Nahrungsmittel auch weiterhin zu essen, allerdings in Maßen bzw. unter Einhaltung bestimmter Verhaltensregeln. Ich habe es bereits gesagt: Die verschiedenen Ansätze können je nach Patient zu unterschiedlichen Ergebnissen führen. Vielleicht ist es auch sinnvoll für Sie, Elemente der verschiedenen Ansätze miteinander zu kombinieren und ein individuelles Diätprogramm zusammenzustellen.

Streßmanagement

Saisonfühlige Menschen haben einen Vorteil: Sie wissen recht genau, daß sie in manchen Monaten erschöpft und abgespannt sind und ihre Pflichten und Aufgaben nur mit Mühe bewältigen können, während sie zu anderen Zeiten des Jahres voller Schwung und Energie sind und ihr Pensum spielend schaffen. Dieses Wissen hilft, Belastungen in geeigneter Weise auf das Jahr zu verteilen. Natürlich lassen sich nicht alle Anstrengungen vorhersagen und planen, aber viele Streßfaktoren sind kalkulierbar: ein Hausbau, ein Umzug, ein neuer Job und viele andere selbstgewählte Projekte. Setzen Sie sich bei beruflichen Projekten nicht durch Abgabetermine im Frühjahr unter Druck. Halsen Sie sich in den Sommermonaten, wenn Sie sich gut und leistungsstark fühlen, nicht zu viele Verpflichtungen auf, unter denen Sie dann im Winter ersticken. Nehmen Sie schwierige Projekte zu der Zeit im Jahr in Angriff, in der Sie sich am besten fühlen. Wenn Sie viele gesellschaftliche Verpflichtungen haben, es Ihnen aber in den Wintermonaten schwer fällt, Einladungen zu geben, sollten Sie sie besser für den Sommer ansetzen. Das gibt Ihnen die Freiheit, im Winter wirklich nur dann Gäste einzuladen, wenn Sie sich danach fühlen.

Viele Menschen erledigen den kreativen Teil ihrer Arbeit im Sommer und verschieben Abschluß- und Routinearbeiten auf die Wintermonate. Unser erster Patient, Herb Kern, arbeitet nach diesem Prinzip. Als Ingenieur bei Bell Laboratories ist für ihn der Sommer die Zeit, in der er seine besten Ideen entwickelt und die interessantesten Experimente durchführt. Die Wintermonate nutzt er dann für die eher prosaische Aufgabe, seine Ergebnisse und Daten zu dokumentieren. Es spricht einiges dafür, daß berühmte Komponisten, vor allem Georg Friedrich Händel und Gustav Mahler, saisonfühlig waren. Ein Großteil ihrer Kompositionen entstand in den Sommermonaten.

Überlegen Sie sich, welche vorhersehbaren Belastungen im Winter auf Sie zukommen werden: Vieles davon läßt sich schon im Sommer oder Frühherbst erledigen. Dazu gehören Dinge wie Weihnachtseinkäufe, die vor dem Einsetzen der Winterdepression abgehakt sein sollten. Ganz nebenbei ersparen Sie sich damit sogar die übliche

Weihnachtshektik in der Innenstadt kurz vor dem Fest. Nichts spricht dagegen, Geschenke lange im voraus zu verpacken, Karten zu kaufen und Umschläge zu beschriften. Ein langer Brief mit allen Neuigkeiten an Bekannte, bei denen Sie sich vielleicht nur einmal im Jahr melden, läßt sich Mitte August genauso gut schreiben wie im Dezember. Solche Vorausplanungen nehmen den Feiertagen ihren Schrecken und erlauben es Ihnen, die Feste rund um den Jahreswechsel zu genießen, ohne sich von den damit verbundenen Pflichten erdrückt zu fühlen.

Eine gute Vorbereitung auf den Winter ist es auch, kurz vor Winteranfang oder an den Wochenenden große Mengen ihrer Lieblingsgerichte zu kochen und in kleinen Portionen einzufrieren, am besten in Gefäßen, die Sie gleich in die Mikrowelle stellen können. Auf diese Weise reduzieren Sie die Küchenarbeit unter der Woche auf ein Minimum. Oder Sie essen, wenn Sie berufstätig sind, Ihre Hauptmahlzeit mittags in der Kantine und brauchen dann abends, wenn Sie am Ende eines langen Tages nach Hause kommen, nicht mehr groß zu kochen. Und noch ein Tip: Vergewissern Sie sich, daß Ihr Kleiderschrank gut gefüllt ist, bevor der Winter kommt. Wenn Sie sich erst einmal deprimiert fühlen, sind Kleidungskauf, Umkleidekabinen und Spiegel das Letzte, worauf Sie Lust haben werden.

Gönnen Sie sich den Winter über Hilfe und Dienstleistungen von außen: bringen Sie Ihre Kleidung in die Reinigung, bestellen Sie Essen ins Haus, leisten Sie sich eine Putzhilfe. Sie können dafür einen Teil des Geldes verwenden, das Sie einsparen, weil während der Winterdepressionen Freizeitaktivitäten und Einkaufen weitgehend entfallen. Eltern von Kleinkindern haben es in den depressiven Phasen besonders schwer. Zusätzliche Hilfe bei der Kinderbetreuung (oder im Haushalt) kann hier sehr entlastend wirken. Wenn Sie etwas Geld übrig haben, sollten Sie überlegen, welche Pflichten Sie delegieren können: zum Beispiel den wöchentlichen Großeinkauf oder das Fensterputzen. Sie werden sehen, die Liste der Möglichkeiten ist lang.

Manchmal verhindern Schuldgefühle, daß Sie sich ein Recht auf Hilfe zugestehen. Damit Sie sich dabei wohlfühlen, für Dienstleistungen zu zahlen, von denen Sie meinen, sie eigentlich selbst erbringen zu müssen, sollten Sie sich eines immer wieder vor Augen führen: Sie sind weder faul noch vernachlässigen Sie Ihre Familie noch trifft eines der vielen anderen abwertenden Adjektive auf Sie zu, mit denen depressive Menschen ihre eigene Person so oft herabsetzen. Energie- und Antriebslosigkeit und die Unfähigkeit, wie gewohnt zu funktionieren, gehören zu den typischen Beschwerden einer Depression. Obwohl Sie vieles tun, um diese Symptome zu lindern, können die Licht-Therapie und andere Behandlungsformen das Problem oft nicht vollständig lösen. Es ist deshalb sehr wichtig, Streßfaktoren und Verpflichtungen zu reduzieren; wenn Sie es sich finanziell leisten können, für fremde Hilfe zu bezahlen, rechtfertigt ihre psychische Gesundheit den Preis dafür.

Das Geld, das Sie für Dienstleistungen aufwenden, kann sich langfristig als Investition erweisen. Wenn Sie jemanden bezahlen, der den Haushalt erledigt, können Sie in Ihren Job die Zeit und Energie stecken, die Sie brauchen, um ihn über die Wintermonate hinwegzuretten. Ein überladenes Boot kann leicht kentern. Auf Hilfe im Haushalt zu verzichten, hieße am falschen Ende zu sparen, wenn deswegen Ihr Job in Gefahr ist.

Deprimierten Menschen fällt es sehr schwer, sich zu konzentrieren und sich an Dinge zu erinnern. Viele saisonabhängige Menschen haben Methoden entwickelt, diese Schwierigkeiten zu bewältigen. Eine unserer Patientinnen bedient sich im Winter eines ausgefeilten Systems von Gedächtnisstützen. Sie führt ihren Terminkalender sehr sorgfältig, macht sich ausführliche Notizen und geht erst gar nicht davon aus, sich an Dinge erinnern zu können, die sie sich im Sommer problemlos merken würde. Menschen, auf deren Hilfe sie zurückgreift, sind in ihrem Adreßbuch nicht nur unter ihrem Namen aufgeführt, sondern zusätzlich unter »H« für »Hilfe«. Dort hält sie die Adressen und Telefonnummern von Handwerkern und Reinigungsdiensten und sogar von ihren Ärzten fest, deren Namen sie im Winter leicht vergißt. Sie klebt Merkzettel an die Haustür, wo sie sie jedesmal sieht, wenn sie das Haus verläßt, und sie schreibt sich abends auf, was sie am folgenden Morgen erledigen muß. Geburtstage von Freunden, Wegbeschreibungen – alle diese Informationen werden notiert.

Für viele SAD-Patienten zwischen Mitte Fünfzig und Mitte Sechzig bringt der Ruhestand eine besondere Form der Entlastung. Ein früherer Architekt erzählt: »Seit ich mich vor drei Jahren zur Ruhe gesetzt habe, sind meine SAD-Beschwerden wie weggeblasen – ich kann nur jedem empfehlen, das Gleiche zu tun.« Der Rückzug aus dem Arbeitsleben ist wie ein Umzug in eine andere Gegend eine Lebensentscheidung, die wohl überlegt sein will: Eine erfüllende berufliche Aufgabe geht verloren, das Einkommen sinkt, die bisher mit Arbeit gefüllten Tage müssen neu strukturiert werden. Vor kurzem hat mich ein Ehepaar wegen der SAD-Symptome der Ehefrau konsultiert und dieses Dilemma angesprochen. Die Patientin arbeitete seit Jahren als Oberschwester auf einer überbelegten Station und es fiel ihr immer schwerer, im Winter effektiv zu funktionieren. Ihr Mann, der ebenfalls in einer verantwortungsvollen Position tätig ist und seine Frau sehr unterstützt, befürchtete, sie würde sich ohne ihren beruflich vorgegebenen Tagesablauf noch schlechter fühlen. Ich hatte dagegen den Eindruck, daß der Job der Patientin mehr Streß als Erfüllung brachte. Die Patientin reagierte erleichtert auf den Gedanken, entweder zu kündigen oder ihre Position als Oberschwester aufzugeben und in Teilzeit zu arbeiten, um besser über ihre Zeit verfügen zu können. Ihr Mann war der Meinung, sie könnten diesen Schritt finanziell locker verkraften und unterstützte ihre Entscheidung. Ich zweifle nicht daran, daß die Patientin, wenn sie ausschlafen, tagsüber draußen die Wintersonne genießen, sich ihre Arbeit einteilen und andere, lange zurückgestellte Interessen verfolgen kann, mit ihren Wintersymptomen sehr viel besser zurechtkommen wird.

Das A und O des Streßmanagements lautet: Nutzen Sie Ihre finanziellen Möglichkeiten und Ihren Erfindungsreichtum und finden Sie Mittel und Wege, sich Ihre Energien für die Bewältigung Ihrer saisonalen Tiefs aufzusparen. Mit Sicherheit gibt es viele weitere Strategien, Streß abzubauen, auf die ich noch nicht gestoßen bin. Lassen Sie sich etwas einfallen!

Schlafentzug

So überraschend es klingt: Manchmal ist Schlafentzug für SAD-Patienten ein Weg, ihrer Antriebslosigkeit zu begegnen. Das klingt seltsam, weil wir mit Schlaf normalerweise Erfrischung und neue Energie assoziieren. Der Autor Richard Burton (1577–1640) schrieb in seinem Klassiker *Die Anatomie der Melancholie*:

> Trotzdem gibt es Fälle, in denen der Schlaf mehr Schaden anrichtet als nützt, bei jener phlegmatischen, schweinischen und trägen Form der Melancholie nämlich [...] Ist sie im Übermaß vorhanden, schläfert sie die Lebensgeister ein und stumpft die Sinne ab. Sie füllt den Kopf mit dickflüssigen Säften und verursacht [...] bei allen denen, die wie die Murmeltiere schlafen, Erkältung, Katarrhe, Rheuma und krankhafte Absonderungen im Hirn und den übrigen Organen.

Einige moderne Wissenschaftler griffen diesen Gedanken auf und wiesen nach, daß Schlafentzug tatsächlich antidepressiv wirken kann. Möglicherweise verbessert es Ihre Laune und Ihre Leistungsfähigkeit, wenn Sie sich zwingen, morgens um 7 oder 8 Uhr aufzuwachen und nicht erst um 10 oder 11 Uhr.

Selbsthilfegruppen

Wie bei vielen anderen Krankheiten spielen auch bei SAD die Unterstützung und Anteilnahme, die Selbsthilfegruppen bieten, eine wichtige Rolle. Im deutschsprachigen Raum haben sich noch keine SAD-Selbsthilfegruppen etabliert. Die positiven Erfahrungen und der vielfältige Nutzen, den Patienten in den USA und in Großbritannien daraus gezogen haben, lassen jedoch hoffen, daß sich auch in Deutschland, Österreich und in der Schweiz solche Gruppen bilden, in denen Patienten wertvolle Informationen über die Krankheit und ihre Behandlungsformen erhalten, Unterstützung und Freundschaft finden und von den Tips und Tricks anderer Betroffener profitieren können.

Akzeptanz

Manchmal ist selbst mit der besten Therapie keine optimale Stimmungsregulierung möglich. Solange die Tiefs nicht zu tief sind oder über Gebühr andauern, kann deshalb ein gewisses Maß an Akzeptanz ganz hilfreich sein – allerdings erst, wenn alle anderen sinnvollen Mittel, gegen die depressiven Symptome anzugehen, erschöpft sind. Wir haben zum Beispiel eine Patientin, deren Stimmung sich trotz aller Anstrengungen nicht erfolgreich kontrollieren läßt. Helles Licht bringt ihr zwar eine gewisse Erleichterung, führt aber zu keiner durchschlagenden Besserung. Wir treffen uns von Zeit zu Zeit, besprechen mögliche Behandlungsansätze und evaluieren innovative Behandlungsformen. Bei alledem aber hat die Patientin sich mit ihrer Krankheit mehr oder weniger abgefunden. Sie ist heute nicht mehr ohne weiteres bereit, neue Ansätze auszuprobieren, wenn sie bestenfalls unwesentliche Vorteile gegenüber der bisherigen Behandlungsform versprechen. Wir unterstützen ihre Akzeptanz, während wir zusammen nach einer besseren langfristigen Lösung suchen.

Akzeptanz stellt sich meistens nicht von heute auf morgen, sondern allmählich, Stück für Stück, ein. Die Versuchung ist groß, jedes Jahr im Frühjahr zu denken, das Problem habe sich erledigt. Aber leider: Der nächste Winter kommt bestimmt. SAD-Patienten gehen mit ihren jährlich wiederkehrenden Symptomen ganz unterschiedlich um. Eine unserer Patientinnen leidet seit fünfzehn Jahren unter SAD. Das Leiden wurde vor sechs Jahren diagnostiziert, und sie wurde recht erfolgreich mit Licht-Therapie, Antidepressiva und Psychotherapie behandelt. Anders als früher beeinträchtigen die Depressionen nicht mehr ihre Funktionsfähigkeit; trotzdem fühlt sie sich im Winter weniger energiegeladen, begeisterungsfähig und effizient als im Sommer. Im letzten Winter packte sie zum ersten Mal die Wut angesichts der ihr gesetzten Grenzen: Alle sechs Monate stellt der Wechsel zwischen Wohlbefinden und Depression ihr Leben auf den Kopf. Dieser Ärger ist ein weiterer Schritt auf dem langen Weg, die Krankheit akzeptieren zu lernen.

Es kann helfen, Stimmungs- und Energieschwankungen bis zu einem gewissen Grad als Teil der ganz normalen Höhen und Tiefen des Lebens hinzunehmen. Dieser Gedanke steht oft im Gegensatz zu unseren persönlichen Idealvorstellungen. Viele von uns erwarten, immer und zu jeder Zeit glücklich und voll da zu sein. Diese Erwartung führt zu überhöhten Ansprüchen an uns selbst, denen wir nur gerecht werden könnten, wenn wir wie eine gut geölte Maschine funktionierten. Nehmen wir Stimmungsschwankungen dagegen als unvermeidlich hin, können wir ein hohes Maß an Zufriedenheit gewinnen. Vielleicht entspricht dies eher östlichem als westlichem Denken. Beispielsweise empfiehlt ein alter chinesischer Text *Nei Ching* bestimmte Verhaltensweisen für jede Jahreszeit: So sollte man im Winter früh zu Bett gehen und spät aufstehen. Dahinter steht der Gedanke, daß wir uns den physischen und emotionalen Veränderungen, die der Wechsel der Jahreszeiten bringt, fügen sollten statt uns ihnen zu widersetzen. Wenn Sie alles getan haben, um die unangenehmen und lähmenden SAD-Symptome unter Kontrolle zu bringen, ist Akzeptanz kein schlechter Rat. Allerdings sollten Sie sich erst mit Ihrem Schicksal abfinden, wenn auch Medikamente und Psychotherapie nichts bewirkt haben. Diese Behandlungen werden in den folgenden Kapiteln diskutiert.

Es gibt eine Vielzahl von Ansätzen, die Ihnen helfen können, mit Winterdepressionen (und allen anderen Formen der Depression) besser fertigzuwerden. Der erste Schritt besteht darin, anzuerkennen, daß die mit Depression verbundenen Schwierigkeiten – verminderte Energie, Pessimismus, Antriebslosigkeit, geringes Selbstwertgefühl und Rückzug, um nur einige zu nennen – Krankheitssymptome und keine Charaktermängel sind. Was Sie brauchen, ist Verständnis statt Verurteilung, Zuwendung statt Verdrängung und Bagatellisierung. Sie – der deprimierte Patient selbst – sind der erste, der das verstehen muß. Allein diese Einsicht kann schon sehr hilfreich sein. Wenn Sie unter saisonabhängigen Depressionen leiden, kann eine Veränderung der Umgebung von Nutzen sein. Sorgen Sie für eine helle, freundliche Atmosphäre zu Hause und im Büro, machen Sie im Winter Urlaub in der Sonne und ziehen Sie, wenn alles andere nicht hilft, einen Umzug in ein günstigeres Klima in Betracht.

Treiben Sie mäßig und regelmäßig Sport. Wählen Sie eine Sportart, die Ihnen Spaß macht. Suchen Sie sich einen Trainingspartner – zu zweit hält man leichter durch. Machen Sie eine vernünftige Diät. Verzichten Sie nicht auf Kohlenhydrate und probieren Sie verschiedene Diäten aus, bis Sie eine finden, die *Ihnen* zusagt. Bauen Sie Streß ab. Gehen Sie im Sommer keine Verpflichtungen ein, denen Sie im Winter nicht gewachsen sind. Verlegen Sie vorhersehbare Hausarbeiten auf den Sommer und suchen Sie lange im voraus nach kreativen Lösungen für die Wintermonate. Täglich werden neue Entdeckungen gemacht – und vielleicht gibt es für ein unlösbares Problem von gestern schon heute eine Lösung. Wenn Sie ein Mensch sind, dem die Begegnung mit anderen in der gleichen Situation hilft, schließen Sie sich einer Selbsthilfegruppe an. Oder gründen Sie selbst eine solche Gruppe. Und schließlich: *akzeptieren* Sie, was Sie nicht ändern können. Das Leben hat Höhen und Tiefen – SAD-Patienten wissen ein Lied davon zu singen.

Trotz aller moderner Erkenntnisse lohnt sich noch immer ein Blick zurück auf die Weisheit der Antike. Der beste Rat, den die Antike zum Thema SAD zu bieten hat, stammt von dem Arzt A. Cornelius Celsus, der zur Zeit des römischen Kaisers Tiberius gelebt hat. Celsus nämlich rät Melancholikern:

> Lebe in Räumen voll Licht.
> Meide schweres Essen.
> Sprich dem Wein in Maßen zu.
> Sorge für Massagen, Bäder, Turnen und gymnastische Übungen.
> Bekämpfe die Schlaflosigkeit mit langsam schaukelnden Bewegungen oder dem Geräusch fließenden Wassers.
> Ändere deine Umgebung und unternimm lange Reisen.
> Meide ängstigende Gedanken.
> Ergehe dich in heiteren Gesprächen und Zeitvertreiben.
> Lausche der Musik.

8

Psychotherapie und SAD

Vielen Menschen mit saisonalen Problemen haben in der Psychotherapie Hilfe und Unterstützung gefunden. Die meisten saisonfühligen Menschen, die in diesem Buch vorkommen, haben sich irgendwann in ihrem Leben einer Psychotherapie unterzogen – fast immer mit Gewinn. Eine unserer SAD-Patientinnen zum Beispiel begab sich vor kurzem in Psychotherapie, um ihre Scheidung zu verarbeiten; für einen jungen Mann war die Psychotherapie eine Hilfe, berufliche Schwierigkeiten zu bewältigen. Andere Menschen haben durch die Psychotherapie gelernt, belastende Ereignisse aus ihrer Kindheit zu verstehen und zu akzeptieren. Trotzdem: Nicht für jeden SAD-Patienten ist eine Psychotherapie sinnvoll oder notwendig. Wie können Sie erkennen, ob Sie eine Therapie brauchen?

Ist die Entscheidung für eine Therapie erst einmal gefallen, stellt sich die Frage nach der geeigneten Behandlungsform. Es gibt Dutzende von psychotherapeutischen Verfahren. Welches ist für Sie am besten geeignet? Wie finden und wählen Sie einen Therapeuten, dem Sie vertrauen können? Wahrscheinlich sprechen Sie mit Ihrem Therapeuten über Ihre intimsten und privatesten Gefühle. Wie wissen Sie, ob er Ihre Gedanken und Empfindungen annehmen und respektieren wird? Wie stellen Sie sicher, daß er kompetent ist, Ihr Problem versteht und weiß, wie er darauf eingehen muß?

Wird es gelingen, die Psychotherapie mit der Licht-Therapie oder der Einnahme von Antidepressiva in Einklang zu bringen? Woran erkennen Sie, daß die Therapie wirkt? Diese und ähnliche Fragen stellen sich Menschen, die nach psychologischer Hilfe suchen. Wir wollen versuchen, sie im folgenden zu beantworten.

Wann sollten Sie eine Therapie in Betracht ziehen?

Angenommen, Sie leiden unter Winterdepressionen. Wir wissen heute, daß die Ursache dafür meist Lichtmangel ist. Idealerweise sollte Sie deshalb der erste Weg zu einem qualifizierten Therapeuten führen, der Ihnen eine Licht-Therapie verordnet. Außerdem sollten Sie die in Kapitel 7 genannten Ratschläge befolgen. Wahrscheinlich stellen Sie schon kurz nach Beginn der Behandlung fest, daß Ihre Symptome ganz oder teilweise abklingen.

An dieser Stelle kann einer von zwei Fällen eintreten – obwohl es dazwischen natürlich viele Abstufungen gibt. Im ersten Fall fühlen Sie sich gut. Endlich haben Sie eine Erklärung für Ihre saisonalen Probleme gefunden; mehr noch, Sie sind in der Lage, sie zu behandeln und zu kontrollieren. Sie sind frei, Ihr Leben zu leben und es zu genießen – zu lieben und zu arbeiten, wie Sigmund Freud sagen würde. Ihre Beziehungen gewinnen an Stabilität und Intensität, und Sie haben Erfolg im Beruf. Sie sind zu Recht stolz auf das Erreichte und genießen die Früchte Ihrer Anstrengungen. Und Sie finden sogar die Muße, das zu tun, was Sie am liebsten tun. Brauchen Sie eine Psychotherapie? Natürlich nicht.

Kommen wir nun zum entgegengesetzten Fall. Ihre saisonalen Symptome haben dank der Licht-Therapie nachgelassen. Anders als in früheren Jahren bleiben Ihnen die Abgründe der Depression erspart. Alles könnte gut sein, aber Sie spüren, daß irgend etwas nicht stimmt. Vielleicht haben Sie das Gefühl, sich in einer Sackgasse zu befinden. Sie leben in Alltags- und Beziehungsmustern, die Sie früher einmal erfüllt haben, heute aber schal geworden sind. Veränderungen sind nötig; Sie wissen aber nicht, welche. Die Lösung kann nicht darin bestehen, den eingeschlagenen Weg weiterzugehen. An diesem Punkt kann eine Psychotherapie sinnvoll sein. Sie kann Ihnen helfen, Ihr Problem zu definieren und in sich selbst nach Lösungen zu suchen, die Sie ohne therapeutische Unterstützung nur sehr schwer finden würden.

Denken Sie z. B. an eine Fliege, die hartnäckig versucht, sich durch ein geschlossenes Fenster hindurch den Weg hinaus ins Freie zu bahnen – ohne zu merken, daß die Tür hinter ihr offen steht. Sie sieht die Welt, nach der sie sich sehnt, vor sich liegen. In ihrer Unwissenheit aber ist sie dazu verdammt, wieder und wieder mit dem Kopf gegen die Fensterscheibe zu stoßen. Solche fruchtlosen, eingefahrenen Verhaltensmuster kommen auch beim Menschen oft vor und können durch Psychotherapie abgebaut werden. Das Beispiel der Frau, die immer wieder Beziehungen zu Männern eingeht, die sie mißhandeln, ist in den vergangenen Jahren fast schon zum Klischee geworden; wie fast alle Klischees aber gründet auch dieses in der Realität. Ähnlich verhält es sich mit Menschen, die immer wieder scheitern, wenn der Erfolg zum Greifen nahe zu sein scheint. Es heißt, der Neurotiker wiederhole, statt sich zu erinnern; die meisten Kliniker kennen dieses Muster aus ihrer Praxis nur allzu gut.

Freud führt den Zwang, die immer gleichen Muster zu wiederholen, auf frühkindliche Erfahrungen zurück. Ein Bild aus der Computerwelt drängt sich auf: Ein kleiner Defekt in der Software führt jedesmal wieder zum gleichen Fehler in der Programmausführung. Spinnt man dieses Bild weiter, so kann eine auf Einsicht ausgerichtete Psychotherapie als Versuch gesehen werden, den Softwarefehler zu finden und zu korrigieren, so daß das Programm künftig nicht mehr abstürzt, sondern richtig arbeitet. Oder, um nochmals auf die Analogie von der Fliege und der Fensterscheibe zurückzukommen: Psychotherapie ist, als würde man der Fliege zeigen, daß es einen anderen Weg hinaus ins Freie gibt – die offene Tür. Tatsächlich können eine neue Sicht eines Problems und neue Strategien, damit umzugehen, ein wunderbares heilsames Gefühl der Freiheit vermitteln.

Ein »Software-Defekt«, der oft für unser Unbehagen verantwortlich ist, hat mit unserem Selbstwertgefühl zu tun. Möglicherweise sind in jungen Jahren falsche oder abwertende Bilder und Meinungen über uns selbst in die Software unseres Gehirns gelangt, die uns noch als Erwachsene verfolgen. Unser Selbstwertgefühl wird aber nicht nur durch Erziehung und frühkindliche Erfahrungen geformt. Auch andere innere und äußere Einflüsse, zum Beispiel wiederholte Depressionen mit langen Phasen der Funktionsunfähigkeit, können unser Selbstwertgefühl und unser Selbstbild auf Dauer beeinträchtigen. Manchmal halten Selbstzweifel auch nach der Behandlung der Depressionen an und können nur mit Hilfe einer Psychotherapie wirklich gelöst werden.

Wir kennen viele Patienten, die Probleme mit ihrem Selbstwertgefühl haben. Ein typisches Beispiel dafür ist Melissa, eine intelligente, talentierte, attraktive, sympathische Künstlerin Anfang Vierzig: Als Kind wurde ihr vermittelt, Frauen sollten eine Stütze für die Männer in ihrem Leben sein – hübsch und anschmiegsam und auf gar keinen Fall eine Bedrohung für das männliche Ego. Zeichen aufkeimenden Talents wurden als Gefahr für eine passende Ehe gesehen. Frauen kam die Rolle zu, eigene Talente und Fähigkeiten herunterzuspielen und statt dessen bewundernd an den Lippen des Mannes zu hängen. Nach dem High-School-Abschluß studierte Melissa – im Einklang mit dem ihr aufoktroyierten Frauenbild – Sozialpädagogik, nicht Kunst, wie sie es eigentlich wollte. Eine erste Ehe scheiterte. Melissa heiratete zum zweiten Mal und bekam eine Tochter, aber auch diese Ehe ging schließlich in die Brüche.

Nachdem ihre Winterdepressionen im Rahmen des Seasonal Studies Program mit Licht-Therapie behandelt worden waren, entschloß Melissa sich zu einer Psychotherapie. In der Therapie wurde ihr klar: Sie war darauf programmiert worden zu glauben, ihre natürlichen Gefühle und Impulse verleugnen zu müssen, um den Erwartungen ihrer Eltern zu entsprechen. Deshalb hatte sie nie das Gefühl, das richtige zu tun, ganz gleich, was sie unternahm oder wie erfolgreich sie dabei war. Sie war warmherzig, eine liebevolle Mutter, eine begabte Künstlerin, eine gute Freundin, aber trotzdem quälte sie sich mit Selbstzweifeln. Sie entsprach nicht den Erwartungen ihrer Eltern. Nachdem sie das mit Hilfe der Therapie verstanden hatte, konnte sie ihre Ansprüche an sich selbst ändern. Sie erkannte, daß es legitim war, nach ihren eigenen Vorstellungen zu leben. Für Melissa war die Psychotherapie eine befreiende Erfahrung. Während das Licht die Symptome ihrer Winterdepression zum Abklingen brachte (was die Psychotherapie nicht hätte leisten können), half ihr die Psychotherapie, ihre Probleme aus der Vergangenheit zu verstehen und zu bewältigen (was die Licht-Therapie für sich allein niemals hätte leisten können).

Melissa ist ein Beispiel von vielen. Wir kennen eine Reihe von Fällen, in denen die Psychotherapie ähnlich erfolgreich und befreiend gewirkt hat. Melissas Geschichte zeigt auch, wie gut sich Psychotherapie und andere Behandlungsformen gegenseitig unterstützen können. Bestehen die Probleme nach der Behandlung mit Licht oder Antidepressiva fort, sollte eine Psychotherapie ernsthaft in Betracht gezogen werden.

Therapieformen

Es gibt eine Fülle unterschiedlicher Therapieformen. Je nach der Region, in der Sie leben, ist das Angebot an Therapeuten unterschiedlich groß. Nach welchen Kriterien wählen Sie eine Therapie, einen Therapeuten aus? Dieser Abschnitt beschreibt einige der häufigsten Therapieverfahren. Weitere Informationen dazu finden Sie in Teil 5 unter »Weiterführende Literatur«. Ein Hinweis: Die meisten erfahrenen Therapeuten kombinieren Elemente verschiedener Therapieformen, so wie ein guter Küchenchef für die Zubereitung eines Gourmet-Menüs verschiedene Zutaten aufeinander abstimmt. Ich reagiere sehr mißtrauisch auf Therapeuten, die glauben, eine einziger Therapieansatz könne alle psychologischen Probleme der Welt lösen. Menschen sind viel zu vielfältig und kompliziert, als daß solche simplen Lösungen funktionieren könnten.

Einige Elemente sind allen Therapien gemeinsam: Verständnis, Unterstützung und Ermutigung. Diese Formen der Zuwendung sind von hoher Bedeutung. Es ist für deprimierte Menschen sehr wichtig, sich von jemandem verstanden zu fühlen, der auch andere deprimierte Menschen kennt und ihnen über ihre Krankheit hinweggeholfen hat; zu spüren, daß es dort draußen jemanden gibt, der weiß, wie schlimm eine Depression werden kann, und der an den dunklen Tagen für sie da ist. Depression ist ein Zustand bar jeder Hoffnung. Die Gegenwart erscheint düster, die Zukunft schwarz. Selbstvorwürfe und negative Gedanken sind Krankheitssymptome, keine realistische Einschätzung der Situation und der Zukunftsaussichten. Der Therapeut muß dem Patienten diese Einsicht vermitteln und ihm erklären, warum er allen Grund zur Hoffnung hat. Denn eine baldige Besserung ist keine Utopie: Eine Depression läßt sich fast immer in den Griff bekommen.

Kognitive Therapie

Die kognitive Therapie wurde von Dr. Aaron Beck erfunden und ist für SAD-Patienten sehr hilfreich. Sie basiert auf der Idee, daß das Denken eines deprimierten Menschen verzerrt ist und deshalb Depressionen hervorruft. Eine unserer SAD-Patientinnen fühlte sich in ihren depressiven Phasen klein und dumm, obwohl sie bei schulischen Intelligenztests sehr gut abgeschnitten hatte und auf mehrere akademische Grade verweisen konnte. In Phasen der Depression empfand sie sich als Hochstaplerin. Ihre Lehrer, so meinte sie, hatten ihr gute Noten nur gegeben, weil sie sie mochten, nicht weil sie sie verdient hatte. Deprimierte Menschen beschreiben sich oft als Trickkünstler, denen es irgendwie gelungen ist, ihre Umwelt von ihrer Intelligenz oder Begabung zu überzeugen. Irgendwann würde der Schwindel auffliegen, und jeder würde ihre vermeintliche Inkompetenz sehen.

Der kognitiven Therapie liegt die Annahme zugrunde, depressive Gefühle seien eine Folge verzerrten Denkens. Oft klingen die Depressionen ab, wenn man dem Patienten seine unrealistischen Denkmuster aufzeigt. Ein erfundener Dialog zwischen einer Patientin und einer Therapeutin könnte sich so anhören:

Patientin: Ich bin eine Hochstaplerin; ich habe alle diese Komplimente nicht verdient.

Therapeutin: Wenn Sie eine Hochstaplerin sind, wie ist es Ihnen dann gelungen, so vielen Leuten etwas vorzumachen?

Patientin: Ach, darin bin ich geschickt. Meine Mutter hat immer gesagt, ich würde versuchen, die Leute um den Finger zu wickeln.

Therapeutin: Aber es waren so viele verschiedene Menschen, die im Lauf der Jahre auf Sie hereingefallen sind. Ist es nicht denkbar, daß sie niemanden hinters Licht geführt haben? Daß andere Menschen Sie richtig beurteilen? Machen Sie sich nicht selbst etwas vor, wenn Sie sich einreden, nicht die Talente zu haben, die man braucht, um das zu erreichen, was Sie erreicht haben?

Patientin: Ja, aber ich fühle mich so unzulänglich. Nichts kann ich richtig.

Therapeutin: Okay, schauen wir uns an, was Sie in der vergangenen Woche gemacht haben. Lassen Sie uns überprüfen, ob Sie sich in dieser Hinsicht richtig wahrnehmen.

Die Therapeutin läßt dann die Woche Revue passieren. Es zeigt sich schnell, daß die Patientin viele Dinge sehr kompetent erledigt hat. Vielleicht hat sie nicht immer ihre eigenen hohen Erwartungen erfüllt, aber das Ergebnis ist akzeptabel. Und außerdem: Wer kann schon Woche für Woche und in jeder Jahreszeit Höchstleistungen erbringen? Die Therapeutin fordert die Patientin auf, verzerrte Denkmuster systematisch zu analysieren. Auf diese Weise hilft sie ihr, ihre Probleme realistischer zu beurteilen. Das wiederum kann die depressiven Symptome reduzieren.

SAD-Patienten lernen in der kognitiven Therapie zu begreifen, daß viele der erlebten Schwierigkeiten Symptome des saisonalen Problems sind: Diese Symptome aber sind erklärbar und behandelbar, und die gestörte Funktionsfähigkeit des Patienten hat nichts mit Charakterfehlern zu tun. Wenn sich deprimierte Menschen als inkompetent, faul, schlecht, unreif usw. herabsetzen, richten sie massive Selbstvorwürfe und Selbstanklagen gegen sich. Ein deprimierter Mensch ist meistens sehr unfair sich selbst gegenüber. Es gehört zur Aufgabe des Therapeuten, ihm das bewußt zu machen.

Für die kognitive Therapie spricht, daß sie wissenschaftlich erforscht und ihre Wirkung auf depressive Patienten nachgewiesen ist. Das läßt sich nicht von allen Therapieformen sagen.

Verhaltenstherapie

Bei der Verhaltenstherapie steht, wie der Name schon sagt, das Verhalten im Mittelpunkt. Die Verhaltenstherapie geht auf die Lerntheorie zurück. Wie die Hunde des berühmten russischen Psychologen Pawlow (1849–1936), die durch den Anblick von Futter dazu gebracht wurden, beim Klang einer Glocke Speichel abzusondern, sind auch wir durch frühere Erfahrungen auf bestimmte Reaktionen konditioniert. In einigen Fällen kann erlerntes Verhalten unsere Probleme noch verschlimmern. Zum Beispiel neigen deprimierte Menschen oft dazu, sich wegen ihrer Depressionen von anderen Menschen zurückzuziehen und sich sozial zu isolieren. Damit berauben sie sich der Freude und Erfüllung, die das Zusammensein mit anderen Menschen bringen kann. Die Folge: Die Depressionssymptome verstärken sich.

In der Verhaltenstherapie konzentriert sich der Therapeut auf unangepaßte Verhaltensweisen des Patienten. Angenommen, ein Patient vernachlässigt seine Freunde oder fühlt sich von den unerledigten Rechnungen auf seinem Schreibtisch oder der liegengebliebenen Hausarbeit überfordert. In einem solchen Fall wird der Therapeut den Patienten unterstützen, seine Aufgaben in Angriff zu nehmen und zu erledigen. Verhalten, das sowohl der Patient als auch der Therapeut als positiv und konstruktiv bewerten, wird belohnt. Beispielsweise könnten der Patient und der Therapeut vereinbaren, daß der Patient sich eine Belohnung gönnen darf, sobald er alle ausstehenden Rechnungen bezahlt hat. Dieses Thema läßt sich beliebig variieren. Die Verhaltenstherapie schlägt vor allem bei Menschen mit Phobien gut an – Menschen zum Beispiel, die unter Flugangst leiden, Panik vor großen Menschenmengen haben oder sich nicht überwinden können, den Aufzug zu nehmen. Der Patient wird ermutigt, sich Situationen dieser Art Schritt für Schritt zu stellen, bis er sie schließlich als weniger angsteinflößend empfindet.

Die Verhaltenstherapie wird manchmal mit der kognitiven Therapie kombiniert. Der Patient bekommt »Hausaufgaben«, die darauf abzielen, sowohl Verhaltensprobleme als auch kognitive Verzerrungen zu behandeln. Kognitive Probleme können ein Hemmnis für Verhaltensweisen darstellen, die für den Patienten hilfreich wären. Das ist zum Beispiel der Fall, wenn ein Arbeitssuchender denkt: »Ich bin für diesen Job nicht gut genug. Es hat gar keinen Sinn, daß ich mich bewerbe.« Oder wenn sich ein Mann, der eine Frau kennenlernen möchte, sagt: »Sie wird meine Einladung sowieso nicht annehmen; ich brauche sie gar nicht erst zu fragen.« In solchen Situationen unterstützt der Therapeut den Patienten, sich seinen oft unbegründeten Ängsten und negativen Gedanken zu stellen, und ermutigt ihn so, Risiken einzugehen und Schritte zu wagen, die sein Selbstwertgefühl stärken. Durch die Kombination von kognitiver und Verhaltenstherapie kann viel erreicht werden.

Einsichtorientierte Therapie

Die einsichtorientierte Therapie geht auf Freud zurück. Freud maß der Einsicht in unbewußte Prozesse eine zentrale Bedeutung zu. Es ist zwar extrem schwierig, diese Therapieform entsprechend den Anforderungen der modernen klinischen Forschung zu überprüfen, erfahrene Beobachter halten sie jedoch für äußerst hilfreich.

Wir kennen Menschen, die von der Psychotherapie enorm profitiert haben – nicht nur weil sie es ihnen ermöglichte, ihren Problemen Ausdruck zu verleihen, sondern vor allem, weil sie ihnen Einsicht in bestehende Konflikte vermittelte. Der Therapeut spricht erkannte Konflikte behutsam an und ermutigt den Patienten, das neue Wissen für eine Neubewertung seiner Probleme zu nutzen.

Vielen unserer SAD-Patienten ist die einsichtorientierte Psychotherapie sehr zugute gekommen. Eine Frau Mitte Vierzig zum Beispiel begab sich in Psychotherapie, um mit der Schuld fertigzuwerden, die sie empfand, weil sie das einzige gesunde Kind von sechs Geschwistern war. Ein SAD-Patient mittleren Alters kämpfte jahrelang mit seiner Doktorarbeit, ohne sie jemals zu Ende bringen zu können – nicht etwa aus mangelnder Begabung, sondern weil er Angst hatte, mit seinem Vater zu konkurrieren, der im Leben viel weniger Erfolg gehabt hatte als er.

Wie andere medizinische Behandlungsformen hat sich auch die Psychotherapie weiterentwickelt. So offensichtlich unterschiedliche Traumata wie Kriegserlebnisse, Vergewaltigung und sexueller Mißbrauch in der Kindheit haben uns für die langfristigen Konsequenzen psychologischer Verletzungen sensibilisiert. Es hat eine kritische Diskussion darüber stattgefunden, ob Freud und seine Nachfolger die ernsthaften Verletzungen von in der Kindheit mißbrauchten Menschen adäquat gewürdigt haben. Obwohl Freud um die Bedeutung frühkindlicher Traumata wußte, spielten Interpretationen, die auf seinen Theorien basieren, Vergehen wie den sexuellen Mißbrauch von Kindern oft herunter: Die aus einem frühkindlichen Trauma resultierenden Symptome wurden eher den Instinkten und Impulsen des Patienten (also den eigenen sexuellen oder aggressiven Gefühlen des Kindes) zugeschrieben und weniger als vorhersehbare psychologische Konsequenzen des Täterverhaltens gewertet. Diese Schieflage hat oft dazu geführt, daß Patienten sich für frühkindliche Traumata persönlich verantwortlich fühlen; die Erleichterung, die sich einstellt, wenn die Realität der Verletzung anerkannt wird, blieb ihnen somit versagt.

Moderne Psychotherapeuten sollten mit diesen neuen Entwicklungen vertraut sein. In bestimmten Situationen können Techniken wie freie Assoziation und Hypnose die Therapie ergänzen und das Aufdecken von traumatischen Erfahrungen in der Kindheit unterstützen. Dies sollte jedoch nur in einem vertrauensvollen Kontext und in vollem Einvernehmen zwischen Patient und Therapeuten erfolgen. Oberstes Ziel muß immer die Stabilität und das Wohlbefinden des Patienten sein.

Andere Therapieformen

Weitere erfolgversprechende Therapieformen sind Gruppen-, Familien- und Paartherapien. Die Probleme des SAD-Patienten beeinflussen die Menschen in seiner Umgebung – und werden umgekehrt von diesen beeinflußt. Häufig kann eine Besserung schneller erreicht werden, wenn Angehörige in den Therapieprozeß eingebunden werden.

Zweifellos gibt es noch eine Reihe anderer hilfreicher Therapieansätze. Es ist aber nicht Ziel dieses Buches, sie alle umfassend zu behandeln. Ich möchte lediglich klarstellen, daß die Licht-Therapie und eine zusätzliche medikamentöse Behandlung nicht bei allen SAD-Patienten sämtliche psychologischen Probleme lösen. Für manche Menschen kann eine Psychotherapie in Kombination mit den anderen Behandlungsformen extrem hilfreich sein. Aber nicht jeder braucht eine Psychotherapie. Wenn die Licht-Therapie oder eine medikamentöse Behandlung mit Antidepressiva einem Patienten zu einem glücklichen, erfüllten und befreiten Lebensgefühl verhilft, ist eine Psychotherapie überflüssig.

Ein Wort der Warnung

Wie alle wirksamen Behandlungen ist auch eine Psychotherapie nicht ohne Gefahren. Es ist nicht in jedem Fall hilfreich, in die Vergangenheit eines Menschen vorzudringen und verdrängte Geheimnisse ans Tageslicht zu fördern. Die Psychotherapie kann depressive und Angstgefühle verstärken und sollte immer von einem erfahrenen und qualifizierten Therapeuten durchgeführt werden. Der Therapeut sollte auch die biologischen Behandlungsmöglichkeiten von Depressionen kennen. Es ist nicht sinnvoll, Kindheitskonflikte mit einem Patienten aufzuarbeiten, ohne ihm gleichzeitig den Leidensdruck einer schweren Depression zu nehmen. Leider kommt dieser Fall allzu häufig vor.

Wahl eines Therapeuten

Es ist extrem wichtig, daß Sie Ihren Therapeuten sorgfältig auswählen. So unglaublich es klingen mag: Viele Menschen, die in einen Autokauf Tage und Wochen investieren – Autozeitschriften wälzen, den Rat von Freunden einholen, sich bei mehreren Autohändlern umsehen und sich Zeit für Probefahrten nehmen –, greifen einfach zu den Gelben Seiten, wenn es darum geht, einen Therapeuten zu finden. Denken Sie daran: Sie müssen Ihrem Therapeuten Ihre persönlichsten Geheimnisse offenbaren können. Das wesentliche Auswahlkriterium für einen Therapeuten ist deshalb, ob *Sie* »gut mit ihm können« und seiner Urteilskraft, seiner Qualifikation, seiner Persönlichkeit vertrauen. Wie aber finden Sie den »richtigen« Therapeuten?

Der sicherste Weg zu einem guten Therapeuten ist meiner Meinung nach die Empfehlung durch Kollegen. Wenden Sie sich an einen Arzt, Psychologen oder Sozialarbeiter, den Sie schätzen. Erklären Sie kurz Ihr Problem und fragen Sie, wer Ihnen in dieser Situation am besten helfen kann. Am besten fragen Sie mehr als einen Spezialisten – so sehen Sie, ob ein Name mehr als einmal genannt wird. Sobald Sie ein oder zwei Namen erfahren haben, vereinbaren Sie mit jedem der in Frage kommenden Therapeuten einen Termin für ein Erstgespräch.

Dabei sollten natürlich Ihre Probleme zur Sprache kommen. Achten Sie darauf, ob die Fragen zielgerichtet sind. Haben Sie das Gefühl, daß der Therapeut auf Ihr Problem wirklich eingeht und es aus verschiedenen Richtungen beleuchtet? Haben Sie das Gefühl, er versteht Sie – nicht nur auf der intellektuellen, sondern auch auf der emotionalen Ebene? Wirkt er einfühlsam auf Sie, liegt er auf Ihrer Wellenlänge? Diese ersten Eindrücke sind wichtig und sollten mit in Ihre Entscheidung eingehen.

Natürlich haben Sie das Recht, den Therapeuten nach seinem Hintergrund und seiner Qualifikation zu fragen. Gibt es bestimmte Therapieformen, die er bevorzugt? Wenn Sie Ihre Fragen normal und sachlich stellen, sollten Sie normale, sachliche Antworten erhalten. Defensive Reaktionen, Gegenfragen wie »Wozu wollen Sie das wissen?« oder Interpretationen wie »Anscheinend mißtrauen Sie meiner Qualifikation« könnten auf eine Unsicherheit des Therapeuten hindeuten und sollten Sie mißtrauisch machen.

Am Ende des Erstgeprächs sollte der Therapeut das Problem formulieren – eine Diagnose stellen und die anstehenden Fragen zusammenfassen – und Empfehlungen zur Behandlung abgeben. Bei Fällen, die besonders kompliziert erscheinen, bedarf es unter Umständen mehr als eines Gesprächs, bevor der Therapeut das Problem einschätzen und sich über das weitere Vorgehen äußern kann. Es ist wichtig, daß Sie die Problemeinschätzung und die Behandlungsvorschläge eines Therapeuten nur als *eine* von mehreren Herangehensweisen betrachten. Möglicherweise kann man das Problem auch ganz anders interpretieren. Es kann deshalb sinnvoll sein, eine Gegenmeinung einzuholen, bevor Sie sich für einen Therapeuten entscheiden.

Ihre ersten Eindrücke und Erfahrungen sind von entscheidender Bedeutung. Später, wenn die Therapie im Gange ist, kann es sein, daß Sie alle möglichen Gefühle für den Therapeuten entwickeln. Viele davon sind vielleicht nicht eine Reaktion auf das Verhalten des Therapeuten, sondern Ausdruck Ihrer Unwilligkeit, sich mit schmerzhaften und schwierigen psychologischen Fragen oder Lebenserfahrungen auseinanderzusetzen. Solche Formen des »Widerstands« oder der »Übertragung« wurden erstmals von Freud beschrieben. Widerstand resultiert aus der unbewußten Unwilligkeit, sich schmerzhaften Gedanken, Gefühlen oder Erinnerungen zu stellen, die aus Selbstschutz verdrängt wurden. Obwohl Verdrängung eine Zeitlang hilfreich sein kann, ist sie auf lange Sicht gesehen oft schädlich; deshalb ist es ratsam, verdrängtes Material aufzudecken. Übertragung heißt die emotionale Reaktion, bei der Sie Gefühle, die Sie wichtigen Personen in Ihrem Leben entgegenbringen, auf den Therapeuten übertragen – obwohl dieser nichts getan hat, was diese Gefühle hervorrufen könnte.

Wenn Sie mit Widerstand oder Übertragung zu kämpfen haben, kann die Versuchung groß sein, die Therapie abzubrechen, um den neuen Einsichten und Erkenntnissen zu entfliehen. Einem erfahrenen Therapeuten wird es meistens gelingen, ihre Ängste soweit abzubauen, daß Sie sich dem aufgedeckten schmerzhaften Material stellen können. Sie sollten in dieser Phase impulsive Handlungen vermeiden, bis die Sache behandelt und verstanden ist. Anhaltende Widerstände können allerdings ein Anzeichen dafür sein, daß die Therapie nicht das Richtige für Sie ist. Ob das zutrifft, können Sie aber letztlich nur selbst entscheiden. An diesem Punkt lohnt es sich vielleicht, mit einem anderen Therapeuten zu sprechen. Achten Sie bei der Auswahl dieses zweiten Therapeuten darauf, daß er auf Ihr Problem spezialisiert ist. Außerdem sollte die Überweisung möglichst nicht durch Ihren behandelnden Therapeuten erfolgen, um die Unabhängigkeit der zweiten Meinung zu gewährleisten.

9

Antidepressiva

Die Verabreichung von Antidepressiva verlangt Fingerspitzengefühl. Sie zu verordnen ist etwas anderes als blutdrucksenkende Medikamente oder Abführmittel zu verschreiben. Antidepressiva können – und sollen – das Fühlen des Patienten und die Art und Weise, wie er sich und seine Umwelt wahrnimmt, verändern. Ihre korrekte Anwendung erfordert eine enge Kommunikation zwischen Arzt und Patient. Der behandelnde Arzt sollte dem Patienten helfen, stattfindende innere Veränderungen zu interpretieren und diese Informationen nutzen, um das richtige Medikament bzw. die richtige Kombination von Medikamenten und die optimale Dosierung zu wählen. Das ist nicht einfach und erfordert ein hohes Maß an Erfahrung.

Viele Menschen beunruhigt der Gedanke, Antidepressiva einzunehmen. Wenn Sie zu diesen Menschen gehören, haben Sie vielleicht Ihr ganzes Leben lang den Rat gehört, »Glückspillen« zu mißtrauen und besser nicht zu schlucken. Nun kommt plötzlich ein Arzt, der Ihnen sagt, die Einnahme solcher Medikamente sei genau das Richtige für Sie. Werden Ihnen die Medikamente schaden? Werden Sie sich so gut davon fühlen, daß die Gefahr einer Abhängigkeit besteht? Ist eine Verbesserung Ihres Zustands eine Folge der Medikamente oder Ihrer eigenen Anstrengungen? Vielleicht wurden Sie von klein auf dazu angehalten, die Verantwortung für Ihr Leben zu übernehmen, Ihren Problemen auf den Grund zu gehen und sie an der Wurzel zu packen. Jetzt auf einmal sollen Sie sich um Wurzeln und Ursachen nicht mehr kümmern. Nehmen Sie einfach die Tabletten und Sie werden sich bald besser fühlen. Kann es wirklich so einfach sein?

Dieses Kapitel behandelt viele der üblichen Fragen zur Einnahme von Antidepressiva. Es enthält außerdem eine Übersicht über die gebräuchlichsten Präparate, ihre Vorteile und ihre Nebenwirkungen.

Häufige Fragen zur Einnahme von Antidepressiva

Beim Gedanken, eine stimmungsverändernde Arznei einzunehmen, denken viele Menschen an Drogen. Wir alle haben gelernt, »nein« zu sagen, wenn uns jemand Drogen anbietet. Warum sollten wir auf einen Arzt, der eine Behandlung mit Antidepressiva vorschlägt, anders reagieren? Nun, Antidepressiva unterscheiden sich in wesentlichen Punkten von Rauschgiften. Rauschgifte werden unkontrolliert eingenommen, um die augenblickliche Stimmung zu verändern, und erzeugen schnelle Glücksgefühle. Sie führen zu Abhängigkeit; ein Entzug ist oft mit sehr unangenehmen Symptomen verbunden, zu denen auch schwere Depressionen gehören. Antidepressiva dagegen lösen normalerweise keine sofortigen Hochgefühle aus und machen auch nicht körperlich abhängig. Bei vielen Rauschgiften benötigt man zunehmend größere Mengen, um die gleiche Wirkung zu erzielen; bei Antidepressiva ist das nicht der Fall. Seit ihrer Einführung vor über dreißig Jahren haben sich Antidepressiva als hochwirksame Mittel zur langfristigen Linderung von depressiven Symptomen erwiesen.

Manche Patienten, die mit Antidepressiva behandelt werden, haben das Gefühl, es sich zu leicht zu machen: Sie werfen sich vor, Tabletten zu schlucken, statt dem Problem auf den Grund zu gehen und es zu lösen. Hinter diesem Gedanken steht das Gefühl, irgendwie selbst an der Depression schuld zu sein. Dieses Problem tritt sehr häufig auf, weil depressive Menschen von Haus aus dazu neigen, sich für ihre Situation in überhohem Maße verantwortlich zu fühlen. Deshalb glauben sie, ihre Probleme selbst meistern zu müssen. Heute sind sich jedoch die meisten Experten darüber einig, daß eine klinische Depression durch eine biochemische Anomalie verursacht wird und genetisch bedingt ist.

Wenn aber Depressionen auf Gene und biochemische Prozesse zurückzuführen sind, wie können dann die Patienten schuld daran sein? Und warum sollten sie ihr Problem nicht genauso behandeln, wie sie jede andere körperliche Krankheit behandeln würden? Welcher Diabetes-Patient käme auf die Idee, seine täglichen Insulininjektionen mit dem regelmäßigen Schuß Heroin zu vergleichen? Oder sich seine Probleme mit der Insulinproduktion vorzuhalten?

Viele Patienten befürchten, mit der Einnahme von Antidepressiva die Kontrolle über sich selbst oder ihr Denken zu verlieren. Sie fragen sich besorgt, ob die Medikamente ihre Persönlichkeit verändern. Die Beantwortung dieser Frage setzt voraus, daß Sie sich eines klar machen: Ein Mensch nimmt sich, wenn er deprimiert ist, anders wahr, als wenn er sich gut fühlt. Er hat es also mit zwei Wahrnehmungen des eigenen Ichs zu tun. Wer aber ist das wahre Ich? Das traurige, ausgebrannte Menschenkind, das meint, nie etwas Nennenswertes zustande gebracht zu haben und deshalb auch nichts vom Leben erwarten zu dürfen? Oder die im Grunde gesunde und intakte Persönlichkeit, die gerade unter einem vorübergehenden Rückschlag leidet? Es gehört zu den schmerzhaftesten Symptomen einer Depression, daß sie das Bild eines Menschen von sich selbst verändert. Ein Patient, der erfolgreich mit Antidepressiva behandelt wurde, ähnelt nach unserer Erfahrung sehr viel mehr dem »Selbst«, das er gerne sein möchte, als der deprimierten Person vor der Behandlung.

Vielen Patienten fällt es schwer, das medizinische Modell der Depression zu akzeptieren. Das liegt auch daran, daß es keinen guten Labortest dafür gibt. Hier hinkt der Vergleich mit Diabetes oder Bluthochdruck. Bei Diabetikern ist der Zuckerspiegel im Urin oder Blut zu hoch. Das läßt sich sehr einfach feststellen, indem man einen Meßstreifen in den Urin hält und schaut, wie sich das Farbfeld auf dem Streifen verändert. Bei hohem Blutdruck lassen sich überhöhte Werte einfach am Blutdruckmeßgerät ablesen. Bei einer Depression dagegen liefern die Labortests normalerweise ein negatives Ergebnis. In den letzten Jahrzehnten haben Hormontests für Depressionen Furore gemacht, sich aber nach der ersten Begeisterung als unzuverlässig erwiesen. Das heißt, der Diagnostiker ist weiterhin auf Anhaltspunkte angewiesen: seinen Eindruck bei der Untersuchung des Patienten; die Schilderung der Krankengeschichte; Aussagen von Angehörigen; durch die Krankheit verursachte Probleme wie schlechtere Noten, beruflicher Leistungsabfall oder Beziehungsprobleme usw. Auf den ersten Blick scheinen solche Anhaltspunkte kaum die Diagnose einer psychischen Störung und die Verordnung von Antidepressiva zu rechtfertigen. Trotzdem: Ein erfahrener Kliniker kann im allgemeinen eine

Depression leicht und zuverlässig diagnostizieren. Manchmal erkennt er schon beim Blick durch das Wartezimmer, an der Haltung eines Patienten oder nach ein paar Sätzen am Telefon, wie es einem deprimierten Patienten geht.

Das Gehirn ist ein Forschungsobjekt, das sich nur schwer fassen läßt. Es hat die Geheimnisse seiner Abläufe noch nicht im gleichen Maße der modernen Technologie preisgegeben wie die Bauchspeicheldrüse, das Herz, die Nieren oder die Leber. Das wird sich mit dem Fortschreiten der Technologie ändern. Zudem haben Gehirnforscher einen Vorteil gegenüber Medizinern, die sich mit anderen Körperorganen befassen: Ein Mensch kann sagen, was in seinem Gehirn vorgeht. Gefühle, Gedanken, Empfindungen und Impulse spiegeln zugrunde liegende Gehirnprozesse wider. Diese Eindrücke können einem Kliniker mitgeteilt und über einen langen Zeitraum hinweg beobachtet werden. Nach unserer Erfahrung liefern sie fast immer ausreichendes Material für die Diagnose und Behandlung von Depressionen.

Viele Menschen möchten wissen, wie lange sie Mittel gegen Depressionen einnehmen müssen. Eine solche Vorhersage läßt sich für SAD-Patienten leichter treffen als für Patienten, die unter anderen Formen der Depression leiden, weil SAD normalerweise ein Zustand mit einem absehbaren Ende ist. Mit dem Sommer klingen in der Regel auch die Symptome ab. In manchen Fällen allerdings kann es ratsam sein, die Einnahme von Antidepressiva den Sommer über fortzusetzen. Hin und wieder fürchten Patienten, Antidepressiva könnten anhaltende körperliche Veränderungen oder Schäden verursachen. Glücklicherweise treten chronische Nebenwirkungen nur selten auf, und es gibt keinen Beweis für langfristige Schädigungen des Gehirns.

Nebenwirkungen

Es ist vernünftig, sich über die Nebenwirkungen von Medikamenten Gedanken zu machen. Die Anfälligkeit für Nebenwirkungen ist unterschiedlich groß. Am einen Ende des Spektrums steht der Patient, bei dem überhaupt keine Nebenwirkungen auftreten; am anderen Ende der Patient, der Nebenwirkungen auf die unterschiedlichsten Antidepressiva entwickelt, obwohl die verabreichten Dosen zu niedrig sind, um überhaupt wirksam zu sein. Wegen dieser Unwägbarkeit verordnen viele Psychiater zunächst eine niedrige Dosis des gewählten Medikaments und erhöhen die Menge erst, nachdem sie gesehen haben, wie der Patient die niedrigere Dosis verträgt.

Die spezifischen Nebenwirkungen von Antidepressiva sind von Medikament zu Medikament verschieden und werden im folgenden ausführlich diskutiert. Zu den üblichen Nebenwirkungen gehören Antriebsdämpfung, Gewichtszunahme, Schwindelgefühle sowie sogenannte »anticholinerge Nebenwirkungen«. Diese letzte Gruppe von Symptomen ist darauf zurückzuführen, daß viele Antidepressiva das cholinerge System, einen Teil des Nervensystems, blockieren. Das cholinerge System sorgt für die Feuchtigkeit der Schleimhäute, die Kontraktion der Ring- und Längsmuskulatur des Darmes und das Öffnen und Schließen der Schließmuskel, die – zum Beispiel beim Urinieren – als Ventile dienen. Sind diese Funktionen blockiert, können Nebenwirkungen wie Mundtrockenheit, Sehstörungen, Verstopfung und Schwierigkeiten beim Urinieren auftreten.

Antidepressiva und ihre Nebenwirkungen

Bei Entscheidungen über unsere Lebensführung stellen wir unablässig Kosten-Nutzen-Analysen auf, das heißt, wir wägen die Vor- und Nachteile gegeneinander ab, bevor wir uns für den einen oder den anderen Weg entscheiden. Die meisten dieser Analysen sind so banal, daß wir sie kaum wahrnehmen. Wiegt das Risiko eines Verkehrsunfalls die Vorteile auf, mit dem Auto zum Einkaufen in den Supermarkt zu fahren? Rechtfertigen die Vorteile eines Urlaubs in der Karibik die Risiken eines Flugzeugabsturzes? Und so weiter. Bei größeren Entscheidung dagegen stellen wir die Kosten-Nutzen-Analyse bewußter an.

Ganz sicherlich ist eine Kosten-Nutzen-Analyse angebracht, bevor wir uns für die Einnahme eines Medikaments entscheiden. Welchen Nutzen wird das Medikament wahrscheinlich bringen? Welche Nebenwirkungen könnten auftreten? Wenn es um die Einnahme von Antidepressiva geht, sollten Patient und Therapeut vielleicht mehr noch als bei anderen Arzneimitteln die Kosten-Nutzen-Rechnung gemeinsam aufstellen. Das liegt daran, daß viele Depressionssymptome wie Traurigkeit, Schuldgefühle und ein geringes Selbstwertgefühl nicht offen zutage liegen und nur dem Patienten bekannt sind. Das gleiche gilt für Nebenwirkungen. Der Psychiater muß sich weitgehend auf die Einschätzung des Patienten verlassen, wie stark die Symptome und die Nebenwirkungen sind. Darüber hinaus ist es der Patient, der sowohl mit den Krankheitssymptomen als auch mit den Nebenwirkungen der Medikamente leben muß. Letztlich muß deshalb er die Entscheidung für oder gegen Antidepressiva treffen.

Welche Rolle spielt der Psychiater in diesem Szenario? Er verfügt über das Expertenwissen über die Krankheit und ihre medikamentöse Behandlung; er kennt andere Patienten und weiß, wie sie auf unterschiedliche Arten von Antidepressiva reagiert haben. Allerdings kann der Psychiater nicht sicher vorhersagen, wie ein Medikament im Einzelfall anschlagen wird. Er muß deshalb den Patienten über die Art der Krankheit, die verfügbaren Behandlungsoptionen, ihren potentiellen Nutzen und ihre möglichen Risiken aufklären. Der Psychiater sollte seine Erfahrungen mit einem Medikament und der Krankheit einbringen und den Zusammenhang zu der besonderen Situation des Patienten aufzeigen. Der Patient sollte seinerseits seine Hoffnungen, Ängste und früheren Erfahrungen im Umgang mit Medikamenten offenlegen. Die beste Basis für eine optimale Entscheidung ist ein Gespräch, bei dem Arzt und Patient gemeinsam die Vor- und Nachteile abwägen.

Die meisten Medikamente können eine lange Liste von Nebenwirkungen verursachen. Viele dieser Nebenwirkungen treten aber nur äußerst selten auf. Wir nennen unseren Patienten meistens die häufigsten Nebenwirkungen eines Medikaments und erwähnen, daß andere Nebenwirkungen möglich sind. Darüber hinaus verweisen wir sie auf den Beipackzettel des Präparats, den sie lesen können oder auch nicht, der aber in jedem Fall bei Fragen eine wichtige Informationsquelle darstellt. Wenn Sie Medikamente einnehmen und physische oder psychische Veränderungen an sich feststellen, über die Ihr Arzt Sie nicht umfassend aufgeklärt hat oder die Sie beunruhigen, sollten Sie nicht zögern, Ihren Arzt anzurufen, statt den nächsten Arztbesuch abzuwarten.

Manche Menschen möchten, bevor sie eine Entscheidung für oder gegen ein Medikament treffen, das »Worst-case«-Szenario kennen. Was kann schlimmstenfalls geschehen, wenn sie ein Medikament einnehmen bzw. es nicht einnehmen? Die Antwort lautet beide Male gleich: Im schlimmsten Fall führt die gewählte Vorgehensweise zum Tod. In sehr seltenen Fällen zum Beispiel reagiert ein Patient so allergisch oder dramatisch auf ein Medikament, daß er stirbt. (Diese Gefahr besteht übrigens bei jedem Medikament, auch bei nicht rezeptpflichtigen Arzneimitteln.) Sehr viel wahrscheinlicher ist es jedoch, daß die Depression selbst tödlich verläuft. Das liegt zum einen an der erhöhten Suizidtendenz von depressiv Kranken. Darüber hinaus ist bei deprimierten Patienten nachweislich sowohl die Anfälligkeit für Krankheiten als auch die Todesrate höher als in der Durchschnittsbevölkerung. Deprimierte Menschen sind oft geistesabwesend und stehen der Welt gleichgültig gegenüber. Sie tragen deshalb ein erhöhtes Risiko, unvorsichtig über die Straße zu laufen oder ein Elektrogerät unsachgemäß zu nutzen. Deprimierte Menschen neigen auch dazu, ihre Gesundheit zu vernachlässigen; so kann es zum Beispiel sein, daß eine deprimierte Frau nicht regelmäßig zum Gynäkologen geht oder einen Knoten in der Brust ignoriert. Auch von dieser Seite her ist eine Depression also keineswegs nur eine harmlose Befindlichkeitsstörung.

Aber: Solche »Worst-case«-Szenarien sind ziemlich selten. Wir brauchen ihnen deshalb bei der Kosten-Nutzen-Analyse kein allzu großes Gewicht beizumessen – ebensowenig, wie wir uns durch das Risiko eines tödlichen Verkehrsunfalls davon abhalten lassen, zum Supermarkt zu fahren. In erster Linie sollten die typischerweise zu erwartenden Resultate unser Handeln bestimmen.

Nach meiner Erfahrung spricht die Kosten-Nutzen-Analyse in den meisten Fällen sehr stark für den Einsatz von Antidepressiva, vor allem wenn die Depressionen mittelschwer bis stark ausgeprägt sind, der Patient relativ gesund ist und nicht-medikamentöse Behandlungsalternativen (wie die Licht-Therapie) allein wahrscheinlich nicht den gewünschten Erfolg bringen werden. Hinzu kommt, daß Menschen mit saisonabhängigen Depressionen gut auf Medikamente anzusprechen scheinen. Wir haben bisher keinen einzigen Patienten behandelt, dem eine Kombination aus Licht-Therapie und Antidepressiva nicht zumindest bis zu einem *gewissen* Grad geholfen hätte. Andererseits: Wenn sich Depressionen erfolgreich ohne Medikamente behandeln lassen, so ist das in aller Regel der bessere Weg.

Antidepressiva zur Behandlung von SAD

Die Einnahme von Antidepressiva setzt immer und in jedem Fall die Begleitung durch einen qualifizierten Arzt voraus. Patienten tun deshalb gut daran, einen geeigneten Spezialisten ausfindig zu machen und zu konsultieren. Nachdem ein Arzt gewählt wurde, sollte sich der Patient normalerweise auf sein Urteil verlassen, welches Medikament für seine besondere klinische Situation am besten geeignet ist. Der Patient hat jedoch das Recht zu erfahren, warum der Arzt einem bestimmten Medikament den Vorzug gibt und welche Vor- und Nachteile es gegenüber anderen Möglichkeiten aufweist. Dieser Abschnitt informiert Sie über die hilfreichsten Medikamente zur Behandlung von Depressionen im allgemeinen und SAD im besonderen.

Zur Behandlung von Depressionen gibt es viele unterschiedliche Medikamente und Wirkstoffe. Es gibt bis heute keine wissenschaftliche Methode, zuverlässig zu sagen, welches Mittel bei einem bestimmten Patienten am besten wirken wird. Die Verordnung von Antidepressiva ist deshalb oft eine Sache von Versuch und Irrtum, eine auf Sachkenntnis gestützte Vermutung, die auf dem klinischen Bild des Patienten und dem Profil der Nebenwirkungen des Medikaments basiert. Wenn das erste Medikament nicht anschlägt, muß das nächste ausprobiert werden. Wir kennen einige Patienten, die erst nach vielen erfolglosen Versuchen mit den unterschiedlichsten Präparaten auf das für sie geeignete Medikament gestoßen sind. Es ist, als hätte man einen riesigen Schlüsselbund und würde einen Schlüssel nach dem anderen versuchen, bis man endlich den findet, der das Schloß entriegelt. Ist das gelungen, geht die Tür auf und neue Perspektiven öffnen sich. Genauso geht es dem deprimierten Patienten, der sich endlich besser fühlt und das Leben wieder genießen kann. Es ist hilfreich, an dieses Bild zu denken, wenn das erste oder zweite Mittel gegen Depressionen nicht den gewünschten Erfolg bringt; anderenfalls ist die Gefahr groß, daß man sich entmutigen läßt und vorschnell aufgibt, obwohl schon der nächste Schlüssel der richtige sein kann.

Alle Antidepressiva brauchen Zeit, um zu wirken. Erst wenn ein Medikament mindestens zwei Wochen lang *in ausreichender Dosis* eingenommen wurde, läßt sich eine Aussage über seine Wirksamkeit treffen. Weil die Anfälligkeit für Nebenwirkungen von Patient zu Patient sehr verschieden sein kann, gehen viele Psychiater den Weg, Medikamente gegen Depressionen zunächst in einer niedrigen Dosis zu verabreichen und die Dosis dann, wie oben beschrieben, allmählich zu steigern. Durch diese Vorsichtsmaßnahme dauert es natürlich länger, bis ein Medikament seine volle Wirkkraft entfalten kann. Bei schwer depressiv Kranken kann es deshalb sinnvoll sein, mit einer höheren Dosis zu beginnen und diese schnell zu steigern. Wenn man mit einer niedrigen Dosis anfängt, erscheint manchen Patienten die Enddosis im Vergleich zur Anfangsdosis als beängstigend hoch – eigentlich aber ist es nur so, daß die Anfangsdosis sehr niedrig gewählt war.

Obwohl Antidepressiva bei manchen SAD-Patienten anstelle der Licht-Therapie eingesetzt werden, dienen sie normalerweise ihrer Ergänzung. Oft bringt die Licht-Therapie die SAD-Symptome nur teilweise zum Abklingen, und Antidepressiva vervollständigen den Behandlungserfolg. Eine Kombination aus Licht-Therapie und Antidepressiva bietet darüber hinaus die Chance, mit einer niedrigeren Dosis und entsprechend geringeren Nebenwirkungen auszukommen. Es ist oft nötig, die Dosis dem Wechsel der Jahreszeiten anzupassen – sie zu erhöhen, wenn die Tage kürzer und dunkler werden, und sie zu senken, wenn es draußen wieder länger hell bleibt.

Selektive Serotoninwiederaufnahme-Hemmer

Innerhalb weniger Jahre haben sich selektive Serotoninwiederaufnahme-Hemmer (SSRIs) zu Medikamenten erster Wahl bei der Behandlung der Winterdepressionssymptome von SAD-Patienten entwickelt. Wie der Name schon sagt, geht man davon aus, daß SSRIs gezielter wirken als ältere Antidepressiva. Ihre Wirkung gründet in ihrer Fähigkeit, die Wiederaufnahme des Neurotransmitters Serotonin in den Nervenenden zu blockieren. Auf diese Weise kann das Serotonin seine Botschaft länger an die nächste Nervenzelle (Neuron) weitergeben. Da die depressiven Symptome von SAD vermutlich auf eine unzulängliche Übertragung der Signale eines Serotonin-Neurons zum nächsten zurückzuführen sind, soll eine Verstärkung dieser Signale die Symptome zum Abklingen bringen. Zwar haben auch einige ältere Antidepressiva diesen biochemischen Effekt – zusätzlich aber auch noch viele andere. Die daraus entstehenden Nebenwirkungen machen die konventionellen Antidepressiva bei den Patienten unbeliebt. Das heißt nicht, daß die neueren Drogen keine Nebenwirkungen hätten – wir werden weiter unten noch darauf eingehen. Die Begleiterscheinungen sind aber im allgemeinen weniger stark ausgeprägt und für die Betroffenen akzeptabler. Damit entfällt ein Teil der Belastungen, die bisher mit der Einnahme von Antidepressiva verbunden waren. Ein echter Vorteil der neueren Drogen ist, daß anticholinerge Nebenwirkungen wie Mundtrockenheit, Sehstörungen und Verstopfung, die oft recht unangenehm sein können, weitaus seltener vorkommen als bei konventionellen Antidepressiva.

SSRIs haben aber nicht nur weniger Nebenwirkungen, sondern erweisen sich auch als sehr effektiv bei der Linderung von SAD-Symptomen. Ihre Wirkung war für die vielen Patienten und Kliniker, die in den vergangenen Wintern auf SSRIs gesetzt haben, offenkundig. Mittlerweile unterstützen kontrollierte Studien, u. a. aus Deutschland diese Beobachtungen. In einer doppelblinden internationalen Studie konnte z. B. herausgefunden werden, daß der SSRI Sertralin der Placebogabe signifikant überlegen ist.

Prof. Kasper und seine Mitarbeiter haben die Licht-Therapie mit der

Wirkung von Fluoxetin verglichen und am Ende des fünfwöchigen Versuchs festgestellt, daß beide gleichermaßen wirksam sind. Bei allen Antidepressiva dauert es einige Wochen, bevor das Medikament zu wirken beginnt; bei einigen Patienten hat sich der Erfolg schon früher eingestellt. Die Wirksamkeit von SSRIs bei der Behandlung von SAD ist einer der Gründe, warum Wissenschaftler vermuten, daß SAD auf eine Anomalie der Serotoninsysteme des Gehirns zurückzuführen ist. Weitere SSRIs sind die Medikamente Citalopram, Peroxetin und Flunoxamin.

Obwohl manche Patienten bei der Einnahme dieser Medikamente fast keine Nebenwirkungen verspüren, sind andere weniger vom Glück begünstigt. Zu den Nebenwirkungen, die im Zusammenhang mit SSRIs am häufigsten genannt werden, gehören Übelkeit, Magenverstimmung, innere Unruhe und Schlafstörungen. Die Patienten klagen dann über nachlassendes Interesse an Sex, geringere sexuelle Erregung und Verzögerungen beim Auftreten des Orgasmus. Einem Bericht von Dr. Frederick Jacobsen zufolge soll der Wirkstoff Yohimbin die sexuellen Schwierigkeiten beheben. Allerdings: Die wenigen Patienten, denen Dr. Rosenthal das Medikament empfohlen hat, waren mit dieser Lösung nicht zufrieden.

Es gab Berichte, wonach Fluoxetin zu Gewichtsverlust führen kann. Das Medikament wurde deshalb auch zur Behandlung von Fettleibigkeit befürwortet. Obwohl ein Gewichtsverlust in den ersten Wochen nach Einnahmebeginn relativ häufig auftritt, wird das Gewicht nach unserer Erfahrung später wieder zugenommen. Tatsächlich wiegen die Patienten am Ende oft mehr als vor Beginn der Behandlung, trotz aller Diätversuche.

Vereinzelt wird von sexuellen Störungen berichtet, die ernstgenommen werden sollten.

Wenn ein Patient infolge der Einnahme eines selektiven Serotonin-wiederaufnahme-Hemmers unter Nebenwirkungen leidet, ist eine Frage unvermeidlich: Kann es von Vorteil sein, auf ein anderes Mitglied der gleichen Medikamentenfamilie umzustellen? Trotz unserer begrenzten Erfahrung mit den neueren SSRIs läßt sich diese Frage bejahen. In einigen Situationen kann ein SSRI aus unvorhersehbaren Gründen einem anderen vorzuziehen sein. In der Praxis heißt das: Wenn ein

SSRI nicht gut anschlägt oder zu inakzeptablen Nebenwirkungen führt, lohnt es sich, einen anderen auszuprobieren.

Ein Unterschied zwischen den verschiedenen SSRIs ist beachtenswert: die Zeit, die der Körper braucht, um das Medikament wieder abzubauen (Halbwertszeit). Bei Fluoxetin dauert das wesentlich länger als bei den anderen SSRIs. Während letztere normalerweise innerhalb einiger Tage abgebaut werden, lassen sich Spuren von Fluoxetin und seinen aktiven Aufspaltungsprodukten noch Wochen nach dem Absetzen des Medikaments im Blut nachweisen. Das kann manchmal ein Problem darstellen: Erstens dauert es länger, bis unangenehme Nebenwirkungen abklingen. Zweitens muß der Patient mit der Einnahme eines neuen Medikaments länger warten, falls Wechselwirkungen mit Fluoxetin zu befürchten stehen; das gilt vor allem für die Einnahme von Monoaminooxidase-Hemmern (MAO-Hemmern), die in einem der nächsten Abschnitte diskutiert werden. Der Vorteil der längeren Halbwertszeit von Fluoxetin besteht darin, daß auch dann konstante Plasmaspiegel gewährleistet sind, wenn der Patient einmal vergißt die Medikamente einzunehmen bzw. beim Absetzen des Medikaments. In vielen Fällen hat die unterschiedlich schnelle Abbaufähigkeit von SSRIs aber in der Praxis keine Bedeutung. Ein weiterer Unterschied zwischen der Medikamenten besteht darin, daß Fluoxetin den Spiegel anderer Medikamente im Blut stärker ansteigen läßt als z. B. Sertralin oder Citalopram. Solange ein Psychiater diese Wirkung kennt und die Situation entsprechend überwacht, sollte auch dies kein Problem darstellen.

Trotz dieser langen Liste von Nebenwirkungen werden SSRIs im allgemeinen gut vertragen und bedeuten eine wesentliche Verbesserung gegenüber herkömmlichen, sogenannten tri- oder tetrazyklischen Antidepressiva. Millionen von Menschen nehmen sie mit Erfolg und ohne nennenswerte Nebenwirkungen ein.

Bupropion

Bupropion ist ebenfalls ein relativ neues Medikament auf dem amerikanischen Markt, es ist jedoch in Europa noch nicht verfügbar. Wie die SSRIs hat es den Vorteil, im Vergleich zu konventionellen Antidepressiva mit relativ geringfügigen anticholinergen Nebenwirkungen verbunden zu sein. Mit anderen Worten: Verstopfung, Mundtrockenheit und Sehstörungen stellen bei diesem Medikament in der Regel kein Problem dar. Bupropion wirkt antriebssteigernd und aktivierend und ist deshalb gut für deprimierte Patienten geeignet, die sich träge und lethargisch fühlen, weniger für ängstliche und erregte Patienten. Es gibt zwar noch keine kontrollierten Studien zur Behandlung von SAD-Patienten mit Bupropion, unkontrollierte Studien und klinische Beobachtungen haben aber ermutigende Ergebnisse gebracht.

Es ist bekannt, daß Bupropion die Wiederaufnahme des Neurotransmitters Dopamin verzögert. Dennoch kann zur Zeit niemand mit Sicherheit sagen, ob die antidepressive Wirkung von Bupropion wirklich auf diesen Effekt zurückzuführen ist.

Bupropion hat gegenüber den SSRIs einige Vorteile. Insbesondere verursacht es seltener sexuelle Störungen, und nach unserer Erfahrung kommt es auch weniger häufig zu einer langfristigen Gewichtszunahme. Zu seinen Nachteilen gehört, daß Bupropion für bestimmte Patienten weniger effektiv zu sein scheint als die SSRIs; es verursacht mit höherer Wahrscheinlichkeit Angstgefühle und Reizbarkeit und kann in einigen Fällen die Herzfrequenz erhöhen. Im schlimmsten, aber sehr seltenen Fall kann Bupropion Krämpfe auslösen. In dieser Hinsicht unterscheidet es sich nicht wesentlich von den tri- und tetrazyklischen Antidepressiva, die ebenfalls Krämpfe verursachen können, wenn auch etwas weniger häufig als Bupropion. Aus all diesen Gründen setzen wir Bupropion normalerweise erst ein, wenn SSRIs nicht den gewünschten Erfolg gebracht haben sollten.

Desipramin und Imipramin: Die getreuen Alten

Wir bezeichnen Desipramin (Handelsname: Pertofran) und Imipramin (Handelsname: Tofranil) als die »getreuen Alten«, weil sie seit langem auf dem Markt sind und nach wie vor als nützliche Waffen in unserem Arsenal gegen Depression zu gelten haben. Sie werden in niedrigen subtherapeutischen Dosen in der Regel gut vertragen. Bei manchen Menschen ruft Desipramin eine gewisse »Aufgedrehtheit« hervor, bei anderen führt es zu einer leichten Antriebsdämpfung. Die anticholinergen Nebenwirkungen (Mundtrockenheit, Verstopfung, Sehstörungen) sind deutlich ausgeprägt und können für manche Patienten zum Problem werden. Eine höhere Pulszahl und vermehrtes Schwitzen sind denkbar, beim Stehen können Schwindelgefühle auftreten. Diese Nebenwirkungen sind subjektiv unangenehm, aber selten gefährlich. Bei Imipramin ist die sedierende Wirkung etwas stärker als bei Desipramin, und es treten mehr anticholinerge Nebenwirkungen auf.

Diese beiden Medikamente gehören der Familie der »trizyklischen Antidepressiva« an. Auch andere Mitglieder der trizyklischen Familie werden oft gegen Depressionen verordnet. Das gerne verschriebene Amitriptylin (deutscher Handelsname: z. B. Saroten) hat eine stark sedierende und sehr anticholinerge Wirkung und verursacht oft mehr Nebenwirkungen als die anderen trizyklischen Antidepressiva. Wegen dieser Nebenwirkungen ist es für mich bei der Behandlung von Depressionen selten das Medikament erster Wahl. Doxepin (deutsche Handelsnamen: Sinquan und Aponal) ist ein weiteres trizyklisches Antidepressivum, das wir wegen seiner sedierenden und sehr anticholinergen Wirkung nicht beim ersten Versuch verordnen. Bei Menschen, die unter Schlaflosigkeit leiden, sind die sedierenden Eigenschaften dieser Präparate zwar manchmal von Vorteil. Die meisten SAD-Patienten haben aber das entgegengesetzte Problem – sie schlafen zu viel. Das Letzte, was die meisten von ihnen brauchen, ist ein Medikament, das sie noch schläfriger macht.

Trazodon

Trazodon (Handelsname: Thombran) unterscheidet sich in seiner Zusammensetzung von den trizyklischen Antidepressiva, hat aber einige Eigenschaften mit ihnen gemeinsam. Das Medikament scheint für die Behandlung von SAD-Patienten besonders gut geeignet zu sein, weil es wie die SSRIs das Serotoninsystem beeinflußt. Aus diesem Grund haben wir mehreren Patienten, bei denen die Licht-Therapie allein keine ausreichende Besserung gebracht hat, Trazodon verordnet – mit sehr gutem Erfolg. Trotz seiner stark sedierenden Wirkung (eine Eigenschaft, die bei Patienten mit Schlaflosigkeit von Vorteil sein kann) haben mehrere SAD-Patienten das Medikament gut vertragen und waren mit dem Behandlungsergebnis zufrieden. Nach unserer Erfahrung bringt die Einnahme von Trazodon allein keine ausreichend antidepressive Wirkung; das Medikament ist aber oft recht effektiv, wenn es zusammen mit anderen Antidepressiva (z. B. SSRIs) verordnet wird. Als Begleiterscheinungen können neben der sedierenden Wirkung Schweregefühle und Gewichtszunahme auftreten.

MAO-Hemmer

Zu den Monoaminooxidase-Hemmern (MAO-Hemmern) gehören Phenelzine, Tranylcypromin und Isocarboxacid. MAO-Hemmer haben eine lange und wechselvolle Geschichte. Sie waren die ersten Medikamente, die sich als effektiv bei der Behandlung von Depressionen erwiesen. Ihre Entdeckung verdanken wir eigentlich einem Zufall: Als deprimierte Tuberkulose(TB)-Patienten ein Medikament gegen TB erhielten, das mit den MAO-Hemmern verwandt war, klangen die Depressionen ab. Diese Beobachtung führte zur Entwicklung von anderen, wirksameren MAO-Hemmern. Nach unserer Erfahrung brauchen SAD-Patienten MAO-Hemmer nur in sehr seltenen Fällen. Sie reagieren meistens gut auf die oben genannten Medikamente, die sicherer sind und weniger Nebenwirkungen verursachen.

MAO-Hemmer hemmen das Enzym Monoamin-Oxidase (MAO), das sowohl im Gehirn als auch im Darm vorhanden ist. Man geht davon aus, daß die antidepressive Wirkung des Medikaments auf diesen Effekt zurückzuführen ist. MAO spaltet Substanzen ab, die als »biogene Amine« bezeichnet werden, zum Beispiel Noradrenalin und Serotonin. Indem sie das Enzym hemmen, fördern MAO-Hemmer den Aufbau von Monoaminen im Gehirn. Es wurde vermutet, daß Depressionen auf einen funktionalen Mangel an biogenen Aminen zurückzuführen sind und daß die antidepressive Wirkung der MAO-Hemmer darin begründet ist, daß sie die Anhäufung dieser Amine im Gehirn fördern.

Das MAO-Enzym wird darüber hinaus im Darm produziert. Dort hat es die wichtige Aufgabe, Substanzen in der Nahrung abzubauen, die schädlich wären, wenn der Körper sie aufnehmen würde. Diese Substanzen sind in Käse, Rotwein, Leber und allen abgespaltenen Eiweißen enthalten (wie mariniertem Fleisch, eingelegtem Fisch und allen Nahrungsmitteln, die teilweise verdorben sind). Patienten, die MAO-Hemmer einnehmen, sollten alle Nahrungsmittel dieser Art unbedingt vermeiden. Es gibt auch Medikamente, vor allem rezeptfrei erhältliche Erkältungsmittel und Appetithemmer, die nicht in Kombination mit MAO-Hemmern eingenommen werden sollten. Wenn ein Patient, der MAO-Hemmer schluckt, versehentlich eines der genannten rezeptfreien Medikamente oder eines der verbotenen Nahrungsmittel zu sich genommen hat, kann es zu einem deutlichen und raschen Blutdruckanstieg kommen. Bevor ein Patient eines dieser Mittel einnimmt, sollte ihn der behandelnde Arzt nachdrücklich auf die Gefahr einer hypertensiven Krise hinweisen und ihm erklären, wie sich eine solche Krise vermeiden läßt und was zu tun ist, wenn es doch dazu kommt.

Leider kann die Einnahme von MAO-Hemmern auch andere Probleme verursachen. Weitere quälende Nebenwirkungen sind Schlaflosigkeit in der Nacht, Schläfrigkeit am Tag, Gewichtszunahme und Nachlassen der Libido. Außerdem ist Vorsicht geboten bei der gleichzeitigen Einnahme von MAO-Hemmern und anderen Medikamenten, Antidepressiva eingeschlossen.

Warum also werden diese Medikamente dann überhaupt eingesetzt? Der Grund dafür ist, daß sie bei manchen Menschen praktisch ohne Nebenwirkungen außergewöhnlich gut anschlagen. Sie haben vielen Menschen sehr geholfen und gelten aus diesem Grund auch heute noch als nützliches Werkzeug zur Behandlung von Depressionen. Die Entscheidung für oder gegen MAO-Hemmer setzt eine sorgfältige Kosten-Nutzen-Analyse durch Arzt und Patient voraus. Dabei sollte die Verfügbarkeit alternativer, sicherer Medikamente ebenso berücksichtigt werden wie die Krankengeschichte des Patienten.

RIMA

Noclohemid (Handelsname: Auorix) ist ein reversibler Hemmer der Monoaminoxidase-A (RIMA) und stellt damit eine Fortentwicklung der MAO-Hemmer dar. Noclohemid kann als ebenso nebenwirkungsarm wie die Gruppe der SSRIs eingeschätzt werden und stellt eine logische Behandlung für SSRI-Patienten dar, obwohl dies bis jetzt nicht durch kontrollierte Studien bestätigt werden konnte.

Weitere Antidepressiva

In einer kontrollierten Untersuchung konnte in der Arbeitsgruppe von Professor Kasper gezeigt werden, daß Hypericum, ein Johanniskrautpräparat, in der Dosierung um 900 mg einer Licht-Therapie gleichzusetzen ist. Dabei war die Nebenwirkungsarmut sehr positiv aufgefallen. Unter den weiteren modernen Antidepressiva hat sich auch Mirtazapin zur Behandlung von SAD herausgestellt.

Lithiumpräparate

Lithiumpräparate wurden ursprünglich zur Behandlung von Manien eingesetzt, gelten aber heute als vielseitig verwendbare Medikamente zur Stimmungsregulierung. Sie können ebenso wie Antidepressiva dazu eingesetzt werden, die Gefühlslandschaft auszugleichen und das Auftreten manischer und depressiver Episoden zu vermeiden. Sie können entweder allein oder in Kombination mit einem der obengenannten Mittel gegen Depressionen verordnet werden.

Viele Menschen erschreckt der Gedanke, Lithium einzunehmen – vielleicht weil sie das Medikament für gefährlich halten oder es mit schwer gestörten Menschen assoziieren. In Wirklichkeit erweist sich Lithium in vielen Fällen als überaus nützliches und gut verträgliches Medikament zur Behandlung von Depressionen. Bei der Behandlung der für SAD-Patienten typischen Winterdepressionen ist Lithium aber nach unserer Erfahrung keine große Hilfe. Normalerweise haben Lithiumpräparate für sich allein keine besonders antidepressive Wirkung. Außerdem schlagen die obengenannten Medikamente bei SAD-Patienten meistens auch ohne Lithium gut an.

Dagegen kann Lithium sehr hilfreich sein, die hypomanischen Symptome auszugleichen, die manche SAD-Patienten im Frühjahr und im Sommer befallen. Es gibt zwar im Prinzip keinen Grund, Patienten nur deshalb zu behandeln, weil sie überschwenglicher, aktiver oder energiegeladener als andere Menschen sind. Andererseits können solche Verhaltensänderungen ein Maß erreichen, das für die Patienten oder ihre Angehörigen, Freunde und Kollegen problematisch wird. Hypomanische Menschen geraten leicht in Streit, neigen zu impulsiven Handlungen, die sie später bereuen, und nehmen die Realität verzerrt wahr. So überschätzen sie leicht ihre finanzielle Situation und geben mehr Geld aus, als sie zur Verfügung haben. Ganz klar: Solche Verhaltensveränderungen verursachen Probleme. Schadensbegrenzung leisten eine rechtzeitige Diagnose und eine schnelle und geeignete Behandlung. Eine Begrenzung der Lichtexposition kann für hypomanische Patienten sinnvoll sein: Sie sollten zum Beispiel darauf achten, im Schlafzimmer die Rollos geschlossen zu halten oder eine sehr dunkle Brille mit Seitenschutzteilen zu tragen. Allerdings ist es oft schwierig für sie, mit solchen Einschränkungen zu leben, so daß Medikamente letztlich die effektivste Lösung darstellen. Dann kann Lithium die Situation retten.

Zu den häufigsten Nebenwirkungen von Lithiumpräparaten gehören Durst, vermehrtes Ausscheiden von Urin und Zittern der Hände. Übelkeit und Bauchschmerzen sind möglich, gehen aber oft vorüber und lassen sich minimieren, wenn man das Medikament zum Essen schluckt. Weitere denkbare Nebenwirkungen sind Gewichtszunahme, Gedächtnisstörungen und Hautausschlag. Es empfiehlt sich, den Lithiumspiegel im Blut regelmäßig zu untersuchen: Falls er zu hoch ist, sind toxische Symptome nicht auszuschließen. Zu ihnen gehören Übelkeit und Durchfall, Erbrechen, deutliches Zittern und Koordinationsschwierigkeiten. Wird die Einnahme des Präparats richtig überwacht, sind Nebenwirkungen dieser Art aber eher die Ausnahme als die Regel. Bei Vergiftungserscheinungen sollte der Patient viel Flüssigkeit trinken und sich sofort mit dem behandelnden Arzt in Verbindung setzen oder Hilfe in einer Notaufnahme suchen. Langfristige Nebenwirkungen in Form von Nieren- oder Schilddrüsenproblemen sind möglich, wobei es glücklicherweise selten zu einer Schädigung der Nieren kommt. Auswirkungen auf die Schilddrüsenfunktion werden etwas häufiger beobachtet, lassen sich aber mit Schilddrüsenhormon-Tabletten leicht behandeln.

Antidepressiva in Kombination mit Licht-Therapie

In den letzten zehn Jahren wurden Antidepressiva oft mit Licht-Therapie kombiniert. Studien haben gezeigt, daß die Lichtbehandlung bei Patienten, die gleichzeitig Antidepressiva einnehmen, ebenso gut anschlägt wie bei Patienten, die das nicht tun. In der klinischen Praxis bringt die Verbindung beider Behandlungsformen klare Vorteile. Erstens ist die kombinierte Behandlung oft effektiver als jede der beiden Behandlungsformen für sich allein. Zweitens ist es dank einer gleichzeitig durchgeführten Licht-Therapie oft möglich, geringere Dosen des Medikaments zu verabreichen (und die Nebenwirkungen zu minimieren). Schließlich läßt sich durch die gleichzeitige Einnahme von Medikamenten die Dauer der täglichen Lichtexposition verkürzen.

Ein möglicher Nachteil der kombinierten Strategie besteht darin, daß die Behandlungen ihre jeweiligen Nebenwirkungen verstärken können. Beispielsweise entwickeln Patienten eher hypomanische Symptome, wenn sie mit einer Kombination aus Licht-Therapie und Medikamenten behandelt werden, als wenn sie nur eine der beiden Behandlungen erhalten. Als Möglichkeit für problematische Wechselwirkungen zwischen den Behandlungsformen wurden darüber hinaus Augenschäden genannt. Diese Besorgnis ist zwar theoretisch berechtigt. Bisher liegen aber keine Berichte vor, wonach die Kombination aus Licht-Therapie und Antidepressiva bei einem Patienten zu Augenschäden geführt hätte. Trotzdem: Wenn Sie eine Kombinationsbehandlung erhalten, sollten Sie sich der theoretischen Gefahr bewußt sein und bei Augenuntersuchungen Ihren Augenarzt umfassend über Ihre klinische Situation informieren.

Kombination unterschiedlicher Antidepressiva und anderer Behandlungsformen

In der Praxis ist es oft erforderlich, verschiedene Antidepressiva miteinander zu kombinieren. Im nächsten Kapitel, das die Abstimmung verschiedener Therapien behandelt, lernen Sie eine Patientin kennen, bei der sich eine solche Kombination als hilfreich erwies. Die Abstimmung unterschiedlicher Medikamente aufeinander erfordert umfassende medizinische Sachkenntnisse und würde den Rahmen dieses Buches sprengen. Sie sollten aber wissen, daß es solche Möglichkeiten gibt, falls Sie auf keines der verordneten Einzelmedikamente ansprechen. Die Kombination von Antidepressiva mit anderen Therapieformen ist sinnvoll: Die einzelnen Behandlungen verstärken ihre gegenseitige Wirkung.

Zusammenfassung

Fassen wir zusammen: Viele Menschen erfüllt der Gedanke, Antidepressiva einnehmen zu müssen, mit Besorgnis. Ärzte sollten diese Ängste ernst nehmen. Eine eingehende Aufklärung nimmt Antidepressiva meistens ihren Schrecken und fördert ihre Akzeptanz. Wenn eine Depression vorliegt, sollten Psychiater und Patient die mit der Einnahme von Antidepressiva verbundenen Vorteile gegen mögliche Nebenwirkungen abwägen. Es gibt viele verschiedene Arten von Antidepressiva. Die Medikamentenauswahl erfolgt aufgrund einer auf Sachkenntnis gestützten Vermutung. Es kann deshalb sein, daß das beste Präparat oder die beste Kombination erst nach mehreren Anläufen gefunden wird. Antidepressiva sollten von einem erfahrenen und qualifizierten Psychiater verordnet werden, der den Patienten genau kennt. Die Porträts der verschiedenen Antidepressiva in diesem Kapitel beschreiben lediglich ihre möglichen Wirkungen und unsere eigenen Erfahrungen damit und sind nicht als Empfehlung zu verstehen. Und schließlich: Bei SAD-Patienten lassen sich Antidepressiva und Licht-Therapie gut miteinander verbinden und ermöglichen es, kleinere Dosen des Medikaments zu verordnen.

10

Individuelle Behandlungspläne

Obwohl wir die verschiedenen Behandlungsformen, die für SAD-Patienten hilfreich sein können, aus Gründen der Übersichtlichkeit separat behandelt haben, werden sie in der Praxis am besten kombiniert eingesetzt. Dieses kurze Kapitel beschreibt, wie ich (Dr. Rosenthal) persönlich mit meinen Winterproblemen zurechtkomme. Außerdem schildert es den Fall einer Patientin, bei der eine Kombination aus vielen verschiedenen Interventionen erforderlich war.

Meine persönliche Winterroutine (Dr. Rosenthal)

Wenn ich gefragt werde, ob ich selbst unter SAD leide, muß ich passen: Seit Jahren habe ich eine Reihe von Vorkehrungen getroffen, die verhindern, daß ich die Antwort auf diese Frage herausfinde. Ich vermute allerdings, daß es ohne mein Vorbeugeprogramm schlecht für mich stünde, zumal der Winter für mich als SAD-Forscher die hektischste und anstrengendste Zeit des Jahres ist.

Ein typischer Wintertag beginnt für mich um vier Uhr morgens, wenn mein Dämmerungssimulator meine Nachttischlampe einschaltet. Obwohl ich um diese Zeit noch schlafe, spüre ich, wie der Lampenschirm allmählich heller wird und das Licht durch meine geschlossenen Augenlider hindurch in meine Pupillen gelangt. Um Viertel nach fünf beginnt mein Wecker zu läuten. Das Bedürfnis, ihn abschalten zu wollen, stellt sicher, daß ich unter der Bettdecke hervorkrieche und meine Augenlider weit genug öffne, um eine anständige Menge Licht hereinzulassen. Um halb sechs hat meine Nachttischlampe ihre höchste Lichtstärke erreicht. Gleichzeitig geht eine Lichtbox an (die an einer Zeitschaltuhr hängt und ungefähr einen Meter neben meinem Kopf installiert ist), und meine Augen werden einer Lichtstärke von etwa 2500 Lux ausgesetzt. Ob Sie es glauben oder nicht: Normalerweise bin ich mittlerweile wieder eingeschlafen, obwohl ich wahrscheinlich schon etwas unruhig bin und weiß, daß das Ende der Nacht kurz bevorsteht. So richtig klar wird mir das aber erst, wenn um sechs Uhr der zweite Wecker klingelt. Dann komme ich relativ leicht aus dem Bett – anders als an Tagen, an denen sich die Lichter aus unerfindlichen Gründen nicht einschalten, und ich das Gefühl habe, mich aus einem Koma quälen zu müssen, um aufstehen zu können. Glücklicherweise ist auch meine Frau etwas saisonfühlig, so daß sie sich über diese allmorgendliche Ton- und Lichtshow nicht allzu sehr beklagt.

An drei oder vier Tagen in der Woche versuche ich, vor der Arbeit ins Fitneß-Studio zu gehen oder einen langen Spaziergang im Freien zu machen. Einmal habe ich zu meiner Motivation sogar einen persönlichen Trainer engagiert. Jetzt trainiere ich zusammen mit einem Freund, der glücklicherweise nicht unter SAD leidet und meine morgendliche Unleidlichkeit bereitwillig erträgt. Wenn ich nicht um eine bestimmte Uhrzeit fest mit jemandem verabredet bin, ist die Versuchung allzu groß, mein Sportprogramm ausfallen zu lassen. Das Argument, daß regelmäßiger Sport mir mehr Energie für den Tag gibt, reicht an einem Wintertag um sechs Uhr morgens einfach nicht aus, um mich in die dunkle Welt hinauszutreiben. Aber immerhin: Nach dem Sport fühle ich mich prächtig, besonders, wenn ich anschließend auch noch in der Sauna war. An Tagen, an denen ich keinen Sport treibe, schlafe ich meistens eine Stunde länger und frühstücke dann zeitunglesend vor meiner 10 000-Lux-Lichtbox. Außerdem habe ich auch eine Lichtbox im Büro, die ich zum Lesen, Schreiben oder Telefonieren einschalte.

Bis heute habe ich kaum jemals darüber nachdenken müssen, wieviel Licht ich an einem bestimmten Tag abbekommen habe und wie viel mehr ich noch brauche. Ich habe ein Gefühl dafür entwickelt und weiß instinktiv, daß ich mehr Licht brauche, wenn ich mich antriebslos und lethargisch durch den Tag schleppe. Wenn ich mich dagegen fühle, als hätte ich zuviel Kaffee getrunken – latent gereizt und »aufgedreht« –, so ist das ein sicheres Anzeichen dafür, daß ich die Lichtdosis senken muß.

Auch Sie sollten versuchen, ein instinktives Gefühl für Ihren täglichen Lichtbedarf zu entwickeln: Die benötigte Lichtexposition ist im Lauf des Winters unterschiedlich hoch, und Sie müssen Ihren Behandlungsplan entsprechend anpassen. Das gelingt am besten, wenn Sie in sich selbst hineinhören und lernen, Ihrem Körper zu vertrauen.

Meine Frau und ich haben helle Lampen in verschiedenen Teilen des Hauses installiert. Wir haben sogar ein paar Lichtboxen an der Decke und den Wänden unseres Schlafzimmers anbringen lassen. Auf diese Weise können wir uns an einem Winterabend dorthin zurückziehen und uns einbilden, auf einer Insel in der Karibik zu sein. Außerdem haben wir eine Sonnenröhre in unserer Diele im Dachgeschoß installiert, die früher sehr dunkel war, die aber jetzt je nach Witterung oft lichtdurchflutet ist.

Glücklicherweise haben diese Maßnahmen gereicht, daß ich mich den Winter über ganz passabel fühle. Das heißt aber nicht, daß ich mich im Winter so gut fühle wie im Sommer. Trotz aller vorbeugender Maßnahmen muß ich weniger dringende Arbeiten den Winter über liegen lassen und auf das Frühjahr verschieben, wenn ich wieder mehr Energie und Motivation dafür aufbringe. Deshalb werde ich künftig im Winter Urlaub machen und in den Süden fahren, und dafür auf den Sommerurlaub verzichten, den sich Psychiater traditionsgemäß gönnen.

Ich habe meine Augen zuletzt vor zwei Jahren untersuchen lassen – nach elf Jahren Licht-Therapie – und der Augenarzt hat keine Probleme feststellen können. Ich denke, der nächste Checkup wird bald fällig sein.

Alles in allem habe ich einen Tagesablauf für die Wintermonate gefunden, mit dem ich gut zurechtkomme. Ich habe diesen Ablauf so detailliert beschrieben, um zu zeigen, wie ich es schaffe, SAD-Symptome in Schach zu halten. Aber denken Sie daran: Jeder Mensch ist anders. Die Tricks und Strategien, die mir das Leben während der Wintermonate erleichtern, müssen nicht auch unbedingt für Sie gelten. Es dauert außerdem einige Zeit, bis man die richtige Routine gefunden hat. Dennoch: Mit etwas Geduld und Kreativität wird es sicher auch Ihnen gelingen, einen optimalen Behandlungsplan für sich selbst aufzustellen.

Die Moral von Saras Krankengeschichte: Das Imperium schlägt zurück

Ab und zu begegne ich SAD-Patienten, deren Symptome entweder so schwer oder gegen einfache Rezepte so resistent sind, daß alles nur denkbare getan werden muß, um sie zu beseitigen. Dann hilft es nur noch, das Problem mit der geballten Kraft der verfügbaren Mittel anzugehen. Sara war ein solcher Fall.

Sara ist Vertriebsrepräsentantin Ende Dreißig, verheiratet, ohne Kinder, und lebte und arbeitete im ländlichen Massachusetts. Sie litt unter Winterproblemen, seit sie siebzehn war. Sie war bisher mit Psychotherapie und Medikamenten (Amitriptylin, Imipramin, MAO-Hemmern und Lithium) behandelt worden, die nur eine geringe Besserung brachten. Ihre Winterdepressionen machten ihr klar, daß sie im Winter kürzer treten, mehr Schlaf bekommen und eine zerstörerische Beziehung aufgeben mußte, die ihr Selbstwertgefühl verletzte. In den beiden Jahren, bevor sie zu mir in die Praxis kam, wurde das Leben für Sara sehr viel schwieriger. Die Misere begann mit einer schweren Depression, die ganz untypisch im Sommer einsetzte, kurz nachdem Sara den Job gewechselt hatte. Während sie bei ihrem bisherigen Job viel im Auto unterwegs gewesen war, saß sie jetzt in einem fensterlosen Büro. Die Depressionen hielten den ganzen Sommer über an und klangen auch im darauffolgenden Herbst und Winter nicht ab. Als ich sie am Ende des zweiten Sommers kennenlernte, war Sara noch immer deprimiert.

Es folgte eine lange Reihe von Interventionen, die Sara von ihren Depressionen befreien sollten. Sie führte über ihre Stimmungen sorgfältig Tagebuch, so daß wir die Wirkung jeder Intervention exakt bestimmten konnten. Eine Anfang Oktober begonnene Licht-Therapie (10 000 Lux bis zu eineinhalb Stunde täglich) und regelmäßiges Ausdauertraining brachten wenig. Nach einem Monat verschrieb ich ihr eine 20-mg-Kapsel Fluoxetin am Tag, und ein paar Tage später flog sie für einen einwöchigen Urlaub nach Florida. Zum ersten Mal seit Monaten pendelte sich ihre Stimmung auf ein normales Maß ein. Nach ihrer Rückkehr setzten wir die Lichtbehandlung auf zwei Stunden am Tag herauf, eine Stunde am Morgen und eine am Abend. Damit fühlte sie sich relativ wohl – bis Dezember, als sich ihre Depression erneut zurückmeldete.

Ich steigerte die Fluoxetin-Dosis auf zwei Kapseln am Tag und empfahl ihr, mit dem Ausdauertraining fortzufahren. Nach ein paar Wochen ging es ihr wieder etwas besser, aber nicht lange. Im Dezember machte sie Urlaub in Mexiko, und ihre Depression ließ von ihr ab, nur um kurz nach ihrer Rückkehr nach Hause wieder zuzuschlagen. Sie schloß ein Zeitschaltgerät an eine helle Nachttischlampe an, die sich eine Stunde vor ihrer Aufwachzeit einschaltete. Außerdem sorgte sie zu Hause und im Büro für eine hellere Raumbeleuchtung. Obwohl sie es schaffte, weiter zu arbeiten, litt sie unter Müdigkeit und Niedergeschlagenheit und erlebte den Winter als einzige endlose Quälerei. Im darauffolgenden März kam sie zum ersten Mal in über zwei Jahren dauerhaft aus ihrer Depression heraus, so daß wir alle Behandlungen absetzen konnten, auch die Medikamente.

Wegen der schweren Probleme, unter denen Sara trotz der intensiven Behandlungen litt, sprachen wir schon zu diesem Zeitpunkt über die Strategie für den nächsten Winter. Ich empfahl ihr, sich einen Dämmerungssimulator und eine tragbare Lichtbox anzuschaffen, um mehr Flexibilität und Kontrolle über die Lichtbehandlung zu bekommen. Wir luden ihren Mann, der die Behandlung mit großem Verständnis unterstützte, in die Therapiesitzungen ein, so daß er an allen Diskussionen über Pläne, die auch ihn betreffen würden, teilnehmen und eigene Vorschläge einbringen konnte. Sara beschloß, im kommenden Winter mehrere Kurzreisen nach Florida einzuplanen – als Sicherheitsnetz für alle Fälle. Diese Idee erwies sich als extrem hilfreich, und schon der Gedanke an den Plan war für Sara eine große Beruhigung. Wir nutzten den Sommer auch, um in der Psychotherapie an einigen traumatischen Erfahrungen zu arbeiten, die Sara im frühen Erwachsenenalter erlitten hatte. Frei von Depressionen gelang es ihr, die Last dieser schmerzhaften Erlebnisse zumindest teilweise abzuschütteln.

Anfang August begann Sara sich erneut deprimiert zu fühlen, und ich behandelte sie mit einer Kombination aus Licht-Therapie (ein bis zwei

Stunden täglich) und Fluoxetin. Sie nahm zunächst eine Kapsel jeden zweiten Tag ein, aber als der Winter begann, mußten wir die Dosis erhöhen. Sara trieb regelmäßig Sport und versuchte mit Hilfe eines Dämmerungssimulators die Zeit des Morgengrauens künstlich konstant zu halten. Mitte Dezember wurden die Depressionen so schwer, daß es angezeigt schien, zusätzlich zu Fluoxetin auch Bupropion zu verschreiben. Mit einer Kombination aus Licht-Therapie (zwei Stunden täglich), täglichem Ausdauertraining, Fluoxetin (40 mg täglich) und Bupropion (300 mg täglich) fühlte Sara sich einigermaßen gut. Sie konnte ihren Beruf ausüben und war in der Lage, in der Psychotherapie konstruktiv mitzuarbeiten. Wir sprachen unter anderem darüber, daß Sara lernen mußte, in Zukunft besser für sich zu sorgen – zumal ihre schweren SAD-Symptome eine große zusätzliche Belastung darstellten.

Die eingeplanten Erholungspausen erwiesen sich als glänzende Idee: Drei einwöchige Urlaube im Dezember, Januar und Februar beflügelten ihre Lebensgeister. Sie war auch besser in der Lage, ihrem Mann zu vermitteln, wie schlecht es ihr im Winter zuweilen ging, und ihm wurde klar, daß grundlegende Veränderungen ihres Lebensstils notwendig waren, wenn seine Frau mit ihrem Problem fertigwerden sollte. Zusammen entschieden sie sich für einen Ort in Florida, in dem sie künftig leben wollten, und kauften dort im Frühjahr ein Haus. Ich zweifle nicht daran, daß die Winter in Florida für Sara leichter sein werden. Sie hat vor, sich einen Job zu suchen, der es ihr erlaubt, tagsüber Zeit im Freien zu verbringen. Sara weiß, daß ihre SAD-Symptome wahrscheinlich nie völlig verschwinden werden. Sie wird also weiterhin daran arbeiten müssen, vermutlich aber weit weniger intensiv, als das im Norden der Fall war.

Ich habe in diesem Kapitel bewußt die Geschichte einer Patientin beschrieben, deren Weg zur Besserung weder kurz noch einfach war. Aber immerhin: Die beiden letzten Winter waren deutlich weniger problematisch als die beiden vorhergehenden – und es besteht berechtigter Anlaß zu der Hoffnung, daß sich Saras Lebensqualität im Winter weiter bessert. Seit Behandlungsbeginn gab es auch im Winter immer wieder Phasen, in denen Sara sich glücklich und produktiv fühlte, und ihre Depressionen waren besser umgrenzt und eingedämmt. In den vergangenen paar Jahren wurde sie zu keiner Zeit von der Hoffnungslosigkeit gequält, die ihre früheren Depressionen gekennzeichnet hatte. Ihre Beziehung zu ihrem Ehemann ist gut, und es gelingt ihnen, im Winter ebenso wie im Sommer zusammen Spaß zu haben. Sara hat es auch geschafft, einige der psychologischen Dämonen der Vergangenheit in den Griff zu bekommen und abzuwerfen, und fühlt sich auch deshalb besser und stärker.

Ich erzähle Saras Geschichte als Ermutigung für die Leser, die ebenfalls einen schwierigen Kampf gegen SAD führen. Verzweifeln Sie nicht. Es gibt alle möglichen Dinge, die helfen können, entweder für sich allein oder in Kombination. Ich kann Ihnen deshalb nur empfehlen, zusammen mit einem qualifizierten Spezialisten, der Sie berät und begleitet, verschiedene Ansätze auszuprobieren. Halten Sie sich über den aktuellen Stand der Forschung auf dem laufenden. Selbst wenn Sie Ihre SAD-Symptome in diesem Winter nicht vollständig loswerden – wer kann heute schon sagen, welche neuen Erkenntnisse der nächste Winter bringen wird?

11

»Wie kann ich helfen?«: Ratschläge für Angehörige und Freunde

Es ist gut zu wissen, daß andere Menschen – Freunde und Familienmitglieder – für Betroffene eine Quelle des Trostes und der Unterstützung sein können. Dieses Kapitel wendet sich an Sie als Angehörige und Freunde eines saisonfühligen Patienten. Es will Ihnen zeigen, wie Sie dem Patienten das Leben leichter machen können.

Was Sie tun können

1. Verstehen Sie das Problem. Machen Sie sich bewußt, daß saisonabhängige Stimmungsveränderungen eine echte Krankheit sind. Das ist nicht ganz einfach zu verstehen. Schließlich sieht man saisonabhängigen Menschen ihre Krankheit nicht an. Es gibt keine für jedermann sichtbaren Verletzungen oder Anomalien. Alle Tests sind negativ verlaufen. Was soll also die ganze Aufregung? Für Menschen, die selbst nie deprimiert waren, ist es besonders schwer, sich in einen deprimierten Partner, Elternteil oder Freund einzufühlen. Aber auch Menschen, die an sich selbst leichte, allenfalls etwas lästige saisonale Veränderungen verspüren, können die Qualen, unter denen Menschen mit SAD leiden, nur schwer nachvollziehen. Gerade wenn einem der Winter selbst zu schaffen macht, denkt man leicht, doch mit ganz ähnlichen Schwierigkeiten wie der SAD-Patient konfrontiert zu sein. Dann heißt es eben, die Zähne zusammenzubeißen. Oder etwa nicht? Leider ist es bei SAD mit Selbstbeherrschung nicht getan: Der *Grad* der Saisonfühligkeit macht wirklich einen großen Unterschied. Deprimierten Menschen fällt es sehr schwer zu funktionieren. Deshalb mein Rat: Lesen Sie ein paar der Geschichten im ersten Teil dieses Buches, um einen Eindruck davon zu bekommen, wie sehr SAD das Leben beeinträchtigen kann.

SAD läßt sich in vieler Hinsicht mit einer Erkrankung des Körpers vergleichen. Wir führen immer wieder das Beispiel Diabetes an. Diabetes ist ein Zustand, in dem die Bauchspeicheldrüse nicht genügend Insulin produziert. Dies führt zu einer Störung des Zuckerstoffwechsels. Wir wissen nicht, welche Störung SAD zugrunde liegt. Wir gehen aber jede Wette ein: Sie ist irgendwo im Gehirn angesiedelt, wo ein chemischer Prozeß nicht normal abläuft und die Symptome des Leidens hervorruft. Bei diesem chemischen Prozeß spielt das Licht, das über das Auge aufgenommen wird, eine wichtige Rolle. An den kurzen, dunklen Wintertagen, wenn es uns an natürlichem Tageslicht fehlt, äußert sich die Anomalie der Gehirnchemie in Form von SAD-Symptomen. Helles Licht bringt die Symptome zum Abklingen – vermutlich, weil es die zugrunde liegende Anomalie korrigiert. Wenn Ihr Freund oder Verwandter Diabetes hätte, würden Sie die Notwendigkeit von Insulinspritzen und einer streng reglementierten Ernährung ohne weiteres einsehen. So wie Zuckerkranke Insulin benötigen, brauchen Menschen mit SAD Licht – und die Unterstützung der Menschen in ihrer Umgebung. Sie können einem SAD-Patienten zum Beispiel schon helfen, indem Sie ihm vor der Lichtbox Gesellschaft leisten.

Wenn Sie die Stimmungs- und Energieprobleme von SAD erst einmal verstanden haben, werden Sie besser damit umgehen können. Angenommen, Ihr Partner gerät im Winter mit dem Bezahlen der Rechnungen in Verzug oder läßt die Hausarbeit liegen. Das läßt sich leichter ertragen, wenn man weiß, daß SAD und nicht Nachlässigkeit der Grund für solche Versäumnisse ist. Mehr über die Erkrankung und ihre Behandlungsmöglichkeiten finden Sie in den anderen Teilen dieses Buches. Vielleicht haben Sie auch die Möglichkeit, sich einer Selbsthilfegruppe für SAD anzuschließen.

2. *Seien Sie einfach da.* Glauben Sie nicht, Sie müßten etwas besonderes tun. Allein Ihre Anwesenheit ist für den SAD-Patienten beruhigend und hilfreich. Auch wenn ein winterdepressiver Freund oder Partner abwesend oder unfreundlich wirken sollte, weiß er Ihre Gesellschaft zu

schätzen. Eine meiner Patientinnen drückt es so aus: »Ich möchte, daß meine Freunde es akzeptieren, daß ich still in einer Ecke sitze und eine Zeitschrift lese. Ich habe gern Menschen um mich, aber sie sollten nicht allzu viel von mir erwarten, weil ich nicht allzu viel zu geben habe.« Eine andere Patientin bestätigt dieses Bedürfnis nach Verständnis: »In den Phasen der Depression driftet man weg, und es ist für einen anderen Menschen schwierig, eine Beziehung herzustellen, es sei denn, er ist wirklich an dir interessiert, kennt dich schon eine Weile und versteht deine Saisonfühligkeit.« Sie weiß: »Die Leute mögen es nicht, wenn sich ihre Freunde verändern. Es ist schwer für die Menschen, mit denen man lebt.« Trotzdem können ihre Freunde im Winter nicht von ihr erwarten, »übersprudelnd und mitreißend wie im Sommer zu sein«, sondern müssen sie einfach so akzeptieren, wie sie ist.

3. Sprechen Sie Mut zu. Erinnern Sie den SAD-Patienten, daß die depressive Phase vorübergeht – daß er sich nicht immer so gefühlt hat und daß es ihm bestimmt bald wieder besser gehen wird. Ein Mensch, der mitten im Winter apathisch und desinteressiert wirkt, kann zu anderen Zeiten das Jahres liebenswürdig, freundlich, nett oder witzig sein. Rufen Sie ihm die guten Zeiten ins Gedächtnis; deprimierte Menschen vergessen leicht, daß sie sich jemals anders gefühlt haben.

Denken Sie daran: Wenn jemand deprimiert ist, vergißt er oft alles, was er über Depressionen weiß – zum Beispiel, daß es sich dabei um eine echte, aber vorübergehende Krankheit handelt. Wenn das passiert, kann Ihr Wissen über die Krankheit eine große Hilfe sein. Oft genügt eine aufmunternde Bemerkung: »Hey, vergiß nicht, das ist dein Winterproblem. Es geht vorbei.«

4. Helfen Sie mit einfachen Dingen. Deprimierte Menschen empfinden manchmal schon Alltagspflichten wie Einkaufen oder Bügeln als drückende Last. Angebote, dabei zu helfen, sind für sie fast immer eine große Erleichterung. Eine der ersten Patientinnen, die am Seasonal Studies Program des NIMH teilnahm, hatte mit ihrer Familie eine Vereinbarung getroffen, die ihr das Leben im Winter erleichterte: Die Familie wechselte sich mit den Hausarbeiten ab, und jedes Familienmitglied war in jeder Woche für andere Aufgaben eingeteilt. Manche davon, zum Beispiel Aufräumen, waren schnell erledigt, während andere, zum Beispiel das Putzen der Badezimmer, ziemlich anstrengend waren. Den Kindern war klar, daß ihre Mutter im Winter nicht in der Lage sein würde, schwerere Hausarbeiten zu erledigen, und sie einigten sich darauf, ihr in diesen Monaten das Scheuern von Dusche und Badewanne abzunehmen.

Fragen Sie, welche Hilfe am dringendsten benötigt wird. Sie können zum Beispiel den Wocheneinkauf für einen winterdepressiven Freund erledigen; für Ihre Partnerin das Frühstück zubereiten und die Kinder für die Schule fertig machen, während sie vor der Lichtbox sitzt; die Rechnungen überweisen; mehr als sonst im Haushalt helfen; oder Ihren Partner bei der morgendlichen Tortur des Aufwachens unterstützen. Alle diese Dinge bleiben im Gedächtnis und stärken und vertiefen Ihre Beziehung.

All diese kleinen Hilfeleistungen sind für Sie keine große Mühe. Für den Menschen mit SAD aber machen sie einen großen Unterschied.

5. Haben Sie Verständnis für den saisonfühligen Menschen, wenn er sich in seiner hypomanischen Phase befindet. Manchmal fällt es nicht eben leicht, die »himmelhoch-jauchzende« Seite von SAD zu verstehen. Es kann ein schwerer Prüfstein für den Partner sein, wenn sich jemand den ganzen Winter über einigelt, um sich dann im Frühling plötzlich mit mehr Energie als jeder andere ins Leben zu stürzen. Eine Patientin bringt es auf den Punkt: »Ich glaube, es ist einfacher, jemanden zu lieben, der traurig und deprimiert ist und dem es schlecht geht. Aber man darf nicht vergessen, ihn auch zu lieben, wenn er glücklich und erfolgreich ist.« Manchmal ist es gut, die saisonabhängige Person *taktvoll* darauf hinzuweisen, daß sie ein allzu rasantes Tempo vorgibt und sich etwas zurücknehmen sollte. Das Tragen einer dunklen Brille kann hypomanischen Menschen helfen, sich zu bremsen, wenn sie sehr »aufgeputscht« sind.

In ihrem Hochgefühl werden Hypomaniker schnell angriffslustig. Wenn Sie als Freund oder Angehöriger mit ihrer Gereiztheit konfrontiert sind, sollten sie abwägen, welche Themen einen Streit wert sind.

Der Mann einer meiner SAD-Patientinnen wendet diese Strategie seit Jahren mit Erfolg an und vermeidet es, mit seiner Frau über Kleinigkeiten zu diskutieren: »Wenn wir streiten, dann über etwas, worüber es sich zu streiten lohnt.«

Falls Sie merken, daß die Urteilsfähigkeit des SAD-Patienten getrübt ist, er zu impulsiven Handlungen neigt oder kaum schläft, sollten Sie auf ihn einwirken, seinen Psychiater zu konsultieren.

Was Sie vermeiden sollten

1. Halten Sie sich mit Kritik zurück. Menschen mit SAD fühlen sich ohnehin schon schlecht, weil sie nicht wie gewohnt funktionieren, und Sie und andere Familienmitglieder oder Freunde im Stich lassen. Oft genug sind SAD-Patienten ihre eigenen schärfsten Kritiker; sie sind sich ihrer mangelnden Leistungsfähigkeit wohl bewußt und fühlen sich als Versager. Wenn jemand, den man liebt und respektiert, solche Selbstvorwürfe bestätigt, kann das sehr weh tun, das Selbstwertgefühl noch mehr verletzen und die Gefühle der Depression und Niedergeschlagenheit verstärken. Es ist zwar menschlich verständlich, wenn Sie einen saisonfühligen Partner oder Freund kritisieren und aus seiner Lethargie aufrütteln möchten. Aber: Dahinter steht eine grundlegende Fehlinterpretation seines Verhaltens, die auf der irrigen Meinung gründet, der winterdepressive Mensch würde seine Aufgaben und Pflichten (zum Beispiel das Pflegen sozialer Kontakte oder die Einhaltung von Terminen) absichtlich schleifen lassen oder aber sei zumindest wehleidig und willensschwach.

Vielleicht fühlen Sie sich versucht, an eine schwierige oder unangenehme Aufgabe oder Situation zu denken, mit der Sie selbst in der Vergangenheit klarkommen mußten – und sich innerlich auf die Schulter zu klopfen. Widerstehen Sie dieser Versuchung. Jeder Mensch ist anders. Wenn Sie sich von Gefühlen der Apathie, Erschöpfung oder Motivationslosigkeit nicht unterkriegen lassen, so heißt das nicht, daß auch Ihr saisonfühliger Partner oder Freund das kann. Denken Sie an eine Zeit zurück, in der Sie nicht Ihr gewohntes Selbst und schwach, abgespannt oder beunruhigt waren – vielleicht wegen eines körperlichen Leidens wie einer Infektion oder Operation. Stellen Sie sich vor, wie Sie sich gefühlt hätten, wenn jemand Sie zu dieser Zeit kritisiert hätte, weil Sie Ihre Pflichten nicht begeistert und energisch genug erfüllen.

Einem jungen Mann, der in den vergangenen Jahren immer wieder unter saisonabhängigen Depressionen gelitten hat, ist es bis heute nicht richtig gelungen, seine Freunde von seiner Krankheit zu überzeugen. Sie sehen nach wie vor seine monatelangen Phasen des Rückzugs und der eingeschränkten Funktionsfähigkeit als Charaktermangel oder Willensschwäche an. Mittlerweile stellt dieses Unverständnis die Freundschaft auf eine schwere Probe, und der Patient ist dabei, sich neue Freunde zu suchen, die seine Verhaltensschwankungen tolerieren können und ihn auch mögen, wenn er nicht in Höchstform ist.

2. Nehmen Sie das Rückzugsverhalten eines saisonfühligen Menschen nicht persönlich. Es wäre falsch zu denken, der SAD-Patient sei auf Sie wütend oder nicht an Ihrer Freundschaft interessiert. Eine Patientin erinnert sich, wie Freunde sie in ihren depressiven Phasen angerufen und gefragt haben: »Hör mal, wir haben jetzt dreimal bei dir angerufen. Liegt dir nichts mehr an uns?« Sie erzählt:

> Solche Situationen entstehen im Winter andauernd. Ich verstehe, daß andere Menschen bestimmte Erwartungen an eine Freundschaft stellen. Aber es gibt Zeiten, in denen es für mich schon eine Last ist, aufzustehen und ans Telefon zu gehen: – »Wer wird es sein? Worüber muß ich mit ihm reden?« Das heißt nicht, daß Freunde dauernd auf mich Rücksicht nehmen oder mir die Hand halten müssen. Sie sollen mich einfach als jemanden akzeptieren, der in einer anderen Sphäre lebt.

Die gleiche Patientin erinnert sich an verletzende Gespräche mit Freunden, die ihre Probleme nicht verstehen. »Sie ziehen die Augen hoch und sagen halb spöttisch: Oh nein, nicht schon wieder diese Tour. Sie können sich einfach nicht in meine Lage hineinversetzen.«

Wenn Sie als Freund oder Angehöriger das Wesen von SAD nicht verstehen, fühlen Sie sich wahrscheinlich brüskiert, wenn der SAD-Patient Sie nicht zurückruft oder sich vielleicht sogar ein paar Monate lang nicht bei Ihnen meldet. Vielleicht denken Sie, er oder sie mag oder schätzt Sie nicht, und Sie fühlen sich deshalb verletzt und verärgert. Es wäre aber ein Fehler, anzunehmen, daß dem SAD-Patienten nichts an Ihrer Freundschaft liegt. Außerdem laufen Sie Gefahr, fordernd, drängend oder beleidigt zu reagieren. Damit aber setzen Sie den winterdepressiven Menschen unter Druck, genau das zu tun, was ihm in einer depressiven Phase am schwersten fällt – auf Menschen zuzugehen. Mit seiner Unfähigkeit zu sozialen Kontakten konfrontiert, fühlt er sich noch mehr als Versager, als das ohnehin schon der Fall ist. Deshalb noch einmal mein Rat: Versuchen Sie, das Wesen des Problems zu verstehen. Das schützt Sie davor, das Verhalten des SAD-Patienten allzu persönlich zu nehmen, und legt Balsam auf Ihre geplagte Beziehung, statt zusätzliches Salz in die Wunde zu streuen.

3. Denken Sie nicht, es sei Ihre Aufgabe, den SAD-Patienten gesund zu machen. Das wird Ihnen wahrscheinlich nicht gelingen und führt allenfalls dazu, daß Sie frustriert und gereizt über Ihr Scheitern sind. Wenn Sie sich dafür verantwortlich fühlen, einem Menschen seine Depression zu nehmen, Ihre Bemühungen aber fehlschlagen, werden Sie sich wahrscheinlich schuldig und verärgert fühlen. Sie haben soviel Energie in den Versuch investiert, die Situation zu ändern. Deshalb sind Sie vielleicht dazu geneigt, die Schuld für Ihren Mißerfolg auf den deprimierten Menschen zu schieben und ihn für Ihre unguten Gefühle verantwortlich zu machen. Möglicherweise schreiben Sie Ihr »Versagen« seiner bewußten Weigerung zu, Ihre Hilfe anzunehmen. Vielleicht werfen Sie dem SAD-Patient in Ihrem Ärger sogar vor, er verdiene es nicht anders, wenn er Ihre helfende Hand ausschlägt. Wie gesagt: Ein deprimierter Mensch wird ausgerechnet dann mit dem Ärger nahestehender Menschen konfrontiert, wenn er kaum den ganz normalen Alltag bewältigen kann, geschweige denn Probleme mit einem lieben Freund oder Verwandten. Zwei Dinge helfen, Ärgergefühle gar nicht erst aufkommen zu lassen: Verständnis für das Problem und die Einsicht, nicht für seine Lösung verantwortlich zu sein. Andererseits sollten Sie aber daran denken, daß Ihre bloße Anwesenheit für einen deprimierten Freund oder Angehörigen einen ungeheuren Unterschied macht, selbst wenn der SAD-Patient das vielleicht nicht gleich zeigen kann. Sie dürfen sicher sein: Ihre bloße Anwesenheit ist tröstlich, Ihre Ermutigung und optimistische Perspektive wirken aufbauend und Hilfe bei den simplen Dingen des Alltags ist immer hochwillkommen.

12

SAD und Licht-Therapie: Ein Forschungsbericht

Seit wir 1984 unseren Bericht über das Krankheitsbild SAD und die erste kontrollierte Studie zur Licht-Therapie veröffentlicht haben, boomt die Forschung in diesem Bereich. Ein Teil der Forschungsergebnisse ist in den verschiedenen Kapiteln dieses Buches beschrieben. In diesem Kapitel möchte ich Sie mit einigen wichtigen Entwicklungen bekannt machen, die nicht an anderer Stelle behandelt werden.

SAD als psychische Störung

Die American Psychiatric Association erkannte SAD als eigenständige psychische Störung an: 1987 wurde zusätzlich zu den traditionell akzeptierten psychischen Krankheiten auch eine Version des saisonalen Syndroms in das Diagnostische und Statistische Manual Psychischer Störungen DSM-III-R aufgenommen. Die Störung ist auch in der neuesten Version des Handbuchs, DSM-IV, enthalten.

Der Aufnahme in das DSM-III-R liegt die Erkenntnis zugrunde, daß sich SAD-Patienten in bestimmten Merkmalen von anderen deprimierten Menschen unterscheiden: zum Beispiel in der vorhersehbaren Saisonabhängigkeit ihrer Stimmungsschwankungen, in ihrer Lichtempfindlichkeit und in ihrer günstigen Reaktion auf die Behandlung mit hellem Licht. Keines dieser Merkmale ist bei Menschen, die unter anderen Formen der Depression leiden, derart klar dokumentiert. Nach wie vor bleiben aber viele Fragen zu den Unterschieden zwischen saisonabhängigen Depressionen und anderen Formen der Depression offen. Sie sind Thema der aktuellen Forschungsanstrengungen.

Kontrollierte Studien zur Lichtbehandlung

In einer »kontrollierten Studie« vergleichen Forscher Behandlungen, die sich normalerweise nur in einer Hinsicht voneinander unterscheiden – der Variablen, von der man annimmt, sie sei für den Behandlungserfolg entscheidend. Die Festlegung eines Versuchsplans für kontrollierte Studien zur Licht-Therapie wirft besondere Probleme auf. Zu ihnen gehört der »Placebo-Effekt«, der Todfeind des klinischen Forschers. Wenn eine Versuchsperson erwartet, daß ihr die Behandlung helfen wird, kann es sein, daß eine Besserung eher auf psychologische Gründe zurückzuführen ist als auf eine spezifische Versuchsbedingung. Die Forschung fragt sich, inwieweit der Placebo-Effekt bei der Wirkung von hellem Licht auf SAD-Patienten eine Rolle spielt. Obwohl Dutzende kontrollierter Studien durchgeführt wurden und viele Forscher heute überzeugt sind, daß der Effekt des Lichts größer ist als der eines Placebos, gehen einige Skeptiker dieser Frage weiterhin nach.

Wie einer der an Licht-Therapiestudien beteiligten Forscher schreibt, gibt es den Placebo-Effekt wirklich: Er stelle zwar in vielerlei Hinsicht noch einen weißen Fleck auf der Landkarte dar, lasse aber interessante Rückschlüsse auf die Fähigkeit der Seele zu, sich selbst zu heilen. Wir können dem nur zustimmen. Sicherlich ist die Wirkkraft der Licht-Therapie, wie die Wirkung jeder Therapie, mit einem gewissen Placebo-Effekt verbunden. Patienten, die die Licht-Therapie über viele Jahre hinweg eingesetzt haben, können aber bezeugen, daß weit mehr dahintersteckt als ein Placebo-Effekt: Sie können ein Lied davon singen, daß jeder Versuch, die Lichtbehandlung im Winter einzustellen, unweigerlich zu einem Rückfall führt. Besserung bringt nur die Wiederaufnahme der Therapie.

Neben dem Placebo-Effekt mußten wir bei der Interpretation unserer ersten Ergebnisse einen weiteren Faktor berücksichtigen: den Schlafentzug. Schlafentzug kann eine antidepressive Wirkung entfalten. War es möglich, daß hier die Erklärung für unsere ersten Erfolge mit der morgendlichen Lichtbehandlung lag? Nachfolgende Studien zeigten, daß die Lichtbehandlung auch dann gut anschlug, wenn sie nicht mit Schlafentzug verbunden war. In einer Studie stellten wir die Frage andersherum. Konnte es sein, fragten wir uns, daß Schlafentzug als Antidepressivum wirkt, weil er zu einer vermehrten Lichtaufnahme in der Nacht führt? Um diese Frage zu beantworten, behandelten wir eine Gruppe deprimierter Versuchspersonen mit Schlafentzug – einen Teil in hellem Licht und einen Teil in völliger Dunkelheit. Wir stellten fest, daß der Schlafentzug in beiden Fällen seine Wirkung tat. Daraus schlossen wir, daß sowohl die Licht-Therapie als auch Schlafentzug wirksame Behandlungsformen sind. Wahrscheinlich wirken sie auf unterschiedliche Weise und hängen in ihrer Heilkraft nicht voneinander ab.

Die verschiedenen Einflußgrößen der Licht-Therapie wurden aus zwei Gründen erforscht: um zu zeigen, daß der antidepressive Effekt des Lichts tatsächlich existiert und nicht nur ein Placebo ist, und um Anhaltspunkte für die klinische Praxis zu gewinnen. Bei unseren ersten kontrollierten Studien zur Behandlung von SAD durch Licht-Therapie stellten wir am NIMH Vergleiche zwischen hellem und gedämpften Licht an, um die geeignete Lichtstärke zu ermitteln. Wir stellten die Hypothese auf, daß das helle Licht bei der Behandlung von SAD effektiv sein würde, das gedämpfte Licht dagegen nicht. Die Ergebnisse von drei separaten Studien mit der Lichtbox bestätigten diese Annahme. Studien mit dem Lichthelm dagegen bestätigten die Annahme nicht; ihre Ergebnisse sind somit nicht eindeutig (siehe Kapitel 6).

Als weitere Einflußgrößen der Lichtbehandlung wurden erforscht: der dem Licht ausgesetzte Teil des Körpers, die Farbe des Lichts und der Behandlungszeitpunkt. Im großen und ganzen brachten diese Studien die erwarteten Ergebnisse. Eine ausführliche Darstellung von Studien, die sich mit den Einflußgrößen auf die antidepressive Wirkung der Licht-Therapie beschäftigen, finden Sie in Kapitel 6. Darüber hinaus führten Dr. Ybe Meesters und Kollegen eine recht ungewöhnliche kontrollierte Studie in den Niederlanden durch, bei der es darum ging, die Wirksamkeit von realem hellen Licht mit »gedachtem« Licht zu vergleichen. Zu diesem Zweck sollten die Versuchsteilnehmer anstelle der normalen Licht-Therapie täglich meditieren und sich dabei helles Licht *vorstellen*. Das Ergebnis: Echte Lichtbehandlungen wirken besser.

Seit die Licht-Therapie zunehmend als effektive Behandlungsmethode für SAD anerkannt ist, sinkt die Zahl der Studien, die sich mit der Wirksamkeit des Lichts befassen. Ein Großteil der Forschung widmet sich zur Zeit Fragen wie: Ist die Licht-Therapie zur Behandlung anderer Erkrankungen geeignet? Welche biologischen Anomalien liegen SAD zugrunde? Worin ist die oft dramatische Wirkung der Licht-Therapie begründet? Mit diesen Themen befassen sich die folgenden Abschnitte.

Die Anatomie des Lichts

Wenn wir davon ausgehen, daß die Augen die Eintrittspforte der antidepressiven Wirkung des Lichts sind, stellt sich im nächsten Schritt die Frage, über welche anatomischen Pfade des Nervensystems diese Wirkung weitergeleitet wird. Lichtwellen, die auf die Netzhaut auftreffen, werden in Nervenimpulse übersetzt, die über Nervenstränge ins Gehirn gelangen. Ein solcher Nervenstrang verbindet die Netzhaut direkt mit einem Teil des Gehirns, dem Nucleus suprachiasmaticus (SCN) des Hypothalamus. Der Nucleus suprachiasmaticus gilt als die biologische Uhr des Körpers.

Über die innere Uhr des Körpers wurde viel geschrieben. Wir sollten uns mit diesem Thema kurz beschäftigen: Immerhin können Licht (und damit auch Dunkelheit) das Timing dieser Uhr beeinflussen, und manche Forscher nehmen an, daß die antidepressive Wirkung des Lichts in diesem Einfluß begründet ist. Wir assoziieren mit dem Wort »Uhr« ein Gerät, das die Zeit anzeigt, ganz egal, was außen herum passiert – ganz egal, ob es Nacht ist oder Tag, ob wir zu Land oder zu Wasser unterwegs sind, ob wir uns auf der Erde oder im Weltraum befinden. Und genau das gilt auch für die Uhr des menschlichen Körpers. Es wurde zum Beispiel nachgewiesen, daß Menschen, die von allen äußeren zeitlichen Anhaltspunkten abgeschnitten sind, ihren täglichen Rhythmus beibehalten. Da sich dieser Rhythmus nicht ganz exakt, sondern nur ungefähr über einen Tag (also 24 Stunden) erstreckt, heißt er »circadianer Zyklus« (»circadian« bedeutet »ungefähr ein Tag«). In der Isolation, wenn äußere Zeithinweise fehlen, erstreckt sich der menschliche Rhythmus über eine Zeitspanne von etwa 25

Stunden. Im normalen Leben sorgen die vielfältigen Zeithinweise in unserer Umgebung dafür, daß unsere innere Uhr auf einen täglichen 24-Stunden-Rhythmus eingestellt bleibt.

Der Rhythmus aus Licht und Dunkelheit ist einer der wichtigsten Zeithinweise für unsere innere Uhr. Obwohl seine Bedeutung für die Regulierung der biologischen Uhr von Tieren seit Jahrzehnten bekannt ist, wird er als Einflußgröße für das Stellen der menschlichen Uhr erst seit relativ kurzer Zeit beachtet. Diese verspätete Einsicht ist auf die Tatsache zurückzuführen, daß die Wissenschaftler mit Licht experimentiert haben, das nicht hell genug war, um unsere biologische Uhr wesentlich zu beeinflussen. Aber das ist nicht die ganze Erklärung. Es zeigt sich heute nämlich, daß selbst die niedrigere Lichtstärke jeder ganz normalen Raumbeleuchtung unseren circadianen Rhythmus stark beeinflußt.

Alle bis heute erforschten Lebewesen – vom kleinsten Einzeller bis zu den höchstentwickelten Arten – besitzen eine biologische Uhr. Wenn die Evolution diese innere Uhr über Millionen von Jahre hinweg konserviert hat, dürfen wir annehmen, daß sie eine extrem wichtige biologische Funktion besitzt. Alles deutet auf die Richtigkeit dieser Schlußfolgerung hin: Die biologische Uhr beeinflußt die meisten Körperfunktionen (wann wir uns müde oder munter fühlen, schlafen oder wach sind, essen oder Hunger haben) sowie das Timing unserer Hormonproduktion und anderer biologischer Prozesse. Eine breite Palette von Nervenverbindungen übermittelt die circadianen Rhythmen vom Nucleus suprachiasmaticus zu den verschiedenen Teilen des Gehirns, die für die Steuerung der unterschiedlichen Funktionen verantwortlich sind. Eine dieser Nervenverbindungen reicht in die Zirbeldrüse, die nachts in einem vom Nucleus suprachiasmaticus erzeugten Rhythmus das Hormon Melatonin ausschüttet.

Die biologische Uhr erhält über die Netzhaut und die Nervenbahnen Informationen aus der externen Welt – unter anderem über den täglichen Rhythmus aus Licht und Dunkelheit. Der Einfluß von Licht und Dunkelheit auf die biologischen Rhythmen des Menschen wurde in den vergangenen Jahren intensiv erforscht. Besonderes Interesse galt dabei dem Rhythmus der Melatoninausschüttung. Die Unterdrückung der menschlichen Melatoninausschüttung durch helles Licht war auch die Initialzündung für unsere Studien über die Wirkung des Lichts. Wir werden später auf das Thema zurückkommen.

Die von der Netzhaut kommenden Nervenprojektionen wirken sich aber nicht nur auf den Nucleus suprachiasmaticus aus, sondern gelangen auch in andere Bereiche des Hypothalamus. Auch diese Bereiche können von den Rhythmen von Licht und Dunkelheit beeinflußt sein. Der Hypothalamus als Ganzes ist ein Kontrollzentrum, das dafür sorgt, daß wir mit der externen Welt im Gleichgewicht bleiben. Er reguliert darüber hinaus viele lebenswichtige Funktionen wie das Schlaf- und Eßverhalten, die Körpertemperatur, das sexuelle Verlangen und die Stimmung –genau die Körperfunktionen also, die bei deprimierten Patienten durcheinandergeraten sind. Sehr wahrscheinlich liegt bei deprimierten Patienten eine biochemische Anomalie im Hypothalamus vor. Bei saisonabhängigen Depressionen tritt diese Anomalie zutage, sobald es an natürlichem Licht mangelt. Umgekehrt kann helles Licht die Symptome zum Abklingen bringen. Die folgende Hypothese erscheint deshalb plausibel: Die Nervenimpulse, die als Reaktion auf das helle Licht von der Netzhaut zum Hypothalamus gelangen, korrigieren eine biochemische Anomalie des Hypothalamus bei SAD-Patienten.

Weitere Anwendungsmöglichkeiten der Licht-Therapie

Nach dem Erfolg der Licht-Therapie bei der Behandlung von SAD hat sich das Interesse der klinischen Forschung nun drei weiteren Anwendungsbereichen zugewandt: (1) der Beeinflussung der circadianen Rhythmen und der biologischen Uhr, (2) der Behandlung anderer Störungen, bei denen es zu saisonalen Schwankungen und einer Verschlechterung im Winter kommt, und (3) der Behandlung nicht-saisonaler psychischer Störungen. Alle drei Anwendungsbereiche werden im folgenden vorgestellt.

Licht-Therapie zur Verstellung der inneren Uhr

Manchmal gerät die innere Uhr mit der Außenwelt und ihrem Rhythmus von Tag und Nacht aus dem Takt. Das kann vorübergehend passieren – zum Beispiel wenn wir viele Zeitzonen überfliegen und Jetlag bekommen oder wenn jemand Schicht arbeitet. Für andere Menschen ist das Aus-dem-Takt-sein kein vorübergehender Zustand, der durch besondere Umstände bedingt ist, sondern ein chronischer Zustand, dessen Ursache in einer Anomalie der biologischen Uhr liegt. Eine derartige Anomalie ist zum Beispiel bei extremen »Nachteulen« gegeben – Abendmenschen, die erst sehr spät nachts einschlafen können und denen es schwerfällt, morgens zu einer konventionellen Zeit aufzuwachen. Dieser Zustand heißt in der Medizin *rückverlagertes Schlafphasen-Syndrom* (Delayed Sleep Phase Syndrome: DSPS). An der anderen Seite des Schlaf-Wach-Spektrums stehen die Morgenmenschen mit einem *vorverlagerten Schlafphasen-Syndrom* (Advanced Sleep Phase Syndrome: ASPS): Sie schlafen früh am Abend ein und wachen morgens auch sehr früh wieder auf. Viele ältere Menschen gehören zu dieser Kategorie. Allen oben genannten Störungen des circadianen Rhythmus sind zwei Dinge gemeinsam. Erstens beeinträchtigen sie das körperliche Wohlbefinden und verursachen Schwierigkeiten, wenn die Betroffenen einen Tagesablauf einhalten müssen, der ihrer biologischen Uhr zuwiderläuft und es ihnen nicht erlaubt, zu »ihrer« Zeit aufzustehen und schlafenzugehen. Zweitens lassen sich alle genannten Störungen durch eine geeignete Veränderung der Lichtexposition beheben.

Um zu verstehen, wie Licht und Dunkelheit das Verhalten der inneren Uhr beeinflussen, müssen wir uns kurz mit der sogenannten *Phasenreaktionskurve* (phase response curve) befassen. Alle bisher untersuchten Lebewesen, vom Einzeller bis zum Menschen, weisen eine Phasenreaktionskurve auf. Diese Kurve beschreibt die Beziehung zwischen der Zeit innerhalb eines 24-Stunden-Tages, zu der das Lebewesen dem Licht ausgesetzt ist, und dem daraus resultierenden Effekt auf den circadianen Rhythmus an den folgenden Tagen. Beim Menschen zum Beispiel verschiebt eine Lichtexposition spät am Abend die circadianen Rhythmen an den folgenden Tagen nach hinten, d. h. auf eine spätere Zeit. Umgekehrt ist eine Lichtexposition in den frühen

Morgenstunden – zum Beispiel morgens um 6 Uhr – dazu geeignet, die circadianen Rhythmen an den folgenden Tagen nach vorne zu verlagern, also auf eine frühere Zeit. Die Phasenreaktionskurve einer Versuchsperson läßt sich also folgendermaßen berechnen: Man behandelt die Versuchsperson zu verschiedenen Zeiten ihres 24-Stunden-Tages mit Licht und mißt an den Folgetagen die Wirkung der Lichtapplikation auf die circadianen Rhythmen. Dazu noch ein Hinweis: Wenn man Versuchspersonen im Dunkeln beläßt, so hat dies auf ihre circadianen Rhythmen in etwa den gegenteiligen Effekt wie wenn man sie zur gleichen Tageszeit hellem Licht aussetzt.

Rück- und vorverlagerte Schlafphasen-Syndrome

Aus dem, was Sie über die menschliche Phasenreaktionskurve wissen, können Sie selbst ausrechnen, wie die Lichtbehandlung für extreme Nachteulen aussehen muß: Während sie morgens helles Licht brauchen, sollten sie es abends möglichst meiden. Beides zusammen führt dazu, daß sich die circadiane Rhythmik nach vorne verlagert. Meine Kollegen und ich haben genau das am NIMH im Rahmen einer Studie getestet. Wir baten Patienten mit rückverlagertem Schlafphasen-Syndrom, sich zwei Wochen lang jeden Morgen für zwei Stunden vor eine Lichtbox mit 2500 Lux zu setzen. Gleichzeitig sollten sie von 16 Uhr bis Sonnenuntergang dunkle Sonnenbrillen mit Seitenschutzteilen tragen und sich abends nur in Räumen mit gedämpfter Beleuchtung aufhalten. Wie nicht anders zu erwarten, konnten die Versuchspersonen abends früher einschlafen, morgens leichter aufwachen und fühlten sich tagsüber weniger müde.

Einige Menschen entrüstet der Gedanke, daß ein ungewöhnliches Schlaf-Wach-Muster als Störung klassifiziert wird. Warum, fragen sie, sollte jemand für krank erklärt werden, nur weil er einen anderen Rhythmus lebt als der Rest der Welt? Wir geben rückhaltlos zu: Ein ungewöhnlicher Schlaf-Wach-Rhythmus allein muß keine Störung bedeuten. Vielleicht unterstützt ein rückverlagertes Schlafphasen-Syndrom sogar den eigenen Lebensstil, zum Beispiel, wenn man wie Schauspieler oder Barkeeper bis spät abends arbeiten muß. Zweifellos kann man mit einem ungewöhnlichen circadianen Rhythmus zurechtkommen, indem man einen darauf abgestimmten Lebensstil wählt. Aber nicht alle Betroffenen haben diese Möglichkeit. Übt ein extremer Nachtmensch einen Beruf aus, in dem er von 8 bis 16 Uhr voll da sein muß, sind Probleme vorprogrammiert. Ich kenne Menschen – Börsenmakler ebenso wie Buchhalter –, die im Beruf einfach deshalb keinen Erfolg haben, weil sie es nicht schaffen, rechtzeitig im Büro zu sein und deshalb die entscheidenden Stunden am Vormittag versäumen. Auch Jugendliche und Studenten kämpfen – manchmal vergeblich – mit dem Problem, morgens rechtzeitig zur Schule oder zur Vorlesung zu kommen. Lernschwierigkeiten können die Folge sein. Viele Abendmenschen stellen fest, daß sie sich, selbst wenn sie körperlich anwesend sind, nicht konzentrieren können und ihr Verstand auf Sparflamme läuft.

Viele Nachteulen leiden unter erheblichen Belastungen und Problemen, weil ihr Körperrhythmus mit dem Tagesablauf unserer Gesellschaft unvereinbar ist. Es ist deshalb gerechtfertigt, verschobene Schlafphasen als psychische Störung anzusehen. Aber wie dem auch sei: Verschobene Schlafphasen lassen sich gut behandeln. Viele Versuchspersonen, die an der NIMH-Studie teilgenommen haben, wenden die morgendliche Licht-Therapie lange nach Abschluß der Studie noch immer an. In einigen Fällen führte die Behandlung zu einer beträchtlichen Erhöhung der Lebensqualität: Sie können abends früher einschlafen, morgens früher aufstehen und – das ist besonders wichtig – sich vormittags auf ihre Arbeit konzentrieren.

Das vorverlagerte Schlafphasen-Syndrom tritt vor allem bei älteren Menschen auf. Der Wirkmechanismus ist der gleiche wie beim rückverlagerten Schlafphasen-Syndrom – mit dem Unterschied, daß die Behandlung mit hellem Licht in den Abendstunden erfolgen muß, während in den frühen Morgenstunden auf abgedunkelte Räume zu achten ist.

Jetlag

Jetlag ist ein Zustand, in dem die Körperrhythmen vorübergehend mit denen der Außenwelt aus dem Takt geraten, weil mehrere Zeitzonen überflogen wurden. Dieser Zustand kann sich über bis zu zehn Tage hinziehen, je nach Zahl der überflogenen Zeitzonen und der Fähigkeit des Betroffenen, seine circadianen Rhythmen auf die der Außenwelt einzustellen. Milde Formen des Jetlag sind in erster Linie lästig: Die Betroffenen sind hellwach, wenn sie eigentlich schlafen wollen, und nicken ein, wenn sie wach sein sollten. Es ist einfach ärgerlich, Tausende von Kilometern weit zu reisen, um eine legendäre Sehenswürdigkeit zu sehen – nur um dann, wenn man endlich davor steht, kaum die Augen offenhalten zu können. Aber Jetlag kann mehr als ein Ärgernis sein: Er führt zu Desorientierung und damit möglicherweise zu Fehlleistungen und Fehlurteilen. Stellen Sie sich vor, eine Managerin muß zu einer Zeit, in der es an ihrem Wohnort 4 Uhr morgens ist, Vertragsverhandlungen führen. Auch wenn es an ihrem Zielort vielleicht früher Nachmittag ist, fühlt sie sich wie um 4 Uhr morgens; ihr Körper sagt ihr, es sei Zeit zu schlafen – in einem Moment, in dem sie voll bei der Sache sein muß.

Wenn Sie über die Phasenreaktionskurve Bescheid wissen, können Sie Ihrem Körper helfen, sich schneller an die Zeitverschiebung anzupassen. Eine geschickt getimte Behandlung mit Licht bzw. Dunkelheit verkürzt die Zeit erheblich, die der Körper braucht, um sich nach einer Transatlantikreisen auf die Ortszeit einzustellen: von einer Woche auf ein bis zwei Tage. Allerdings ist es diffiziler, Jetlag vorzubeugen, als verlagerte Schlafphasen-Syndrome zu behandeln. Bei vor- oder rückverlagerten Schlafphasen-Syndromen verlagert eine Lichtbehandlung in den frühen Morgenstunden die circadianen Rhythmen nach vorne, während eine Lichtbehandlung am Abend die Rhythmen nach hinten verschiebt. Wir können das so sicher sagen, weil wir eine klare Vorstellung davon besitzen, wo sich die Phasenreaktionskurve in Relation zur Tageszeit befindet.

Wenn Menschen dagegen Zeitzonen überfliegen, bleiben ihre inneren Körperrhythmen (auch ihre Phasenreaktionskurven) mehrere Tage nach der Ankunft am Zielort in der gleichen Position wie zur Zeit des Abflugs – solange, bis sie sich der neuen Zeitzone angepaßt haben. Dadurch ist es sehr viel komplizierter zu berechnen, wann sich jemand dem Licht bzw. der Dunkelheit aussetzen sollte, um seine circadianen Rhythmen in die gewünschte Richtung zu verschieben. Das richtige Timing aber ist entscheidend: Setzt man sich zur *falschen* Zeit dem

Licht bzw. der Dunkelheit aus, so besteht die Gefahr, daß die Phasenreaktionskurve die Körperrhythmen in die *falsche* Richtung verschiebt, die Anpassung an die neue Zeitzone *verzögert* und die Dauer des Jetlag *verlängert*. Die exakte Berechnung, wann sich jemand nach einem Fernflug über mehrere Zeitzonen dem Licht bzw. der Dunkelheit aussetzen sollte, ist ein Thema für sich, das den Rahmen dieses Buches sprengen würde. Denen, die mehr darüber wissen möchten, empfehlen wir ein Buch, das Dr. Rosenthal mit seinen Kollegen Dr. Dan Oren, Dr. Walter Reich und Dr. Thomas Wehr geschrieben hat: *How to Beat Jet Lag: A Practical Guide for Travellers* (Holt, 1993).

Schichtarbeit

Wie Reisende mit Jetlag werden auch Schichtarbeiter von Müdigkeit zur falschen Zeit und Schlafschwierigkeiten gequält. Schichtarbeiter leiden wegen ihrer unterschiedlichen Arbeitszeiten und unregelmäßigen Schlafgewohnheiten immer wieder neu unter einer Art »Jetlag«. Die circadianen Probleme von Schichtarbeitern verursachen nicht nur Unbehagen (oder sogar körperliche Erkrankungen) bei den Betroffenen. Unausgeschlafenheit im Job und Fehleinschätzungen können auch Betriebsunfälle mit katastrophalen Auswirkungen nach sich ziehen. Es ist zum Beispiel bekannt, daß sich die beiden Reaktorunfälle in Tschernobyl und Three Mile Islands in den frühen Morgenstunden ereigneten. Dies hat die Frage nach einem etwaigen menschlichen Versagen wegen Übermüdung und gestörter circadianer Rhythmik aufgeworfen.

Eine gut getimte Licht-/Dunkel-Exposition kann nicht nur den Jetlag von Fernfliegern lindern, sondern auch Schichtarbeitern helfen, sich an die Anforderungen von Wechselschichten anzupassen. Sie wird zum Beispiel bei der Ausbildung von Astronauten eingesetzt. Es kann sein, daß das Space Shuttle nachts starten muß – zu einer Zeit, zu der die Astronauten normalerweise zu Bett gehen würden. In diesem Fall sorgt eine geeignete Anpassung ihrer circadianen Rhythmen in den Tagen vor dem Start dafür, daß sie um Mitternacht hellwach in der Startrampe liegen. Im Weltraum arbeiten die Astronauten normalerweise in Schichten, die erfordern, daß sie zu anderen Zeiten schlafen oder wach sind als sonst. Sorgfältig abgestimmte Licht-/Dunkel-Expositionen in den Tagen vor dem Start unterstützen sie dabei, ihre Aufgaben entspannt und effizient zu erfüllen.

Anders als Astronauten kommen die wenigsten Schichtarbeiter in den Genuß eines ausgefeilten Programms der Licht-/Dunkel-Exposition, das sie bei der Anpassung an Wechselschichten unterstützen würde. Astronauten sind eine besonders engagierte Gruppe von Mitarbeitern und sie sind bereit, sich allen möglichen Härten zu unterziehen, um ihren Job optimal zu erfüllen. Und was noch wichtiger ist: Das Management der NASA ist sehr bemüht, auf die Bedürfnisse der Crew-Mitglieder einzugehen, und akzeptiert Veränderungen im Trainingsprogramm, die der Leistungssteigerung dienen. Die meisten Schichtarbeiter und Arbeitsplaner können von solchen Bedingungen nur träumen. Hinzu kommt: Wenn Mitarbeiter im schneller Abfolge zwischen Tages-, Abend- und Morgenschicht rotieren, müssen sie sich möglicherweise auf einen neuen Schichtwechsel einstellen, noch bevor sie sich an die vorhergehende Schicht anpassen konnten. In diesem Fall bleibt auch die beste Licht-/Dunkel-Behandlung erfolglos.

Der günstigste Zeitpunkt für Licht-/Dunkel-Expositionen läßt sich für Schichtarbeiter ebenso schwer bestimmen wie für Reisende. Bisher werden Schichtarbeiter bei der Anpassung an ihre Arbeitszeiten weder durch eine einfache Faustregel noch durch einen guten Ratgeber unterstützt. Eine der führenden Forscherinnen auf dem Geblet, Dr. Charmane Eastman, warnt vor simplen Rezepten wie »Versuchen Sie es mit dreißig Minuten hellem Licht am Morgen.« Eine Lichtbehandlung zur falschen Zeit kann die Anpassung an eine neue Schicht verzögern: Wenn die Licht- und Dunkelsignale nicht in die gleiche Richtung weisen wie soziale Zeitgeber, kann ein kontraproduktiver Effekt entstehen, der die Anpassung verzögert. Feste Einschlaf- und Aufstehzeiten dagegen scheinen die Umstellung zu erleichtern.

Dr. Eastman weist darauf hin, daß Schichtarbeiter genauso wie Fernflieger mehr oder weniger gut in der Lage sind, ihre circadianen Rhythmen auf unterschiedliche Arbeitszeitanforderungen einzustellen. Aus irgendeinem Grund scheint die Anpassung an Schichtarbeit für Morgenmenschen, die am frühen Vormittag in Bestform sind, schwieriger als für Abendmenschen zu sein. Ältere Menschen gewöhnen sich schwerer an Schichtarbeit als jüngere. Eastman rät Schichtarbeitern, sich anzugewöhnen, immer zur gleichen Tageszeit zu schlafen – ein Rat, dessen Befolgung Menschen, die im Wechselschichtbetrieb arbeiten, unmöglich sein dürfte. Für Menschen, die in Nachtschicht arbeiten, scheint das Hauptproblem in der Versuchung zu liegen, an ihren freien Tagen nachts zu schlafen. Das aber zerstört die bereits erfolgte circadiane Anpassung.

Schlaflosigkeit

Das Muster aus Licht und Dunkelheit beeinflußt nicht nur das Timing der circadianen Rhythmen, sondern auch ihre Amplitude (oder Stärke). Wenn man sich circadiane Rhythmen (wie Munterkeit oder Körpertemperatur) als Wellen vorstellt – wobei die Spitze der Welle den höchsten Grad an Munterkeit, Körpertemperatur usw. markiert und das Wellental den niedrigsten Grad –, so ergibt sich die Stärke oder Amplitude des Rhythmus aus dem Unterschied dieser beiden Extreme. Es gibt Hinweise dafür, daß Menschen, bei denen die Amplitude der circadianen Rhythmen flach ist, häufig unter Problemen mit dem Ein- oder Durchschlafen leiden. Dieses Problem tritt typischerweise in sehr nördlich gelegenen Ländern in den Wochen um die Wintersonnenwende herum auf. Das künstliche Licht in Innenräumen ist in dieser Zeit oft zu schwach, um einen ausreichenden Hell-Dunkel-Kontrast zwischen Tag und Nacht zu schaffen. Das Ergebnis ist die Winterschlaflosigkeit, die viele Menschen im hohen Norden plagt.

Vieles deutet darauf hin, daß sich die Schlafqualität mit Hilfe der Licht-Therapie verbessern läßt. Eine Lichtbehandlung kommt möglicherweise nicht nur Patienten zugute, die Probleme mit dem Einschlafen haben (wie zum Beispiel DSPS-Patienten) oder die zu früh aufwachen (wie ASPS-Patienten), sondern auch Menschen mit Durchschlafschwierigkeiten.

Dr. Scott Campbell und Kollegen vom New York Hospital-Cornell University Medical Center in White Plains, New York, haben mit Erfolg eine Gruppe älterer Patienten mit Durchschlafschwierigkeiten behandelt. Die Patienten wurden am Abend zwei Stunden lang hellem Licht ausgesetzt. Nach den Behandlungen wachten die Patienten nachts seltener auf und schliefen insgesamt länger, ohne deshalb mehr Zeit im Bett zu verbringen. In anderen Worten, sie schliefen effizienter. Die Lichtbehandlung kann bei Schlafstörungen so wirksam wie ein Schlafmittel sein – und ist dabei völlig frei von Nebenwirkungen. Mit Sicherheit lohnt es sich, die Möglichkeiten und Grenzen der Licht-Therapie bei der Behandlung dieser Volkskrankheit weiter zu erforschen.

Licht-Therapie für andere saisonabhängige psychische Störungen

Bei SAD haben uns die saisonalen Schwankungen im Auftreten der Symptome auf die Idee gebracht, daß veränderte Lichtbedingungen möglicherweise eine Besserung bewirken können. Heute stehen wir vor der Frage, ob helles Licht auch bei anderen Erkrankungen, die saisonalen Schwankungen unterliegen, eine Hilfe sein kann. Unsere und andere Forschungsgruppen haben festgestellt, daß das Befinden mancher Patienten mit Eßstörungen (sowohl Bulimie als auch Anorexia nervosa), Zwangsstörungen, Panikstörungen und schizophrenen Störungen mit den Jahreszeiten variiert, wobei sich die Symptome im Winter verschlimmern. Alle diese Patienten wären gute Kandidaten für eine versuchsweise durchgeführte Licht-Therapie. Zwar läßt sich zu diesem frühen Zeitpunkt noch nicht sagen, wieviel Prozent der Patienten von der Therapie profitieren würden. Aber: Dr. Raymond Lam und seine Kollegen in Vancouver haben eine kleine Zahl von Bulimie-Patienten mit Licht-Therapie behandelt, und die vorläufigen Ergebnisse sind ermutigend. Ehe wir jedoch angesichts der Möglichkeiten der Licht-Therapie bei solchen Erkrankungen in Begeisterung ausbrechen, sind weitere Forschungsanstrengungen erforderlich. Dr. Hakan Yoney und Dr. Rosenthal haben eine kleine Zahl von obsessiv zwanghaften Patienten mit hellem Licht behandelt, ohne eine Besserung der Symptome feststellen zu können. Dr. Siegfried Kasper und seine Kollegen in Deutschland hatten mehr Erfolg in dieser Hinsicht. Nach ihrer Ansicht lohnt es sich, den potentiellen Möglichkeiten der Lichtbehandlung bei solchen Störungen weiter nachzugehen.

Licht-Therapie für nicht-saisonabhängige Störungen

Zwei nicht saisonabhängige, aber gut erforschte Leiden verdienen besondere Aufmerksamkeit: nicht-saisonabhängige Depression und prämenstruelles Syndrom (PMS).

Nicht-saisonabhängige Depression

Dr. Daniel Kripke von der University of California in San Diego hat als einer der ersten die Möglichkeiten der Licht-Therapie zur Behandlung von nicht-saisonabhängigen Depressionen erforscht. In mehreren Untersuchungen verglich er helles weißes Licht und gedämpftes rötliches Licht. In der umfassendsten dieser Studien ging es darum, die Wirkung beider Lichttypen zu vergleichen (eine Woche lang jeden Abend drei Stunden). Er stellte fest, daß helles, weißes Licht besser wirkt. In einer separaten Studie behandelten Mary Moffit und Dr. Sonia Ancoli-Israel, die in der gleichen Abteilung wie Kripke arbeiteten, eine kleine Zahl älterer depressiver Patienten mit Licht: zehn Tage jeweils vormittags zwei Stunden. Sie beobachteten bei ihren Patienten eine schwache, aber deutlich erkennbare antidepressive Wirkung.

Vor nicht allzu langer Zeit hat Prof. Kasper gemeinsam mit dem Kölner Psychiater Dr. Schuchard einen anderen Weg eingeschlagen. Sie gingen der Frage nach, ob die Licht-Therapie den Zustand von Patienten verbessern kann, die nur unvollkommen auf Antidepressiva ansprechen. Genauer gesagt: Sie behandelten eine Gruppe von Patienten, die bereits einem Antidepressivum behandelt worden waren, darauf aber nicht angesprochen hatten, über fünf Wochen hinweg morgens zwei Stunden lang mit hellem Licht und verabreichten 20 mg Fluoxetin. Zwar konnten sie in der ersten Woche der Lichtbehandlung (der Gesamtdauer der Studie von Kripke) nur eine sehr geringe Besserung feststellen, in den folgenden Wochen aber besserte sich der Zustand der Patienten deutlich. Nach der fünften Woche fühlten sich die Patienten, die neben dem Fluoxetin mit hellem Licht behandelt worden waren, sehr viel wohler als die Patienten, die Fluoxetin und eine Kontrollbehandlung erhalten hatten.

Fassen wir zusammen: Obwohl Patienten mit nicht-saisonabhängigen Depressionen weniger dramatisch auf helles Licht reagieren als SAD-Patienten, sind die bisherigen Ergebnisse ermutigend. Sie deuten darauf hin, daß die Licht-Therapie am besten in Kombination mit Antidepressiva eingesetzt wird. Und: Eine Aussage über die Wirksamkeit der Licht-Therapie kann erst nach mehreren Behandlungswochen getroffen werden.

Prämenstruelles Syndrom

PMS ist ein Krankheitsbild, das bei Frauen ein bis zwei Wochen vor der Periode auftreten kann. Zu seinen häufigsten Symptomen gehören Stimmungsveränderungen wie Depression, Angst oder Reizbarkeit, die von körperlichen Beschwerden wie Wasseransammlungen im Körper, Spannungsgefühlen in der Brust und Gelenkschmerzen begleitet werden können.

Als Dr. Barbara Parry in der Seasonality Clinic des NIMH arbeitete, fiel ihr auf, daß SAD-Patientinnen häufig auch unter PMS leiden. Dabei sind die Beschwerden im Winter meist stärker ausgeprägt als im Sommer. Werden die Betroffenen mit Licht behandelt, so lassen mit den SAD-Beschwerden auch die PMS-Beschwerden nach. Aufgrund dieser Beobachtungen fragte sich Dr. Parry: Kann es sein, daß die Licht-Therapie gegen PMS hilft – unabhängig davon, ob die Patientin unter SAD leidet? Parry hat seither mehrere kontrollierte Studien zu diesem Thema durchgeführt. In der neuesten und kontrolliertesten dieser Studien stellte sie keinen Unterschied in der antidepressiven Wirkung von drei verschiedenen Behandlungen fest: helles weißes Licht am Morgen, helles weißes Licht am Abend und gedämpftes rötliches Licht. Dieses Ergebnis liefert zwar keinen Beweis, daß die Licht-Therapie bei der Behandlung von PMS von Wert ist. Nach Dr. Parry, die als Ärztin immerhin über einige Erfahrung mit PMS verfügt, spricht aber vieles dafür, daß eine Behandlung mit hellem weißen Licht am Morgen oder Abend PMS-Symptome auf Dauer unterdrücken kann.

Von einer Licht-Therapie der besonderen Art heißt es, sie helfe Frauen mit unregelmäßigen Zyklen. Bereits 1967 berichtete Edmund Dewan, das Licht einer in der Nacht eingeschalteten Nachttischlampe mit einer 100-Watt-Glühbirne könne unregelmäßige Zyklen stabilisieren. Kripke und seine Kollegen wiederholten diese Untersuchung und behandelten Frauen mit unregelmäßigen Zyklen in den Nächten zwischen dem zehnten und vierzehnten Tag bzw. dem dreizehnten und siebzehnten Tag ihres Menstruationszyklus mit einer vergleichbaren Lampe. (Der erste Tag der Blutung wurde als der erste Tag des Zyklus gerechnet.) Die Beobachtung von Dewan hat sich dabei bestätigt. Trotzdem bleiben ihre medizinischen Implikationen weiterhin unklar. Auf jeden Fall aber läßt die Wiederholbarkeit der Beobachtung den Schluß zu, daß Licht, das über die Augen wirkt, die Fortpflanzungsfunktionen bei Frauen tatsächlich beeinflussen kann.

Dr. Erick Turner am NIMH hat eine Frau beobachtet, die am Beginn der Menopause stand und bei der die für die Wechseljahre typischen »Hitzewallungen« nur im Winter auftraten. Eine Behandlung mit hellem Licht am Morgen brachte die Hitzewallungen zum Abklingen. Wurde die Behandlung eingestellt, traten die Beschwerden erneut auf.

Obwohl die Forschungsarbeiten von Dewan über fünfundzwanzig Jahre zurückliegen, ist das Interesse der Forschung für die Heilkraft des Lichts bei der Regulierung von Menstruationsstörungen oder Klimakteriumsbeschwerden erst vor wenigen Jahren wieder aufgelebt. Dieses neuerwachte Interesse geht auf den Erfolg der Licht-Therapie bei der Behandlung von SAD und anderen Erkrankungen zurück. Weitere aufschlußreiche Erkenntnisse auf diesem Gebiet sind in den nächsten Jahren zu erwarten.

Mögliche Ursachen für SAD und die Wirkmechanismen der Licht-Therapie

Welche biologischen Anomalien liegen SAD eigentlich zugrunde? Und: Wie funktioniert die Licht-Therapie? Sowohl Kollegen als auch Patienten stellen diese beiden Fragen immer wieder. Wir haben bis heute keine hieb- und stichfesten Antworten darauf. Die vielfältigen Forschungsaktivitäten in diesem Bereich haben aber interessante Ergebnisse – positive wie negative – gebracht.

Um zu erfahren, wie Sie SAD erkennen und behandeln können, brauchen Sie diesen Abschnitt nicht zu lesen. Er wendet sich ausdrücklich an Leser, die an den aktuellsten Forschungsergebnissen interessiert sind, unabhängig davon, ob sie ihnen direkt zugute kommen oder nicht.

Über die Ursachen von SAD und die Wirkmechanismen der Licht-Therapie gibt es eine Reihe verschiedener Theorien. Einige davon sind vor allem von historischem Interesse, andere zeigen, in welche Richtung die laufenden Forschungsaktivitäten gehen. Obwohl es Verbindungen zwischen den verschiedenen Theorien gibt und sie sich nicht gegenseitig ausschließen, behandeln wir die einzelnen Ansätze aus Gründen der Einfachheit getrennt voneinander. Wir haben für diesen Überblick die Theorien ausgewählt, die am besten erforscht sind und die wir für die vielversprechendsten halten.

Melatonin

Eine der ersten Hypothesen unserer Forschungsgruppe lautete, SAD werde durch eine Anomalie in der Melatoninausschüttung oder durch eine anormale Reaktion auf Melatonin verursacht. Schließlich war es die Unterdrückung von Melatonin durch helles Licht, die unser Interesse an der Licht-Therapie zunächst geweckt hatte. War es nicht möglich, daß die Licht-Therapie das Muster der nächtlichen Melatoninausschüttung veränderte? Mit Sicherheit deutet bei anderen Lebewesen vieles darauf hin, daß die Melatoninsekretion für die Regulierung der verschiedensten saisonalen Rhythmen von zentraler Bedeutung ist – vom Verhalten einzelliger Algen bis hin zu den Fortpflanzungszyklen von Rindern und Schafen. Konnte es sein, daß SAD-Symptome ein weiteres Beispiel für einen melatonin-gesteuerten saisonalen Rhythmus waren?

Wir gingen dieser Hypothese in mehreren Studien nach und kamen zu sehr gemischten Ergebnissen. Zunächst behandelten wir SAD-Patienten mit einem Medikament namens Atenolol, das wie das Licht die Sekretion von Melatonin unterdrückt, um zu sehen, ob die Patienten auf das Medikament in gleicher Weise reagieren wie auf die Licht-Therapie. Im großen und ganzen wirkte das Medikament nicht besser als ein Placebo, obwohl ein paar Versuchspersonen überzeugend auf das Atenolol zu reagieren schienen. In einer zweiten Studie behandelten wir Patienten mit Licht-Therapie. Nachdem ihre Symptome abgeklungen waren, gaben wir ihnen Melatonin, um zu sehen, ob die Symptome zurückkehren würden: Das hätte darauf hingedeutet, daß von Anfang an die Melatoninausschüttung die Symptome hervorgerufen hatte. Wieder war das Ergebnis verwirrend: Obwohl einige Symptome nach der Einnahme von Melatonin schlimmer wurden, schienen die Patienten einen weniger drastischen Rückfall zu erleiden als nach dem Einstellen der Licht-Therapie. Schließlich verabreichten wir die Licht-Therapie zu den Tageszeiten, zu denen Melatonin ausgeschüttet wird – früh am morgen und spät am abend –, um so die Melatoninausschüttung zu unterdrücken. Dann verglichen wir diese Behandlung mit einer Lichtbehandlung, die zu Tageszeiten verabreicht wurde, zu denen kein Melatonin ausgeschüttet wird (am späten Vormittag und frühen Nachmittag). Beide Behandlungsvarianten erwiesen sich als gleichermaßen effektiv. Das deutet darauf hin, das die Unterdrückung der Melatoninausschüttung kein kritischer Faktor für die antidepressive Wirkung des Lichts ist.

Angesichts der Ergebnisse der Melatonin-Studien, die uns damals entmutigend vorkamen, wandten wir uns anderen Forschungsinteressen zu. Rückblickend gesehen haben wir vielleicht zu viel von der Hypothese erwartet. Möglicherweise haben wir uns vorschnell von den negativen Ergebnissen entmutigen lassen und sind den positiven Anzeichen nicht energisch genug nachgegangen. Seit der Durchführung unserer ersten Studien gab es einige Beiträge anderer Forschungsgruppen, wonach die Melatoninausschüttung durchaus an der Entstehung von SAD und der antidepressiven Wirkung des Lichts beteiligt sein könnte.

Dr. David Schlager an der State University von New York in Stony Brook setzte einen anderen Melatonin-Blocker ein, um die Melatonin-Hypothese zu testen: Propranolol (das der gleichen Familie angehört wie Atenolol, das von uns verwendete Medikament). Er behandelte SAD-Patienten am Morgen mit Propranolol. Die Patienten, die auf das

Medikament zu reagieren schienen, wählte er für eine kontrollierte Studie aus, in der Propranolol mit einem Placebo verglichen wurde. Dabei stellte er fest, daß die Rückfallquote von Patienten, die auf das Placebo umgestellt worden waren, größer war als bei den Patienten, die weiterhin Propranolol bekamen. Die Ergebnisse dieser Studie lassen zwei Rückschlüsse zu: Erstens scheint Propranolol, das morgens verabreicht wird, nicht ohne Wert bei der Behandlung von SAD-Patienten zu sein. Zweitens könnte die Unterdrückung von Melatonin bei der Behandlung von SAD möglicherweise doch eine Rolle spielen.

Cara Hoffman, eine Medizinstudentin, die mit Dr. Susan Swedo am NIMH arbeitete, analysierte den Urin von Kindern mit SAD und nicht-saisonfühligen Kindern auf der Suche nach einem Abfallprodukt von Melatonin. Tatsächlich stellte sie im Urin von Kindern mit SAD erhöhte Werte des Abfallprodukts fest – ein Hinweis, daß sie möglicherweise zu viel Melatonin produzierten. Bei Erwachsenen mit SAD konnte dagegen kein überhöhter Melatoninspiegel nachgewiesen werden.

Fassen wir zusammen: Forschungen über die Rolle, die Melatonin im Zusammenhang mit SAD spielen könnte, haben unklare Ergebnisse gebracht. Obwohl wir nicht sagen können, daß die Melatoninausschüttung mitverantwortlich für die Entstehung von SAD-Symptomen ist, rechtfertigt das anhaltende Interesse an der Thematik weitere Forschungsaktivitäten. Ein paar Leute haben sich nach der Rolle erkundigt, die Melatonin normalerweise im Körper spielt, und wollten wissen, ob es gesundheitsschädlich sein kann, wenn die Melatoninproduktion durch Licht-Therapie unterdrückt wird. Wir wissen nur wenig über die Rolle des Melatonin beim gesunden Menschen, glauben aber, daß es möglicherweise die circadiane Rhythmik im Takt mit dem Hell-Dunkel-Zyklus hält. Melatonin wird durch die Licht-Therapie nur unterdrückt, wenn man die Lichtbehandlung spät abends oder früh morgens durchführt. Es gibt keinerlei Hinweise dafür, daß die Unterdrückung von Melatonin durch Licht-Therapie körperliche Probleme verursachen könnte.

Circadiane Rhythmen

Mehrere Theorien haben versucht, SAD mit Störungen der circadianen Rhythmen in Verbindung zu bringen. Die Licht-Therapie könnte nach diesen Theorien dabei helfen, die aus dem Takt geratenen Rhythmen wieder ins Gleichgewicht zu bringen. Die wichtigste dieser Theorien wurde von Dr. Alfred Lewy und Kollegen entwickelt. Sie vermuten, bei den meisten SAD-Patienten könnten die circadianen Rhythmen rückverlagert sein – wie bei Patienten mit DSPS. Nach dieser Theorie – der Phasenverlagerungshypothese – lindert eine Lichtbehandlung am Morgen die depressiven Symptome von SAD-Patienten, indem sie deren Rhythmen nach vorne, hin zu einer normalen Zeit verlagert. Die Lichtbehandlung am Abend müßte demnach eine Verschlechterung im Befinden von SAD-Patienten bewirken. Es wird zwar in einigen Studien nachgewiesen, daß eine morgendliche Lichtbehandlung einer abendlichen Lichtbehandlung vorzuziehen ist (wobei die abendliche Lichtbehandlung nicht zu einer Verschlechterung führt). Vielen anderen Studien zufolge tut es aber dem Erfolg keinen Abbruch, wenn die Behandlung zu anderen Tageszeiten durchgeführt wird. Und schließlich: Obwohl einige Studien Hinweise für eine verzögerte circadiane Rhythmik von SAD-Patienten geben, ist das bei anderen Studien nicht der Fall. Alles in allem unterstützen diese widersprüchlichen Ergebnisse die hier beschriebene Hypothese von den rückverlagerten circadianen Rhythmen nicht überzeugend. Andere ähnliche Theorien wurden vorgeschlagen und getestet; sie werden aber bisher durch zuwenig Beweismaterial gestützt, als daß es sich lohnen würde, sie hier zu diskutieren.

Das Auge

Mehrere Forscher haben sich gefragt, ob das Auge der Schlüssel für das Verständnis von SAD und die antidepressive Wirkung des Lichts sein könnte. Dr. Dan Oren und seine Kollegen am NIMH haben sich dieser Frage am intensivsten angenommen und sind zu dem Schluß gekommen, daß die Augen von SAD-Patienten im Grunde nicht anders als die

Augen von nicht-saisonfühligen Menschen funktionieren. Andererseits haben Dr. Raymond Lam und Kollegen feine Unterschiede in den elektrischen Mustern festgestellt, die die Augen von SAD-Patienten generieren. Eines ihrer Ergebnisse wurde auch von Dr. Nori Ozaki und Kollegen am NIMH nachgewiesen. Weil sich die Werte von SAD-Patienten und nicht-saisonfühligen Kontrollpersonen überlappen, sind diese feinen Unterschiede aber ohne Wert für diagnostische Tests auf SAD. Trotzdem deuten sie darauf hin, daß SAD-Patienten auf Lichteindrücke weniger empfindlich reagieren. Dies könnte ein Hinweis darauf sein, warum SAD-Patienten Symptome entwickeln, wenn es ihnen in ihrer Umgebung an Licht fehlt und warum sie im Winter mehr Licht als andere Menschen benötigen.

Die Anpassungsfähigkeit an Streß

Bridget, eine unserer ersten SAD-Patientinnen, sagte von sich selbst: »Ich hätte als Bärin auf die Welt kommen sollen. Bären dürfen einen Winterschlaf halten, Menschen nicht.« Sie beschrieb damit ein Gefühl, das viele SAD-Patienten kennen: Solange man sie in Ruhe läßt und keine Anforderungen an sie stellt, fühlen sie sich nicht deprimiert. Die Depressionen treten erst auf, wenn sie gestreßt sind oder unter Druck stehen – wenn also Erwartungen an sie gestellt werden und sie unfähig sind, sich aufzuraffen und ihre Kräfte zu sammeln. Diese Beobachtung sowie die allgemeine Antriebslosigkeit von SAD-Patienten brachte Dr. Jean Joseph-Vanderpool, Phillip Gold und Dr. Rosenthal auf die Hypothese, die Fähigkeit von SAD-Patienten, sich an Streß anzupassen, könnte physiologisch gestört sein.

Eine Möglichkeit, diese Hypothese zu testen, besteht darin, das Hormon CRH zu spritzen, das Corticotrophin freisetzt, das normalerweise vom Hypothalamus ausgeschüttet wird. CRH stimuliert die Hirnanhangdrüse, Corticotrophin freizusetzen, eine wichtige Hormonsubstanz für unsere Streßreaktionen. Der Corticotrophin-Spiegel im Blut kann gemessen werden und liefert einen Anhaltspunkt dafür, wie stark die Hirnanhangdrüse auf das CRH reagiert hat. Wir haben diese Studie bei SAD-Patienten und Kontrollpersonen durchgeführt.

Das Ergebnis: SAD-Patienten reagierten auf die CRH-Injektion mit einem unnormal niedrigen Corticotrophin-Spiegel. Durch Licht-Therapie konnte der Corticotrophin-Spiegel auf einen Wert erhöht werden, der eher einer normalen Reaktion entspricht. Die Studie läßt den Schluß zu, daß SAD-Patienten unter anderem mit unnormalen Streßreaktionen zu kämpfen haben; möglicherweise gehört es zum Effekt der Licht-Therapie, dies zu korrigieren. Aber selbst wenn diese Theorie korrekt ist, kann sie die Funktionsweise von SAD nur teilweise erklären und muß in einen Zusammenhang mit anderen Theorien gebracht werden.

Serotonin

Wir haben uns die Theorie, der zur Zeit unser größtes persönliches Interesse gilt und auf die sich unsere aktuellen Forschungsaktivitäten konzentrieren, bis zum Schluß aufgehoben. Serotonin ist einer von mehreren Neurotransmittern (chemischen Botenstoffen), deren Aufgabe es ist, elektrische Signale von einer Nervenzelle im Gehirn zur nächsten zu übertragen. Nervenzellen, die Serotonin enthalten, finden sich an vielen Stellen des Gehirns. Sie stehen neben vielen anderen Zellgruppen mit denen des Nucleus suprachiasmaticus (der biologischen Uhr, siehe oben in diesem Kapitel unter »Die Anatomie des Lichts«) sowie mit Zellgruppen in Verbindung, die für die Ausschüttung von Corticotrophin verantwortlich sind. Jede Theorie über SAD, die Hypothesen über eine Anomalie der Serotoninsekretion aufstellt, könnte also auch Anomalien der circadianen Rhythmen, die ja von der inneren Uhr gesteuert werden, und der hormonellen Reaktion auf Streß erklären.

Viele Gründe sprechen für die Hypothese, daß Anomalien in den Serotoninsystemen des Gehirns die Grundlage für SAD sein könnten. Erstens wissen wir, daß die Serotoninkonzentrationen im Hypothalamus saisonalen Rhythmen unterliegen, wobei die niedrigsten Werte in den Wintermonaten gemessen wurden. Zweitens gibt es Beweise dafür, daß kohlenhydratreiche Nahrungsmittel die Serotoninproduktion im Gehirn ankurbeln. Wie bereits an anderer Stelle diskutiert verspüren SAD-Patienten einen Heißhunger auf Kohlenhydrate, deren Aufnahme ihnen einen Energieschub verleiht. Ohne zu wissen, daß sie mit kohlenhydratreichen Mahlzeiten ihre Serotoninwerte im Gehirn erhöhen, versuchen sie offenbar instinktiv, über die Ernährung einen vorhandenen Mangel auszugleichen. Drittens scheinen alle Antidepressiva, die der Gruppe der selektiven Serotonin-Wiederaufnahme-Hemmer zugerechnet werden können und die die Serotoninmenge für die Übertragung von Nervenimpulsen erhöhen, SAD-Symptome zu lindern (siehe Kapitel 9). Zu ihnen gehören unter anderem Fluoxetin, Fluaxamin, Citalopran Sertralin und Paroxetin. Prof. Siegried Kasper verglich bei der Behandlung einer Gruppe von SAD-Patienten Fluoxetin und Licht-Therapie und stellte fest, daß beide Behandlungen gleich gut anschlagen. Dr. Dermott O'Rourke und seine Kollegen am MIT befaßten sich mit einem anderen Medikament zur Förderung der Serotoninübertragung – D-Fenfluramine (das zur Zeit in den USA nicht erhältlich ist) – und stellten fest, daß sich auch dieses Mittel als hilfreich bei der Behandlung von SAD-Patienten erwies. Viertens wurde nachgewiesen, daß die Lichtexposition bei Ratten Nervenzellen im Gehirn stimuliert, die Serotonin enthalten, und die Serotoninkonzentration im Hypothalamus erhöht.

Um die Hypothese zu prüfen, SAD-Symptome seien durch zu wenig Serotonin im Gehirn verursacht, evaluierte ich (Dr. Rosenthal) zusammen mit mehreren Kollegen (Dr. Frederick Jacobsen, Dr. Jean Joseph-Vanderpool, Dr. Diego Garcia-Borreguero, Dr. Dennis Murphy) die Reaktion von SAD-Patienten und Kontrollpersonen auf ein Medikament, das die Rezeptoren stimuliert, auf die auch Serotonin wirkt. Wir injizierten das Medikament namens m-CPP bei SAD-Patienten und Kontrollpersonen im Sommer und im Winter, bei gleichzeitiger Licht-Therapie und im unbehandelten Zustand. Das Ergebnis: Injektionen mit m-CPP bewirkten bei nicht anderweitig behandelten SAD-Patienten vorübergehend eine so starke Aktivierung und Energiezunahme, wie es selbst das Sommerlicht und die Licht-Therapie nicht vermögen. Neben diesen Überreaktionen im Verhalten wurde bei den nicht anderweitig behandelten SAD-Patienten auch ein Anstieg in der Ausschüttung des Hormons Prolaktin beobachtet – eine Reaktion, die sich nach einer erfolgreichen Lichtbehandlung ebenfalls auf ein normales Maß einpendelte. Interessant war die folgende Beobachtung: Obwohl bei den nicht anderweitig behandelten Patienten *Überreaktionen* im Verhalten und bei der Prolaktinausschüttung auftraten und durch die Licht-Therapie *reguliert* wurden, *sank* ihre Corticotrophinausschüttung und wurde durch Licht-Therapie *erhöht*.

Wir interpretierten diese Ergebnisse folgendermaßen: Wenn SAD-Patienten in ihrer Umgebung zu wenig Licht abbekommen, produzieren sie zu wenig Serotonin. Dadurch werden SAD-Symptome hervorgerufen. Der Mangel an Serotonin im Gehirn führt zu einer erhöhten Sensibilität der Rezeptoren, auf die Serotonin normalerweise wirkt. Wenn diese Rezeptoren von dem Medikament m-CPP stimuliert werden, treten Überreaktionen auf: im Verhalten und hinsichtlich der Ausschüttung des Hormons Prolaktin. Im Sommer oder wenn die SAD-Patienten mit Licht behandelt werden, wird mehr Serotonin im Gehirn produziert und die SAD-Symptome klingen ab. Dieser Anstieg in der Serotoninproduktion verringert die Sensibilität der Serotoninrezeptoren auf das normale Maß. Werden die Rezeptoren durch Injektionen des Medikaments m-CPP stimuliert, so erhält man ähnlichen Verhaltens- und Hormonreaktionen wie bei nicht-saisonfühligen Personen. Das Hormon Corticotrophin reagiert auf m-CPP genau umgekehrt. Unserer Meinung nach liegt das daran, daß die Streßreaktion bei SAD-Patienten unnormal ist, möglicherweise wegen des chronischen Serotoninmangels.

Schlußfolgerung

Wir wissen nicht sicher, warum manche Menschen SAD bekommen und andere nicht. Wir wissen auch nicht genau, wie die Licht-Therapie funktioniert. Die Forscher treten weiterhin mit unterschiedlichen Theorien gegeneinander an und befehden sich wegen des relativen Werts ihrer jeweiligen Erklärungsmuster. Die oben geführte Diskussion spiegelt mit Sicherheit unsere eigene Vorliebe für die Theorien wider, die wir für die vielversprechendsten halten. Ein anderer Wissenschaftler hätte zweifellos andere Theorien vorgestellt bzw. die hier vorgestellten Theorien anders gewichtet. Leser, die an Artikeln mit anderen Schwerpunkten interessiert sind, finden reiches Material dazu in der wissenschaftlichen Literatur. Wir teilen mit vielen unserer Leser das Gefühl der Frustration angesichts eines bisher nicht gelösten Geheimnisses und freuen uns auf die nächsten Jahre: dank der anwachsenden Menge der Erkenntnisse wird es uns zweifellos gelingen, die Ursachen für SAD und die Wirkmechanismen der Licht-Therapie vollständig zu entschlüsseln.

TEIL III

SAD und Licht-Therapie – Entwicklung und Forschungsergebnisse in Deutschland, Österreich und in der Schweiz

Die Entwicklung der Kenntnisse zur SAD und zur Licht-Therapie in den deutschsprachigen Ländern ist eng an die Forschungen und stimulierenden Diskussionen der Arbeitsgruppe am NIMH um Dr. Rosenthal und Dr. Wehr entstanden. Verschiedene Forscher aus Deutschland, Österreich und der Schweiz haben diese Forschungsgruppe am NIMH besucht, zum Teil über mehrere Jahre dort gearbeitet und dann die dort gewonnenen Erfahrungen in ihre Heimatländer mitgebracht und neue Forschungsschwerpunkte aufgebaut.

13

Deutschland

Die Psychiatrische Universitätsklinik Frankfurt beschäftigte sich bereits seit längerer Zeit mit circadianen Rhythmen bei depressiven Patienten, so daß es naheliegend war, daß sie die erste Universitätsklinik in Deutschland war, die die Forschung zur Licht-Therapie aufnahm. Dr. Köhler und Prof. Pflug bestätigten den antidepressiven Effekt der Licht-Therapie bei SAD-Patienten. Zur gleichen Zeit gab es auch eine Gruppe im früheren Ostdeutschland (Dr. Peter und Dr. Heim), die mit einer weitaus geringeren Kapazität als die Kollegen im damaligen Westdeutschland die Forschung über die Licht-Therapie aufbauten.

Nachdem ich von 1986 bis 1988 die Gruppe am NIHM im Rahmen eines von der DGF (Deutschen Forschungsgemeinschaft) geförderten Forschungsaufenthaltes besucht hatte, führte ich diese Forschungsrichtung zuerst an die Universität Heidelberg und anschließend an der Universität Bonn ein. Ähnlich wie in Frankfurt wurden zuerst die Medien auf die Existenz der SAD aufmerksam gemacht, da SAD-Patienten nicht von selbst an einer psychiatrischen Universitätsklinik vorstellig werden. Genauso wie in den USA löste dies rasch einen Andrang auf die an der Psychiatrischen Universitätsklinik Bonn neu eingerichtete Spezialsprechstunde für Herbst- und Winterdepressionen aus, und in kürzester Zeit konnten über 400 SAD-Patienten systematisch untersucht und behandelt werden. Wie in den USA zeigte sich auch, daß das Krankheitsbild der SAD in der Mehrzahl bei Frauen beobachtet werden konnte und daß schwerere Symptome zwischen dem dreißigsten und vierzigsten Lebensjahr erstmals auftreten. Aber im Unterschied zu den USA berichteten die Patienten in Deutschland, daß sie nicht so sehr den Januar und Februar, sondern bereits den November bzw. Dezember als die schlimmsten Monate einschätzen.

Die genaue psychopathologische und klinische Beschreibung der Patienten brachte mit sich, daß wir an der Universität Bonn auch erstmals das Krankheitsbild der wiederkehrenden, kurzen Depressionen *(recurrent brief depression)* mit einem Herbst-/Winter-Muster beschreiben konnten. Diese Patienten klagten über depressive Verstimmungen, die nicht während der gesamten dunklen Jahreszeit anhielten, sondern lediglich über etwa drei bis sieben Tage, und die mit Antriebsstörungen verbunden waren. Im Frühjahr und im Sommer traten diese Beschwerden nicht auf. In einer systematischen Untersuchung konnten wir zeigen, daß diese Patienten auch auf die Licht-Therapie gut ansprachen.

Der Frage, wie häufig SAD-Patienten an einer psychiatrischen Universitätsklinik in Deutschland zur Aufnahme kommen, ging ich gemeinsam mit der japanischen Gastärztin Dr. Kamo an der Universität Heidelberg nach. Wir untersuchten einen Jahrgang von depressiven Patienten und fanden heraus, daß etwa 11% dieser Patienten die Kriterien einer SAD erfüllten. Dies ist insofern von Bedeutung, da zuvor bei diesen Patienten der Aspekt der jahreszeitlichen Befindlichkeit weder in die Diagnostik noch in therapeutische Empfehlungen eingegangen war. Diese Art der Untersuchung führten wir dann an der Psychiatrischen Universitätsklinik in Bonn gemeinsam mit Prof. Möller und Dr. Ruhrmann fort. Es wurden sämtliche Patienten, die im Lauf des Jahres mit unterschiedlichen Diagnosen aufgenommen wurden, auch unter dem Gesichtspunkt der jahreszeitlichen Befindlichkeit untersucht. Dabei zeigte sich, daß Patienten mit einer effektiven Störung häufiger mit Herbst-/Winterschwierigkeiten behaftet werden. Diese Ergebnisse geben einen deutlichen Hinweis darauf, daß es an deutschen Universitätskliniken SAD-Patienten gibt und daß diagnostische und therapeutische Gesichtspunkte daraus abgeleitet werden können. Der Einsatz der Licht-Therapie wäre ein praktischer Gesichtspunkt, aber auch Empfehlungen zum Lebensstil können zur Gesundung beitragen.

Der Effekt der Licht-Therapie wurde durch die Untersuchungen an den Universitäten Frankfurt und Bonn für die Gruppe der SAD-Patienten bestätigt. Die Universitäten Berlin und Bonn führten auch systematische Untersuchungen zur Licht-Therapie bei nicht-saisonalen Depressionen durch. Dr. Volz und Dr. Mackert fanden heraus, daß die Licht-Therapie bei den nicht-saisonalen Depressionen als alleinige Therapie nicht hilfreich ist, was im Gegensatz zu den Befunden amerikanischer Forscher um Dr. Kripke steht. In der Untersuchung von Dr. Schuchardt und mir schien bei der Kombination der Licht-Therapie mit Fluoxetin bei nicht-saisonalen Depressionen ein additiver Effekt zu bestehen, da sie der alleinigen Medikation mit Fluoxetin überlegen war.

Einen breiten Raum nahm die psychopharmakologische Forschungsrichtung an der Universität Bonn ein. Diese Untersuchungen wurden durch Beobachtungen von Patienten stimuliert, die nicht immer bereit waren, die zum Teil zeitaufwendige Licht-Therapie auf sich zu nehmen. In einer gemeinsam mit Dr. Ruhrmann ausgeführten kontrollierten Studie konnte herausgefunden werden, daß die Licht-Therapie und die Verabreichung von 20 mg Fluoxetin als therapeutisch gleichwertig einzuschätzen sind. In Zusammenarbeit mit Frau Dr. Martinez (jetzt verheiratete Frau Dr. Wolf) habe ich herausgefunden, daß Hypericum in der Dosierung von 900 mg der Licht-Therapie gleichzusetzen ist. Einschränkend muß jedoch hervorgehoben werden, daß bei beiden Untersuchungen keine Placebo-Gruppe mit untersucht wurde, so daß sie unter einem wissenschaftlichen Aspekt als nicht beweiskräftig angesehen werden müssen. Zu einem späteren Zeitpunkt konnte jedoch an der Universität Wien in einer multizentrischen Verlaufsstudie herausgefunden werden, daß der SSRI Sertralin der Placebo-Medikation überlegen ist, so daß man die in Bonn erhobenen Befunde durchaus als valide ansehen kann.

Von Forschern in Deutschland wurden auch zahlreiche Anstrengungen unternommen, die biologischen Grundlagen der SAD und der Licht-Therapie näher zu untersuchen. An der Universität Frankfurt untersuchten Dr. Köhler, Prof. Pflug und ihre Mitarbeiter die Photoperiode der SAD-Patienten und deren mögliche Beeinflussung durch die Licht-Therapie. Als peripheren Marker nahmen sie Melatonin an und fanden heraus, daß durch Licht-Therapie Einfluß auf das circadiane System genommen werden kann. Frau Prof. Rao in Bonn bestimmte sowohl Melatonin als auch Serotonin im Blut von Patienten vor und nach der Licht-Therapie und konnte feststellen, daß nach der Licht-Therapie erhöhte Serotoninspiegel auftreten. Das Serotoninsystem wurde in meiner Arbeitsgruppe auch noch intensiv durch die Imipramin-Bindungsstellen untersucht, die als peripheres Modell zentralnervöser Strukturen gelten können. Diese Untersuchung ergab jedoch keinen Hinweis dafür, daß diese Methode als Modell für die Beeinflussung des serotonergen Systems herangezogen werden kann.

Die Forschung zur SAD und zur Licht-Therapie begann also auch in Deutschland Mitte der achtziger Jahre und wurde in den folgenden zehn Jahren kontinuierlich ausgebaut, so daß in vielen Kliniken und auch in nervenärztlichen Praxen sowohl das Verhältnis der jahreszeitlichen Befindlichkeits- und Antriebsveränderung als auch deren therapeutische Beeinflußbarkeit durch Licht-Therapie in die tägliche Routine eingegangen ist.

14

Österreich

Die Universität Wien begann bereits in den frühen achtziger Jahren unter der Leitung von Frau Doz. Dietzel mit der Erforschung der Licht-Therapie sowie der biologischen Rhythmen, wobei dem Zeitgeist folgend dem Hormon Melatonin eine wesentliche Rolle beigemessen wurde.

Die therapeutische Anwendung der Licht-Therapie ging an der Universitätsklinik für Psychiatrie rasch in die klinische Praxis ein und man hielt Ausschau nach weiteren Indikationsgebieten. Gemeinsam mit der Universitätsklinik in Innsbruck (Dr. Neudorfer und Dr. Schwitzer) wurden sowohl Patienten im Alkoholentzugssyndrom als auch Patienten mit arteriosklerotischem Verwirrtheitszustand untersucht und in ersten Studien günstige Effekte auf das vegetative System bzw. auf den Schlaf-Wach-Rhythmus gefunden. Die Innsbrucker Klinik um Dr. Neudorfer und Dr. Schwitzer fand heraus, daß die Licht-Therapie auch bei depressiven Patienten ohne Herbst-/Winterdepression im Sinne einer adjuvanten Therapie, zusätzlich zur Pharmakotherapie, wirkt und fanden bei dieser Gruppe von Patienten als eine mögliche Nebenwirkung das Auftreten der Manie. Hypersomnie war ein anderes klinisches Einsatzgebiet der Innsbrucker Gruppe, für das sich die Licht-Therapie als sehr effektiv herausstellte.

Mit der Übernahme des Lehrstuhls für Psychiatrie durch Prof. Kasper an der Universitätsklinik für Psychiatrie in Wien war ein Neuaufschwung der Forschungsrichtung zur SAD und zur Licht-Therapie gegeben. Schon bald schlossen sich junge, engagierte Forscher wie Dr. Neumeister, Dr. Praschak-Rieder, Dr. Heßelmann, Dr. Willeit, Dr. Schindler, Dr. Habeler und Dr. Stamenkovic an und halfen beim Aufbau der SAD-Spezialambulanz. Innerhalb kurzer Zeit wurden mehrere international akzeptierte Forschungsergebnisse erarbeitet, bei denen Dr. Neumeister rasch zum vielbeachteten Experten der biologischen

Grundlagen der Licht-Therapie heranwuchs. Es konnte z. B. herausgefunden werden, daß der therapeutische Effekt des Schlafentzuges durch Licht-Therapie verlängert werden kann. Weiterhin wurde das serotonerge System durch den sogenannten »Tryptophan-Depletions-Test« weiter untersucht und dabei gezeigt, daß bei Patienten mit einer SAD ein Serotoninmangel vorliegt, der sie in den Herbst- und Wintermonaten immer wieder zum Rückfall in die Depression veranlaßt. Diese Testmethode zeigt, wie z. B. der EKG-Belastungstest in der Inneren Medizin, dem Arzt an, daß der Patient von einer antidepressiven Therapie wie der Licht-Therapie oder von der Gabe von Antidepressiva profitieren wird.

An der Wiener Universitätsklinik konnten in jüngster Zeit auch mehrere weitere klinisch relevante Fragestellungen erarbeitet werden, so z. B. das Nebenwirkungsprofil der Licht-Therapie mit einzelnen seltenen Erscheinungen wie beispielsweise die Auslösung einer Trigeminusneuralgie bei spezifisch vulnerablen Patienten, die Häufigkeit des Auftretens von Kopfschmerzen etc. Herr Dr. Schindler hat sich dieser Frage sehr angenommen. Frau Dr. Praschak-Rieder beschrieb erstmals, daß es bei SAD-Patienten, wenngleich selten, auch zum Auftreten einer suizidalen Problematik kommen kann, die nicht übersehen werden sollte. In einzelnen Fallberichten beschreibt sie psychopathologisch genauestens die Stimmungen dieser Patienten und die mögliche therapeutische Einflußnahme auf sie. Frau Dr. Heßelmann untersuchte das neue Medikament Mirtazapin und fand in einer offenen Studie heraus, daß dieses Präparat initial sedierend wirken kann, daß es über den Zeitraum von fünf Wochen jedoch zu einem guten antidepressiven Effekt kommt. Da Frau Dr. Heßelmann bereits als Doktorandin bei Prof. Kasper in Bonn Hormone untersucht hat, war es naheliegend, daß auch diese Untersuchungslinie in Wien fortgesetzt wurde. So konnte sie bei SAD-Patienten charakteristische Veränderungen im Streßhormon Cortisol finden, die bei Stimmungsverschlechterungen unter der Belastungssituation des Tryptophan-Depletions-Tests auftraten.

An weiteren biologischen Befunden untersucht Frau Dr. Praschak-Rieder den Gehirnstoffwechsel depressiver Patienten mit der SPECT-

Methode. Erste Ergebnisse weisen darauf hin, daß bei SAD-Patienten im Frontalhirn rechts eine Unteraktivität auftreten kann, die auch bei Depressionen nicht-saisonalen Musters gefunden wird. Dies ist ein weiterer Beweis dafür, daß es sich bei der SAD um ein reales Krankheitsbild und nicht nur um eine Fiktion moderner Psychiater handelt. Gemeinsam mit der Arbeitsgruppe um Herrn Doz. Aschauer beschäftigt sich die SAD-Forschungsgruppe an der Universität Wien auch mit molekulargenetischen Ursachen und untersucht, ob die verschiedenen Serotoninrezeptoren bei SAD-Patienten verändert sind, was bedeuten würde, daß eventuell Medikamente oder andere therapeutische Maßnahmen, die diese Rezeptoren spezifisch ansprechen, entweder gar nicht oder vielleicht modifiziert wirken. Aus diesen langwierigen Untersuchungen liegen jedoch noch keine konkreten Ergebnisse vor.

Inzwischen gehören die SAD-Forscher an der Universitätsklinik für Psychiatrie in Wien zu den aktivsten innerhalb der Universität und sind auf sämtlichen nationalen und internationalen Tagungen in Europa und in den USA eingeladen und vertreten. Das Arbeitsgebiet der SAD und der Licht-Therapie wird sicherlich einigen Mitarbeitern auch zu akademischen Lorbeeren im Sinne der Habilitation verhelfen. Nicht zuletzt werden jedoch und vor allem unsere Patienten von der gewonnenen Erkenntnis der Forschungen profitieren.

15

Schweiz

Die Forschungen zur SAD und zur Licht-Therapie wurden in der Schweiz ganz entscheidend von Frau Prof. Anna Wirz-Justice geprägt, die Anfang der achtziger Jahre gemeinsam mit Dr. Rosenthal und Dr. Wehr am NIMH arbeitete. Zurück in der Schweiz, führte sie grundlegende Arbeiten zur Licht-Therapie durch und konnte in kontrollierten Untersuchungen erstmals im deutschsprachigen Raum bestätigen, daß die in den USA gewonnenen Ergebnisse auch in Europa Gültigkeit haben.

Schon rasch wandte sich Frau Prof. Wirz-Justice gemeinsam mit ihrer Arbeitsgruppe biologischen Grundlagen zu und konnte z. B. feststellen, daß SAD-Patienten im Vergleich zu einer gesunden Kontrollgruppe unterschiedliche Nahrungsgewohnheiten zeigen und im Winter vermehrt kohlenhydratreiche Nahrung zu sich nehmen. In einer technisch sehr schwierig angelegten Untersuchungsreihe, in der die circadianen Rhythmen der Hormonsekretion, die Körperkerntemperatur und weitere periphere Marker untersucht wurden, fand Frau Prof. Wirz-Justice heraus, daß der Rhythmus dieser Parameter bei SAD-Patienten in einer charakteristischen Weise verschoben ist und sich damit die Rechtfertigung einer Anwendung der Licht-Therapie ergeben würde.

Frau Prof. Wirz-Justice und ihre Gruppe widmeten sich jedoch nicht nur diesen biologischen Grundlagenforschungen, sondern fanden auch heraus, daß ein naturalistischer Umgang mit den Lichtgewohnheiten, wie ihn unsere Vorfahren pflegten, durchaus mit einer Licht-Therapie vergleichbar ist und daß z. B. ein über den Zeitraum von zwei Stunden durchgeführter täglicher Spaziergang eine Licht-Therapie ersetzen könnte. An der Psychiatrischen Universitätsklinik in Basel untersuchte

Frau Doz. Holsboer-Trachsler auch den Effekt der Licht-Therapie bei nicht-saisonalen Depressionen und konnte, ähnlich wie deutsche Forschungsgruppen, keinen antidepressiven Effekt feststellen, wenn die Licht-Therapie als Monotherapie verabreicht wurde.

In den deutschsprachigen Ländern hat also die Licht-Therapie und die Erforschung der SAD und ihrer biologischen und psychopathologischen Grundlagen grundlegende Stimuli durch die Arbeitsgruppe am NIHM erhalten und eine Kettenreaktion von weiteren Forschungsrichtungen nach sich gezogen. Dies hat dazu geführt, daß zum Wohle unserer Patienten einerseits der Einfluß der Jahreszeiten auf die Befindlichkeit und auf die Stimmung beachtet wird und andererseits bei Patienten mit Herbst-/Winterbeschwerden von Krankheitswert (SAD) die Licht-Therapie bzw. weitere Therapieformen untersucht werden und zum standardisierten Einsatz gefunden haben.

TEIL IV

Ein Hoch auf die Jahreszeiten

16

Eine kurze Geschichte des Zeitbegriffs

In den vorangegangenen Kapiteln standen die medizinischen Aspekte der Jahreszeiten und des Lichts im Vordergrund. Sie sind aber nur ein Teil der Wahrheit: Licht und Jahreszeiten beeinflussen Geist und Seele vielfältiger als wir ahnen. Die Jahreszeiten gaben den Anstoß für die Entwicklung unseres Sonnenkalenders, und sie helfen uns, die Flüchtigkeit der Zeit intellektuell und emotional zu bewältigen. Das Auf und Ab von Energie, Stimmung und Vitalität im Lauf der Jahreszeiten ruft in vielen Menschen einen kreativen Fluß hervor, der sie nicht selten zu ihren schönsten und besten Leistungen befähigt. Die inneren Veränderungen, die die Veränderungen unserer äußeren Umwelt auslösen, haben Künstler und Schriftsteller dazu inspiriert, die wechselhafte Schönheit der Landschaft um sie herum auf die Leinwand oder in Worte zu bannen. Diese inspirierenden Aspekte des Lichts und der Jahreszeiten sind das Thema des vierten Teils.

Obwohl der Sonnenkalender uns als alltäglich und selbstverständlich erscheint, lag seine Entdeckung für unsere Vorfahren keineswegs intuitiv auf der Hand. Vielmehr basierte die früheste Zeitmessung auf der Aufeinanderfolge der Mondphasen, die einen ersten »Monatskalender« lieferten. Mit Hilfe des Mondkalenders konnten sich frühe Zivilisationen auf den Wechsel der Jahreszeiten einstellen und den richtigen Zeitpunkt für das Säen und Pflanzen bestimmen. Ein Hauptproblem des zwölfmonatigen Mondjahres bestand darin, daß es um einige Tage kürzer war als das Sonnenjahr mit seinen 365 Tagen. Das führte dazu, daß Mondjahr und Jahreszeiten nach und nach aus dem Takt gerieten. Um die Übereinstimmung mit dem Sonnenkalender zu erhalten, schoben manche Völker in regelmäßigen Abständen zusätzliche Monate in den Mondkalender ein.

Die Entwicklung des Sonnenkalenders wird den Ägyptern zugeschrieben. Sie nutzten ihre Beobachtungen, wann die Sonne an bestimmten Tagen unterging, zur Illuminierung ihrer Obelisken und dramatischen Untermalung religiöser Feste. Auch vielen anderen Völkern diente das Wissen von Licht und Schatten dazu, an Tagen wie der Winter- oder Sommersonnenwende durch natürliche Lichtspiele das Gefühl der Ehrfurcht vor einem geheimnisvollen, aber doch auch berechenbaren Universum zu steigern.

Nicht nur der Mensch will jahreszeitliche Veränderungen in der Umwelt vorhersagen können. Auch für viele Tiere, vor allem solche, die in einiger Entfernung vom Äquator leben, ist es lebenswichtig, im voraus zu wissen, wann es warm oder kalt sein wird, wann viel oder wenig Nahrung zur Verfügung steht und wann es gilt, sich zu paaren, in südlichere Gefilde zu ziehen oder sich auf den Winterschlaf vorzubereiten. Das Schaf muß vorausahnen, wann es werfen soll, damit genug Futter für das neugeborene Lamm vorhanden ist. Das Wiesel muß abschätzen, wann es an der Zeit ist, das schmutzig-braune Sommerfell gegen einen glatten, weißen Winterpelz einzutauschen, um im Schnee gut getarnt zu sein. Der Hirsch muß das Wachstum seines Geweihs zeitlich so abstimmen, daß es seine volle Pracht am Ende des Sommers erreicht, wenn er mit seinen Konkurrenten um die begehrte Hirschkuh kämpft. Um den richtigen Zeitpunkt für solche Ereignisse zu finden, haben alle diese Tiere im Lauf der Evolution komplexe physiologische Programme entwickelt, die nur funktionieren können, wenn sie Informationen aus der Umwelt erhalten. Für einen Großteil der Arten ist der entscheidende Indikator die Länge des Tages, also eine Funktion des Sonnenjahres.

Wir wissen heute, daß saisonale Veränderungen nicht nur bei Tieren, sondern auch beim Menschen auftreten. Viele gesunde Menschen in den USA geben an, ihre Energie und Aktivität sei im Sommer am höchsten und im Winter am niedrigsten; sie essen im Winter mehr, nehmen zu, schlafen länger und bevorzugen Süßigkeiten und Kohlenhydrate. Das heißt, sie reagieren ähnlich wie SAD-Patienten, wenn auch maßvoller. Offensichtlich stellen diese Verhaltensänderungen eine Anpassung des Organismus an die Anforderungen des Winters dar.

Dafür spricht unter anderem die mit ihnen verbundene »Energiespar«-Funktion.

Saisonale Veränderungen werden wahrscheinlich von jahreszeitlich bedingten Umweltfaktoren wie Tageslänge oder Temperatur ausgelöst. Somit folgen sowohl unser Sonnenkalender als auch der Kalender unserer biologischen Reaktionen dem jährlichen Lauf der Sonne am Himmel. Beide – die Entdeckung des Sonnenkalenders durch die Ägypter (ein Produkt des menschlichen Intellekts) und die saisonalen Muster der menschlichen Biologie (die von den Kräften der Evolution in Jahrtausenden geformt wurden) – nutzen die Sonne und die Jahreszeiten als die verläßlichsten und aussagefähigsten Zeitgeber für die Messung langer Zeitabschnitte.

Zeitmessung ist aber nicht nur eine praktische Notwendigkeit. Wir müssen auch emotional mit der Flüchtigkeit der Zeit zurechtkommen. Stück für Stück nehmen wir die Geschenke des Lebens entgegen – Gesundheit, Jugend, Kinder und die Früchte unserer Arbeit –, um sie im Lauf der Zeit alle wieder zu verlieren. Alter, Krankheit, die destruktiven Kräfte unserer Mitmenschen und schließlich der Tod sind Fakten unseres Lebens, denen wir uns nicht entziehen können. Wie werden wir mit all diesen Verlusten fertig? Wie verkraften wir Fehler unserer Vergangenheit, die uns bis heute belasten?

Das sind jahrhundertealte Probleme, denen alte Zivilisationen mit einer überraschenden Lösung begegneten: Sie schafften die Zeit einfach ab. Sie löschten sie aus und begannen wieder von vorn. Zu diesem Zweck ergingen sich die Menschen am Jahresende in Reinigungsritualen, in denen sie den Schmutz und die Sünden des vergangenen Jahres abwuschen. Auf diese Weise konnten sie das neue Jahr frisch und sauber beginnen. Alle möglichen komplexen Rituale entstanden. So wurden zum Beispiel Sünden auf eine Ziege abgewälzt, die man dann aus der Gegend vertrieb – der sprichwörtliche Sündenbock war erfunden. Aber man entledigte sich nicht nur vergangener Sünden, auch die Zeit selbst wurde getilgt. Die ersten Menschen hatten noch kein Gefühl dafür, daß ein Jahr zum anderen führte – ihnen fehlte ein »lineares« oder »historisches« Zeitkonzept. Statt dessen glaubten sie an eine zyklische Zeit, »Das Mysterium der Wiedergeburt«, wie der

Titel eines faszinierenden Buches von Mircea Eliade zu diesem Thema lautet.

Um die Zeit der Wintersonnenwende wurde traditionellerweise das Feuer gelöscht und neu entzündet. Noch heute begehen wir die Feste, die um die Wintersonnenwende herum stattfinden, mit Lichtern, wenn die Kerzen am Weihnachtsbaum und auf dem Chanukkaleuchter brennen. In einigen Kulturen fällt die Wintersonnenwende mit Neujahr zusammen, und das Auslöschen und Wiederanzünden des Feuers kann auch als Symbol für das Auslöschen der vergangenen und den Beginn einer neuen Zeit angesehen werden. Alternativ dazu lassen sich solche Riten als Feier (oder Gebet) für die Rückkehr des Sonnenlichts nach der Wintersonnenwende interpretieren. Hinzu kommt, daß die traditionellen Lichter unsere Lebensgeister in den dunkelsten Tagen des Jahres beflügeln.

Viele alte Völker hatten ein zyklisches Zeitverständnis. Die Griechen faßten Geschichte als Kreislauf auf und entwickelten die Idee eines »Großen Jahres«, das viele tausend Sonnenjahre umfassen sollte. Das Große Jahr, von dem sie glaubten, es entspräche der Rotation des Himmels, hatte einen Großen Sommer, in dem die vereinten planetarischen Kräfte die Erde durch ein großes Feuer zerstören würden, und einen Großen Winter, in dem Wasser die Welt überfluten würde. Die Indianer hatten eine ähnliche Vorstellung von einem kosmischen Zyklus, den sie als *Mahayuga* bezeichneten und von dem sie glaubten, er würde vier Millionen Jahre dauern.

Wahrscheinlich haben zu der Entwicklung dieses zyklischen Zeitverständnisses die offensichtlichen saisonalen Veränderungen in unserer Umwelt, unsere eigenen Stimmungs- und Verhaltensänderungen und vielleicht auch der Wunsch beigetragen, die Vergangenheit abzuschütteln. In den letzten paar Jahrhunderten herrschte dagegen ein lineares oder historisches Zeitverständnis vor. Diese Zeitvorstellung ist jedem Schulkind vertraut, das einmal eine Datumszeile konstruieren sollte, die den Ablauf bestimmter Ereignisse darstellt. Es sind vor allem zwei Punkte, die den linearen Zeitbegriff charakterisieren: Ereignisse finden in einer bestimmten Abfolge statt, und es ist nicht möglich, die Uhr zurückzudrehen. Dazu ein Beispiel: Ungelöste Probleme aus dem

Ersten Weltkrieg waren mitverantwortlich für den Ausbruch des Zweiten Weltkriegs. Der Zweite Weltkrieg wurde durch einen Atombombenangriff auf Japan beendet – ein Ereignis, das vier Jahre früher nicht hätte stattfinden können, weil die Atombombe zu diesem Zeitpunkt noch nicht erfunden war. Der Abwurf der Bombe leitete ein Zeitalter ein, in dem ein Atomkrieg eine allgegenwärtige Gefahr darstellt. Dies hat nicht nur die Art der Kriegsführung, sondern unser gesamtes Weltbild verändert. Heute ist selbst für Schulkinder ein linearer oder historischer Zeitbegriff, der nur eine Richtung kennt, selbstverständlich.

Die Entwicklung eines linearen Zeitgefühls wurde den Juden zugeschrieben. Die Propheten deuteten Katastrophen, die über die Kinder Israels herniedergingen, als Ausdruck des Zornes Gottes, als Beweis, daß die Menschen sich bessern mußten. Damit zwangen sie die Menschen, von einem rein zyklischen Zeitgefühl der immerwährenden Erneuerung wegzukommen und sich den Folgen ihres Tuns zu stellen. Dieses Konzept setzte sich im Christentum fort, das die Geschichte des Menschengeschlechts von der Schöpfung über die Erlösung bis hinein in die Gegenwart als gerade Linie auffaßt. Unabhängig davon kristallisierte sich bei den Chinesen in ihren Beschreibungen aufeinanderfolgender Dynastien ein lineares Zeitgefühl heraus. Auch der japanische Weise Dogen aus dem 13. Jahrhundert vertritt einen linearen Zeitbegriff, wenn er sagt: »Die Zeit fliegt schneller als ein Pfeil und das Leben ist vergänglicher als der Tau. Wir können keinen einzigen vergangenen Tag zurückrufen.«

Nach Eliade setzte sich der Konflikt zwischen den beiden unterschiedlichen Zeitbegriffen bis ins 17. Jahrhundert hinein fort. Erst dann gewann das lineare Zeitverständnis die Oberhand. Es entsprach besser als das zyklische Zeitmodell den neugewonnenen wissenschaftlichen Erkenntnissen, der Evolutionstheorie und dem Gedanken des menschlichen Fortschritts, die alle durch einen linearen Verlauf charakterisiert waren. Gleichzeitig halten Juden wie Christen mit ihren jahreszeitlichen Riten und Festen bis heute auch ein zyklisches Zeitgefühl lebendig. Im 20. Jahrhundert ist das Interesse an der zyklischen Zeit neu aufgelebt. Historiker wie Oswald Spengler und Arnold Toynbee haben sich mit dem Problem der Periodizität – der regelmäßigen Wiederkehr – in der Geschichte befaßt. Die Werke der beiden bedeutenden Schriftsteller der Moderne, T. S. Eliot und James Joyce, sind nach Eliade »von der Sehnsucht nach dem Mythos der ewigen Wiederkehr und ... der Abschaffung der Zeit durchdrungen«.

Möglicherweise war die Vorherrschaft des linearen über das zyklische Zeitgefühl einer der Gründe, warum es solange dauerte, bis die moderne Psychiatrie SAD wiederentdeckte. Ein Psychiater, der in linearen Zusammenhängen denkt, wird die Geschichte einer Patientin mit drei Anfällen von Winterdepression vermutlich so interpretieren: Im Oktober vor drei Jahren trennte die Patientin sich von ihrem Freund. Danach litt sie mehrere Monate lang unter Depressionen. Um den April herum erholte sie sich, zog um und fand einen neuen Job. Allerdings war sie der neuen Aufgabe nicht sehr lange gewachsen; erneut stellten sich Depressionen ein, und sie verlor den Job im Dezember. Im nächsten März ging sie eine neue Beziehung ein und ihre Stimmung besserte sich. Bis vor ungefähr einem Monat (Oktober) ging es ihr gut. Seither kämpft sie erneut mit Beziehungsproblemen und fühlt sich deshalb antriebslos, zurückgezogen und deprimiert.

In den letzten zehn oder zwanzig Jahren ist mit dem Thema Biorhythmus auch das Interesse an zyklischen Abläufen wieder aufgelebt. Dieses zunehmende Interesse für Fragen des menschlichen Biorhythmus war einer der entscheidenden Wegbereiter für die Wiederentdeckung von SAD.

17

SAD am Polarkreis

Häufig wird gefragt: »Hat man SAD denn in Skandinavien nicht erforscht? Man sollte meinen, daß Winterdepressionen dort mehr als anderswo verbreitet sind.« In den vergangenen Jahren, nach der Veröffentlichung unserer ersten Erkenntnisse am NIMH, haben sich auch mehrere skandinavische Forschungsgruppen mit SAD befaßt. Davor war allerdings in der skandinavischen Medizinliteratur wenig oder nichts zu diesem Thema zu finden. Diese Forschungslücke ist erstaunlich, da der winterliche Lichtmangel im hohen Norden besonders stark ausgeprägt ist. Kann es sein, daß Winterdepressionen oder andere saisonale Stimmungs- oder Verhaltensveränderungen bei den Menschen in den nördlichen Breitengraden eine Ausnahmeerscheinung darstellen? Oder gibt es einen anderen Grund, warum sich niemand damit befaßt hat? Ein schwedischer Psychiater schmunzelte über die Frage über das Auftreten von SAD in Skandinavien: »Bei uns hat das entweder jeder oder keiner.«

Alles deutet darauf hin, daß auch Skandinavier unter SAD leiden. Dr. Tront Bratlid in Norwegen ist vielen Patienten mit SAD begegnet, und Dr. Andrés Magnússon aus Island schreibt: »Jeder scheint irgendeinen Verwandten zu haben, der den ganzen Winter im Bett verbringt.« Seiner Meinung nach enthalten auch die isländischen Mythen Schilderungen, die nach SAD klingen. Saisonale Verhaltensänderungen scheinen in Skandinavien selbst in der Allgemeinbevölkerung so sehr an der Tagesordnung zu sein, daß die meisten Menschen sie als selbstverständlich hinnehmen. Vielleicht liegt es daran, daß skandinavische Mediziner auf Winterdepressionen erst aufmerksam wurden, als sie in anderen Teilen der Welt als eigenständiges Krankheitsbild beschrieben wurden.

Tatsächlich sind es vor allem ausländische Berichterstatter, denen wir einige der eindringlichsten Darstellungen über die Winter am Polarkreis und ihren Einfluß auf das menschliche Verhalten verdanken. So schildert Dr. Frederick Cook, der im 19. Jahrhundert eine Antarktis-Expedition als Schiffsarzt auf der *Belgica* begleitete, wie die *Belgica* während des antarktischen Winters im Eis gefangen war und wie die Mannschaft unter der Einsamkeit und den rauhen Wetterbedingungen litt. Mehr als alles andere schien die Dunkelheit den Männern zu schaffen zu machen. Laut Cook lähmten »nach und nach Ermattung und Lustlosigkeit Körper und Seele«. Die Schilderung weiterer psychologischer Probleme in der Mannschaft schloß er mit dem Fazit: »Der Grund für alle diese Katastrophen war die fehlende Sonne.« Cook wies die Männer an, sich vor ein offenes Feuer zu setzen – eine Behandlung, die Erleichterung brachte, vielleicht mehr wegen der Wärme als wegen des Lichts. Achtundsechzig Tage lang ließ sich die Sonne nicht blicken, bis sie schließlich »wie eine kleine, vertrocknete Orange« über dem Horizont auftauchte.

Dr. Cook beschrieb auch, wie das sexuelle Verlangen der Eskimos saisonalen Schwankungen unterliegt:

> Die Leidenschaften dieser Menschen treten periodisch auf, und die Phase des Werbens vollzieht sich kurz nach der Rückkehr der Sonne; zu dieser Zeit vibrieren sie geradezu vor Leidenschaft, und mehrere Wochen lang sind sie fast ausschließlich damit beschäftigt, ihr Verlangen zu befriedigen.

Mit ziemlicher Sicherheit ist auch bei Menschen, die weiter südlich leben, das sexuelle Verlangen zu verschiedenen Zeiten mehr oder weniger ausgeprägt, wobei das Interesse im Frühling bis in den Sommer hinein zunimmt. In vielen Ländern gibt es Frühlingsrituale, bei denen auch Sexualität und Fruchtbarkeit eine Rolle spielen. Solche Feste und Rituale feiern nicht nur die draußen knospende Natur, sondern auch das wiedererwachende sexuelle Verlangen.

Eine aktuellere, ganz ausgezeichnete Darstellung der psychologischen Wirkung der dunklen Tage auf die Menschen in Tromsø im Norden von Norwegen lieferte Joseph Wechsberg 1972 in einem

Artikel in der Zeitschrift *The New Yorker* mit dem Titel »Mørketiden«, das heißt »düstere Zeiten«. Tromsø, das ungefähr 350 Kilometer nördlich des Polarkreises liegt, muß im Winter 49 Tage ohne Sonnenlicht auskommen. Wechsberg schreibt: »Die Leute reden andauernd über *mørketiden*, beteuern aber gleichzeitig, die dunklen Tage würden ihnen nichts ausmachen.« Und weiter: Die Menschen sind in dieser Zeit müde, es fällt ihnen schwer, morgens aufzustehen und ihre Arbeit zu erledigen und sie leiden unter Schlafstörungen, Energielosigkeit und depressiven Verstimmungen. In anderen Worten – sie klagen über SAD-Symptome. Einer von Wechsbergs Interviewpartnern vertrat sogar die Meinung, solche Depressionen seien bei Frauen besonders ausgeprägt.

Im Sommer beobachtete Wechsberg ein genau entgegengesetztes Verhaltensmuster. Die Leute schienen selten müde zu sein, hatten keine Lust, ins Bett zu gehen und kamen auch nachts nicht zur Ruhe. Überall herrschte Ferienstimmung und man fuhr aufs Land, um »zu fischen, zu jagen und sich zu amüsieren«. Das Geschäftsleben kam fast völlig zum Erliegen. Ich (Dr. Rosenthal) habe bei Alaska-Urlauben im Mai, wenn es mehr als zwanzig Stunden hell bleibt, die Wirkung der langen arktischen Sommertage selbst erlebt. Meine Familie und ich sprühten vor Energie, und das Gefühl des Abschaltens, das sich abends normalerweise einstellt, blieb aus. Wir mußten uns zwingen, um zwei Uhr morgens schlafen zu gehen – sonst wären wir die ganze Nacht über aufgeblieben.

Wechsberg hatte auch beobachtet, daß die Menschen in Tromsø tagsüber ständig das Licht anhatten. Eine Frau erzählte, sie würde die Sonne so sehr vermissen, daß es sie immer wieder ans Fenster zog. Die Rückkehr der Sonne nach neunundvierzig Tagen der Dunkelheit wird als *Soldag* – Sonnentag – gefeiert. Die Kinder haben an diesem Tag früher schulfrei und ab Mittag arbeitet niemand mehr. Die ersten Sonnenstrahlen werden mit Tränen, Gebeten und guten Wünschen begrüßt. Manche Menschen, die darauf nicht warten wollen, fliegen in den Süden von Norwegen, um die Sonne zu sehen.

Offensichtlich waren sich die Ärzte von Tromsø einig, daß eine Studie über die Wirkung von *mørketiden* seit langem überfällig sei. Das war im Jahr 1972. Danach gab es in Norwegen einige Forschungsarbeiten über winterliche Schlaflosigkeit. Mit Winterdepressionen dagegen beschäftigte man sich in Tromsø erst, nachdem SAD in den USA als eigenständiges Krankheitsbild beschrieben und mit Licht behandelt worden war. Möglicherweise sind an dieser Verzögerung die saisonalen Rhythmen der Forscher selbst schuld. Es ist denkbar, daß ihnen im Winter wegen ihres niedrigen Energiehaushalts die Kreativität und der Schwung für entsprechende Studien fehlten. Im Sommer waren sie dann damit beschäftigt, die langen, sonnigen Tage zu genießen. Es ist auch möglich, daß sie in typisch nördlicher Gelassenheit die mit *mørketiden* verbundenen Schwierigkeiten herunterspielten und das Ausmaß des Problems verdrängten. Es mußte ein Außenseiter wie Joseph Wechsberg kommen, der *mørketiden* nicht als gottgegeben hinnahm, um die ganze Tragweite des Problems zu erfassen. All das sind mögliche Erklärungen dafür, warum die Skandinavier SAD nicht als erste beschrieben. Ich (Dr. Rosenthal) glaube, es war meine eigene Kindheit in einem Klima, in dem die Jahreszeiten wenig ausgeprägt waren, die meinen Blick für die dramatischen saisonalen Veränderungen in Nordamerika schärften. Wie in Edgar Allen Poes Geschichte »Der gestohlene Brief« ist manchmal nichts so schwer, wie das Nächstliegende zu sehen.

18

SAD im Lauf der Jahrhunderte

Hippokrates war der erste, der vor über zweitausend Jahren die Beziehung zwischen Depression und den Jahreszeiten erkannte: »Es ist vor allem der Wechsel der Jahreszeiten, der Krankheiten hervorruft.« Aretaeus empfahl im zweiten Jahrhundert vor Christus: »Lethargische Menschen müssen ans Licht und den Sonnenstrahlen ausgesetzt werden, denn ihre Krankheit ist Trübsinn.« Aber erst am Ende das zwanzigsten Jahrhunderts wurden saisonabhängige Depressionen in das Diagnostikhandbuch psychischer Störungen aufgenommen. Und erst seit wenigen Jahren wissen wir, daß sich Winterdepressionen mit Licht-Therapie sehr gut behandeln lassen. Wie können wir diese ungeheure zeitliche Lücke rechtfertigen? Warum hat die medizinische Forschung so lange gebraucht, bis sie die Weisheit der Antike wiederentdeckte? Schließlich stehen die Elemente, die zur Entdeckung und Behandlung von SAD erforderlich waren, ja seit Jahrtausenden zur Verfügung: Beobachtungsgabe, das achtsame Wahrnehmen von Stimmungsänderungen im Jahreslauf und helles Licht. Die Wiederentdekkung von SAD ist deshalb – anders als viele andere medizinischen Errungenschaften – nicht das Ergebnis eines technischen Durchbruchs. Sie läßt sich vielmehr auf Fortschritte im Verständnis psychischer Störungen und auf Veränderungen von Zeitvorstellungen zurückführen.

Dieses Kapitel beschreibt drei historische SAD-Fälle, zwischen denen jeweils mehr als hundert Jahre liegen. In allen drei Fällen werden ähnliche Symptome geschildert – Symptome, die auch die moderne Medizin mit SAD assoziiert. An diesen Fällen sind zwei Dinge faszinierend: Zum einen spiegeln sie die unterschiedlichen Konzepte und Vorstellungen wider, mit denen Ärzte in verschiedenen Jahrhunderten an SAD herangegangen sind. Zum anderen illustrieren sie wandelnde

Auffassungen von Zeit und Geisteskrankheit im Lauf der Geschichte. Im 17. Jahrhundert, der Zeit, in der sich der erste Fall abspielte, war die Wissenschaft der Medizin noch sehr stark von den Humoraltheorien geprägt, die sich seit den alten Griechen behauptet hatten. Der zweite Fall stammt aus dem 19. Jahrhundert, einer Zeit, als man der äußeren Umgebung einen hohen Einfluß auf Menschen zuschrieb, die unter Stimmungsstörungen litten. Der letzte Fall schließlich wurde in der Mitte des 20. Jahrhunderts beschrieben, als vor allem psychoanalytische Theorien den Umgang mit Geisteskrankheiten bestimmten.

Anne Grenville

Sie war die Tochter des Bischofs von Durham und die Frau eines Pfarrers im England des ausgehenden 17. Jahrhunderts. Aber nicht aus diesen Gründen lebt Anne Grenville in der Geschichte fort, sondern wegen ihrer außergewöhnlich gut dokumentierten psychischen Probleme und der Bekanntheit ihrer behandelnden Ärzte. Wir verdanken die gründliche Dokumentation ihres Zustands einem anhaltenden Streit zwischen ihrem Vater und ihrem Ehemann. Ihr Vater behauptete, sie sei immer gesund gewesen, ihre Schwester war der Meinung, ihr Mann hätte sie in den Wahnsinn getrieben. Finanzielle Schwierigkeiten verstärkten den Groll, den Mr. Grenville angesichts der psychischen Probleme seiner Frau empfand, und die Unwilligkeit ihres Vaters, die erwartete Mitgift zu zahlen, tat ein übriges.

Mrs. Grenville scheint unter einer zyklischen Stimmungsstörung gelitten zu haben. Einer ihrer Ärzte berichtet: »Sie leidet unter einander verwandten Symptomen, die ihre ständigen Begleiter sind: Manie und Melancholie. In einer Doppelrolle wechseln sie einander ab, wie der Rauch und die Flamme eines Feuers nimmt eine den Platz der anderen ein.« Anne Grenvilles Fall hätte wahrscheinlich nicht so viel medizinisches Aufsehen erregt – sie wurde mindestens neun bedeutenden Ärzten vorgestellt –, wäre da nicht ihr auffälliges Verhalten in den manischen Episoden gewesen. Ein angesehener französischer Arzt beschrieb diese Phasen so:

> Die ersten Anzeichen dieser wiederkehrenden Krankheit sind leichte Schlafstörungen, Redseligkeit und die Lust, über alles und jedes zu lachen ... Aber wenn die Krankheit fortschreitet, dauern die Perioden der Schlaflosigkeit länger an; falls sie doch einschläft, verschlimmert der Schlaf ihren Zustand nur; Schweigsamkeit und Gesprächigkeit, Schwermut und Lachen wechseln einander ab ... und schließlich wütet sie manchmal gegen das Hauspersonal und attackiert jeden, der ihr in die Quere kommt.

Am Anfang einer Manie steht oft Euphorie, die später in Reizbarkeit und Ärger umschlägt. Wie die folgende Darstellung von zwei englischen Ärzten zeigt, litt Mrs. Grenville auch unter wiederkehrenden Depressionen: »Von Zeit zu Zeit stellen sich auch die Symptome einer echten Melancholie ein; sie geht ihren täglichen Aufgaben und Pflichten sanfter nach, manchmal schweigsam, ängstlich und traurig, ohne jede Spur von Wildheit.«

Die Jahreszeitlichkeit ihrer Symptome – insbesondere ihre Neigung zur Manie im Sommer – ist gut dokumentiert. Aus diesem Grund schlug einer ihrer Ärzte besondere Behandlungen »beim Herannahen der Hundstage« vor. Die Hundstage sind die sechs heißesten Wochen des Jahres, die nach dem Hundsstern Sirius – dem hellsten Fixstern – benannt sind. Einmal im Jahr steht die Erde genau zwischen Sonne und Sirius, und die Griechen und Römer glaubten, die kurzzeitig vereinten Kräfte des Sirius und der Sonne würden die flirrende Hitze des Juli und August erzeugen.

Mrs. Grenvilles Fall ist nicht gerade typisch für die meisten unserer SAD-Patienten, deren manische Symptome meistens weniger stark ausgeprägt sind. Ein weiterer Punkt kommt hinzu: Wir wissen zwar, daß die manischen Episoden bei Anne Grenville im Sommer auftraten. Wir wissen auch, daß diese Hochphasen immer wieder von depressiven Episoden abgelöst wurden. Nirgendwo aber wird ausdrücklich gesagt, daß sich die Depressionen im Winter einstellten. Allerdings dürfen wir das mit einiger Sicherheit annehmen: Wahrscheinlich wurden die Depressionen einfach weniger gut dokumentiert als die manischen Episoden, weil sie für die Verwandten eines Patienten oft ein geringeres Problem darstellen. Für die Patienten ist es dagegen genau umgekehrt: Sie suchen Hilfe vor allem in den depressiven, nicht in den manischen Phasen.

Viele Theorien wurden aufgestellt, um Mrs. Grenvilles Zustand zu erklären. Darauf aufbauend wurden mehrere Behandlungen vorgeschlagen, die aber leider alle nicht viel bewirkten. Die Erklärungen für ihre Krankheit spiegeln den anhaltenden Einfluß der Humoraltheorie der alten Griechen wieder: Danach bestand der menschliche Körper aus vier Säften: Blut, gelber Galle (choler), schwarzer Galle (Melancholie) und Schleim (Phlegma). Diese Körpersäfte wurden mit den vier Jahreszeiten in Verbindung gebracht: Frühling, Sommer, Herbst bzw. Winter. Man glaubte, unterschiedliche klimatische Bedingungen (kalt oder warm, feucht oder trocken), Sternbilder und Planeten würden auf die verschiedenen Säfte wirken und ihren relativen Einfluß auf den Menschen verändern. Die Zusammensetzung der Körpersäfte und verschiedene äußere Einwirkungen galten somit als Ursache für die seelische Verfassung, aus der sich wiederum ergab, welchem von vier Temperamenttypen ein Mensch zuzurechnen war: Sanguiniker, Choleriker, Melancholiker oder Phlegmatiker.

Melancholie wurde, wie der Name schon sagt, einem Übermaß an schwarzer Galle zugeschrieben. Man glaubte, der Planet Saturn würde einen Einfluß auf den Zustand ausüben. Dazu ein Auszug aus Richard Burtons *Anatomie der Melancholie*:

> Zu den Anfälligen zählen diejenigen, die bei ihrer Geburt den schlechten Einflüssen von Mond, Saturn, Merkur ausgesetzt waren, die in einem übermäßig heißen oder kalten Klima leben, melancholische Eltern haben [...], kleine Köpfe, heiße Herzen, eine heiße Leber und einen kalten Magen besitzen [...], sowie geborene Einzelgänger, große Gelehrte und alle, die kontemplativ veranlagt und keine Tatmenschen sind. [...] Die melancholischste Jahreszeit ist der Herbst.

Über die Befindlichkeit des Melancholikers schreibt Burton:

> Die große Pest der Einsamkeit,
> die mich vertiert und mich entzweit
> von Licht, Gesellschaft, frohem Mut,
> ersäuft mein Hirn in trüber Flut,

alles versumpft, die Freude weicht,
ich bin auf Angst und Gram geeicht.
Andres Leid – Gold gegen
drückendste Last: Melancholie.

Aristoteles machte die schwarze Galle nicht nur für die Melancholie, sondern auch für die Manie verantwortlich. Er vertrat die Meinung, die von Natur aus kalte Galle bewirke »Apoplexie, Apathie, Mutlosigkeit oder Furcht«. Werde die schwarze Galle dagegen zu warm, bewirke sie »Fröhlichkeit, verbunden mit Gesang und Ekstase«. Ganz im Sinne dieses Gedankens führten denn auch mehrere von Mrs. Grenvilles Ärzten ihren Zustand auf Gallengärstoffe zurück. Einer der Ärzte führt aus:

> Das Ziel unserer Behandlung muß sein, den Gärstoff zumindest abzuschwächen, falls wir ihn nicht völlig zerstören können. Das war der Sinn der Behandlungen, die der erfahrene Arzt Bellay aus Kleve vorgeschlagen hat: nämlich kühlende Arzneien, sanfte Abführmittel und gelegentliche Hypnosen. Es besteht die Hoffnung, mit diesen Arzneien die Kraft und Energie des Gallensafts unterdrücken zu können; zu diesem Zweck müssen Sie jedes Jahr zu Frühjahrsbeginn zur Vorbeugung die bewährten Mittel anwenden und durch Ansetzen von Blutegeln für eine Blutreinigung sorgen.

In die Behandlung von Anne Grenville floß in zweifacher Hinsicht das Erbe der alten Griechen ein: die Humoraltheorie, die eine Verbindung zwischen Melancholie und den Jahreszeiten sah, und ein zyklisches Zeitverständnis. Die Griechen faßten Geschichte als Kreislauf auf. Der Lauf der Gestirne am Himmel war im großen das, was im kleinen der Lauf der Jahreszeiten war. Aufgrund dieser Weltsicht war es ganz natürlich für sie, dem Einfluß der Jahreszeiten eine hohe Bedeutung im Leben der Menschen zuzuschreiben.

Der Fall M

Ungefähr 150 Jahre nach Anne Grenville konsultierte ein Patient, den wir nur als »M« kennen, einen berühmten französischen Seelenarzt, Esquirol, der seinen Fall folgendermaßen beschreibt:

> M, ein gebürtiger Belgier, zweiundvierzig Jahre alt, von robuster Konstitution und Inhaber eines großen Geschäftes, konsultiert mich am Ende des Winters 1825. Man beachte die Vorgeschichte, die er mir erzählte. »Ich habe mich immer guter Gesundheit erfreut und führe ein glückliches Leben; ich habe eine liebevolle Frau und reizende Kinder. Meine Geschäfte gehen glänzend. Vor drei Jahren plagte mich eine vorübergehende Verstimmung. Mit Beginn des Herbstes wurde ich traurig, schwermütig und überempfindlich. Nach und nach begann ich, meine Geschäfte zu vernachlässigen und aus dem Haus zu flüchten, um mein Unbehagen zu vermeiden. Ich fühlte mich schwach und trank Bier und Schnaps. Wenig später stellte sich eine Art nervöser Reizbarkeit ein. Alles widersetzte sich meinen Wünschen und störte mich; ich wurde für meine Familie unerträglich und sogar gefährlich. Meine Geschäfte litten unter meinem Zustand. Darüber hinaus quälten mich Schlaf- und Appetitlosigkeit. Weder die Ratschläge noch die zärtlichen Beschwörungen meiner Frau und meiner Familie konnten mich umstimmen. Schließlich fiel ich in eine tiefe Apathie, in der ich zu nichts mehr fähig war, außer mich zu grämen und zu betrinken. Als das Frühjahr kam, merkte ich, wie sich meine Stimmung aufhellte. Meine intellektuellen Fähigkeiten und mein Geschäftssinn stellten sich wieder ein. Den ganzen folgenden Sommer über ging es mir gut, aber mit Beginn des feuchten und kalten Herbstwetters kehrten die Schwermut, das Unbehagen und der Wunsch zurück, die Traurigkeit im Alkohol zu ertränken. Auch die alte Reizbarkeit und Unbeherrschtheit waren wieder da. Im letzten Herbst und in diesem Winter habe ich nun die gleichen Symptome zum dritten Mal erlebt – schlimmer als die beiden ersten Male. Darunter hat mein Vermögen gelitten, und meine Frau war nicht frei von Gefahr. Jetzt bin ich zu Ihnen gekommen, Sir, um mich Ihren Empfehlungen anheimzustellen, und mich in Ihre Anweisungen zu fügen.«
>
> Nach vielen Rückfragen erteilte ich den folgenden Rat. »Ein Hospital wird Ihnen eher schaden als nützen ... Sie sollten im Monat September ins Languedoc [im Süden Frankreichs] reisen und noch vor Ende Oktober in

> Italien eintreffen. Von dort dürfen Sie erst im Mai zurückkehren.« Dieser Rat wurde peinlich genau befolgt. Ende Dezember befand M sich in Rom. Er spürte die Wirkung der Kälte und merkte, wie sich das Bedürfnis nach Alkohol einzustellen begann, aber schnell wieder verschwand. Er entging einer vierten Attacke, indem er sich der Kälte und der Feuchtigkeit des Herbstes entzog. Im Mai kehrt er in ausgezeichneter Gesundheit nach Paris zurück.

Esquirols eindringliche Schilderung von SAD und seine inspirierte Behandlung der Krankheit beeindruckt noch heute. Anscheinend war die Klimaveränderung, die Esquirol M zur Behandlung seines Leidens vorschlug, kein Einzelfall, denn er schrieb, daß englische Ärzte ihre melancholischen Patienten in die südlichen Provinzen Frankreichs und Italiens zu schicken pflegten, um sie »so vor der feuchten, dumpfen Luft in England zu schützen«.

Esquirol übernahm seinen aufgeklärten Ansatz von seinem Mentor Phillipe Pinel, dem französischen Psychiater, der dadurch bekannt wurde, daß er Patienten in einer Pariser Nervenheilanstalt von ihren Ketten befreite. Pinel hatte starke Vorbehalte gegen »die übliche Routine aus Bädern, Aderlässen und Zwangsmaßnahmen«, die zu seiner Zeit die Standardbehandlung für Stimmungsstörungen darstellten; er schlug statt dessen eine »geistig-sittliche Behandlung« vor, die stärker auf Empathie, Verständnis und Ermutigung setzte.

Pinel lenkte die Aufmerksamkeit darüber hinaus auch auf die Bedeutung, die die Umgebung bei der Regulierung von Stimmungen spielt. Für Melancholiker sieht er »die dringende Notwendigkeit, das System gewaltsam aufzuwühlen, die Kette ihrer düsteren Gedanken zu durchbrechen und ihr Interesse auf starke und anhaltende Sinneseindrücke zu lenken.«

Mit einem so anerkannten Mentor hinter sich gelang es Esquirol, der Psychiatrie seinen eigenen Stempel aufzudrücken. Er schrieb, Depression könne auf viele unterschiedliche Gründe zurückzuführen sein und erfordere daher vielfältige Behandlungen, »keine Beschränkung ... auf die Verabreichung bestimmter Medikamente«. Und: »Eine geistig-sittlich ausgerichtete Medizin, die den Grund des Übels im Herzen sucht, die mitleidet und mitklagt, die tröstet und die Leiden der Betroffenen teilt, und die ihnen Hoffnung gibt, ist oft allem anderen vorzuziehen.« Andererseits betont auch er die Bedeutung der Umgebung und empfiehlt »einen klaren Himmel, eine angenehme Temperatur, eine schöne Lage in abwechslungsreicher Landschaft«.

Das späte 19. und frühe 20. Jahrhundert sahen das kurz vorher erfundene künstliche Licht als therapeutisches Heilmittel. Einer der ersten Nobelpreise für Medizin wurde an den Schweden Niels Finsen für seine Arbeit über die Wirkung des künstlichen Lichts auf den Tuberkulosebazillus verliehen. Helles Licht wurde zur Behandlung vieler Leiden eingesetzt, Depression eingeschlossen. Ein führender britischer Psychiater, Dr. J. G. Porter Phillips vom Bethlehem Hospital in London, schrieb 1923:

> Da der belebende Einfluß des Sonnenlichts auf alles Lebende so wohlbekannt ist, überrascht es, daß die Therapeuten dieses natürliche Heilmittel nicht stärker nutzen.
> Im Bereich der psychologischen Medizin ist es allgemein anerkannt, daß eine Anstalt ohne eigene Sonnenliegehalle, bautechnisch gesehen, unvollständig ist ... Darüber hinaus ... haben bereits mehrere Nervenkliniken Apparate zur Herstellung von künstlichem Sonnenlicht installiert.
> Selbst dem Laien leuchtet ein, welchen stimulierenden und heilsamen Einfluß künstliches Sonnenlicht auf die ausüben kann, deren Energievorrat durch nervöse oder mentale Störungen erschöpft ist, vor allem in den trüben, sonnenlosen und deprimierenden Monaten unseres englischen Winters.

Der unverheiratete Angestellte

Der nächste veröffentlichte Fall von SAD ereignete sich hundert Jahre nach Esquirols Darstellung des Patienten M auf der anderen Seite des Atlantiks. Dr. George Frumkes veröffentlichte 1946 in den Vereinigten Staaten im *Psychoanalytic Quarterly* den Fall eines dreißigjährigen Angestellten mit der folgenden Krankengeschichte:

> [Er] erholte sich von einer Depression, die ihn seit zehn Jahren alljährlich in der gleichen Form quälte. Obwohl er wußte, daß er sich im Frühjahr und Sommer wieder erholen würde, wollte er behandelt werden, um eine

Rückkehr der Depressionen zu verhindern. Sie setzten im August oder September ein und hielten etwa sechs Monate an. Im Frühling und Sommer war er überaktiv und neigte zu Selbstüberschätzung, aber ohne sich deswegen unangemessen zu verhalten. Nachdem sich dieser Ablauf mehrfach wiederholt hatte, wurde die Furcht vor den herbstlichen Depressionen zu seinem ständigen Begleiter. Die ständige Bedrohung minderte seine berufliche Handlungsfreiheit und beeinträchtigte seine Beziehung zu Frauen.

Die Depressionen kündigten sich durch Schweißausbrüche an; danach empfand er eine vage Ängstlichkeit, gefolgt von der Furcht, seiner Arbeit nicht gewachsen zu sein. Später kamen Gefühle der Wertlosigkeit und Leistungsunfähigkeit hinzu. Mit Sicherheit litt seine Arbeit unter diesem Zustand, denn er merkte, daß er langsam war, Erledigtes viermal nachprüfen mußte, alles Neue fürchtete und Entscheidungen hinauszögerte. Er versuchte, so viel Arbeit liegenzulassen wie er konnte, ohne daß es auffiel, und er vermied den Kontakt zu Vorgesetzten und Kollegen. Mit äußerster Anstrengung gelang es ihm, nicht einen Tag zu fehlen. Nach seiner Meinung hatte er kein Recht dazu, seinen Stimmungen nachzugeben. Er war überzeugt davon, daß seine Unzulänglichkeiten für jedermann sichtbar waren. Wenn er es sich hätte leisten können, hätte er sechs Monate lang irgendwo im Süden Zuflucht gesucht. Jede Kritik verletzte ihn tief, und er war unfähig, sich dagegen zu verteidigen. Lob oder Zuneigung beschämten ihn, weil er das Gefühl hatte, ein Betrüger zu sein, der keine Wertschätzung verdiente.

Wenn es kalt war, fühlte er sich besonders schlecht. Ein eindeutiger Zusammenhang zwischen der Tiefe der Depression und kalten Temperaturen war jedoch nicht erkennbar. Seine Erholung begann mit den immer gleichen Anzeichen: Er holte seine Kamera heraus, schwang die Arme, als ob er Tennis spielen würde, und er hatte wieder Interesse an Frauen. In seiner Phase der ungebremsten Aktivität hatte er manchmal bis zu vier Freundinnen pro Woche; er war ruhelos, bildete sich ein, für drei zu arbeiten, und erfand neue Organisationsformen im Büro.

Dieser Darstellung der Krankengeschichte, die SAD-Patienten nur allzu bekannt vorkommen wird, folgen ausführliche Hintergrundinformationen über den Patienten: Eltern, familiäre Beziehungen, Kindheit und berufliche Entwicklung. Besondere Aufmerksamkeit widmete Frumke dem Sexualleben des Patienten: Mehr als die Hälfte des

Artikels befaßt sich mit der sexuellen Entwicklung des Patienten, den Schlafarrangements in der Familie, seinen Masturbationsgewohnheiten, seinen Freundinnen, Träumen und sexuellen Phantasien.

In dem Versuch, den Depressionen des Patienten auf den Grund zu gehen, entfernt sich Dr. Frumkes von der einfachen und geradlinigen Prosa, der er sich zur Beschreibung der Symptome bedient, und stürzt sich in eine verworrene psychoanalytische Interpretation. Nach seinen Worten haben die Depressionen des Patienten

> ... ungefähr zu der Zeit begonnen, als er erkannte, daß Masturbation keine Sünde ist, der nur er erliegt – das heißt, als die intensiven, bewußten Schuldgefühle nachließen. Die Depressionen waren eine Umverteilung der Strafe in seinem Seelenhaushalt ... Unbewußt war die Masturbation für ihn ein kindliches sexuelles Verlangen nach seiner Mutter, und die damit verbundenen feindseligen Impulse verbanden sich mit diesem Trieb.

Frumkes stellte auch die Vermutung an, die Depressionen könnten möglicherweise »für die Erinnerung an die Geburten seiner Geschwister« stehen. Derartige Erklärungen für die Entwicklung von manischen und depressiven Episoden waren in der amerikanischen Psychiatrie zwischen 1950 und 1960 häufig anzutreffen. Ich (Dr. Rosenthal) habe viele Krankenblätter von manisch-depressiven Patienten gelesen, die in diesen Jahren am New York State Psychiatric Institute behandelt wurden, und mir fiel auf, mit welcher Spitzfindigkeit manche dieser Abfassungen sowohl Depressionen als auch Manien auf Kindheitserlebnisse zurückzuführen versuchten.

Frumkes behandelte seine Patienten mit Psychoanalyse. Zwar äußert er sich in seinem Artikel nicht über die Häufigkeit der Sitzungen und die Dauer der Behandlung. Es ist jedoch anzunehmen, daß er den Patienten mehrere Jahre lang vier- oder fünfmal pro Woche sah – so wie es in der traditionellen Psychoanalyse üblich ist. Frumkes berichtet: »Mit dem Fortschreiten der Behandlung nahm die Regelmäßigkeit und Intensität der Depressionen ab. Der Patient übernahm nun Aufgaben, die er sich vorher nicht zugetraut hatte. Ein Jahr nach der Behandlung schrieb er mir, er hätte keine Stimmungsstörungen mehr gehabt, habe geheiratet und fühle sich gut.«

Es ist schwierig, den Behandlungserfolg, von dem Frumkes berichtet, richtig einzuschätzen. Es ist gut denkbar, daß die Psychoanalyse dem Patienten half, sexuelle Konflikte abzubauen. Aufgrund der Erfahrungen mit SAD ist allerdings zweifelhaft, daß sie einen großen Einfluß auf die jährlich wiederkehrenden Depressionen hatte. Möglicherweise konnte sie aber bewirken, daß der Patient gelassener damit umging als vorher.

Im gleichen Jahr, in dem Frumkes seinen Fall veröffentlichte, berichtete der deutsche Arzt Dr. Helmut Marx davon, helles künstliches Licht zur Behandlung von vier Männern einzusetzen, die in den dunklen Tagen des arktischen Winters Depressionen bekommen hatten. Die Arbeit von Marx ist beeindruckend: Er erkannte die wiederkehrende Natur von Winterdepressionen und ihm fiel auf, daß winterdepressive Menschen dazu neigen, zu viel zu essen. Marx identifizierte nicht nur den Lichtmangel als Auslöser für die Erkrankung – und helles Licht als wirksame Behandlung –, sondern er vermutete auch richtig, daß das Licht über die Augen auf den Hypothalamus wirkt. Alle seine Erkenntnisse stimmen mit den Ansichten überein, die wir gut fünfzig Jahre später über SAD und die Licht-Therapie gewonnen haben. Bis vor kurzem allerdings war Marx in der modernen Psychiatrie unbekannt; sein Einfluß auf psychiatrische Behandlungsformen und Forschungsaktivitäten blieb verschwindend gering.

Irgendwann in den hundert Jahren zwischen den beiden von Esquirol und Frumkes geschilderten Fällen ging die Bedeutung der Umgebung als ein Faktor der psychischen Gesundheit verloren. Vermutlich ist das hauptsächlich auf den mächtigen Einfluß von Sigmund Freud zurückzuführen. Obwohl die Entdeckung der Psychoanalyse unser Wissen über die menschliche Seele enorm erweiterte, verstellte sie auch den Blick auf alternative Hypothesen. So geriet in Vergessenheit, daß Depressionen einfach durch die regelmäßigen Veränderungen klimatischer Variablen bedingt sein können.

Freud prägte auch unser Zeitverständnis – in zweierlei Hinsicht. Erstens postulierte er, ins Unterbewußtsein verdrängte Informationen blieben unberührt vom Lauf der Zeit. Er vertritt damit eine lineare, historische Sicht der Zeit – Zeit wird als Pfeil gesehen. Wie die

Qumran-Handschriften, die bis zu ihrer Entdeckung im Jahr 1947 unangetastet in Tongefäßen in einer Höhle ruhten, sind die verdrängten Erinnerungen der Kindheit im Unterbewußtsein begraben, um zu einem späteren Zeitpunkt vom Psychoanalytiker rekonstruiert zu werden. Ferner vertrat Freud die These, im Es gäbe es keine Entsprechung für die Idee der Zeit. Nach seiner Theorie sind die Prozesse des Unbewußten zeitlos, das heißt sie sind nicht zeitlich geordnet, ändern sich nicht mit der verstreichenden Zeit und stehen in keiner Beziehung zur Zeit. Obwohl sein Kollege Wilhelm Fleiß die Bedeutung zyklischer Prozesse für das Seelenleben erkannte, deutet wenig darauf hin, daß Freud selbst einem zyklischen Zeitverständnis Bedeutung zumaß. So kam es, daß die Psychiatrie in den USA zu Beginn der zweiten Hälfte des 20. Jahrhunderts unter dem Einfluß der Freudschen Lehre Zeit als entscheidenden Faktor bei der Beurteilung psychischer Störungen aus den Augen verlor: Sowohl der Einfluß zyklisch wiederkehrender Rhythmen als auch die fortlaufende Beobachtung des Patienten gerieten ins Hintertreffen. Was in der Psychoanalyse zählte, waren die momentanen Assoziationen. Wie bei einem Hologramm, in dem ein Fragment eine Vorstellung des ganzen Bildes vermittelt, war alles in der Gegenwart enthalten, in dem Querschnitt der Seele, der sich hier und jetzt dem Analytiker offenbarte.

Was die biologischen Entwicklungen in der Psychiatrie in der zweiten Hälfte des 20. Jahrhunderts anbetrifft, so bestand die größte Leistung in der Bereitstellung psychotroper Medikamente gegen Psychosen, Depressionen und Manie. Vor allem ihnen ist es zu verdanken, wenn viele Patienten aus psychiatrischen Krankenhäusern entlassen und »deinstitutionalisiert« behandelt werden können. Die Folgen dieser Deinstitutionalisierung – zum Beispiel Obdachlosigkeit – haben zwar mitunter neue Probleme geschaffen; es steht jedoch außer Frage, daß die Entdeckung wirksamer psychotroper Medikamente einen entscheidenden Durchbruch für die Psychiatrie bedeutete.

Allerdings galten diese Medikamente nur für die Behandlung schwer gestörter Patienten als geeignet. Patienten, die so wie der von Frumkes beschriebene junge Angestellte in ihrer Umwelt funktionieren konnten, wurden in der Regel nur psychoanalytisch behandelt. Es entstand gewissermaßen ein Zwei-Klassen-System von psychiatrischen Patienten. Da die meisten SAD-Patienten keine stationäre Behandlung benötigen, hätte man sie der gesünderen Gruppe zugerechnet und ihnen zu einer einsichtorientierten Psychotherapie geraten.

Zwei Trends der modernen Psychiatrie haben den Weg für die Wiederentdeckung von SAD und für die Licht-Therapie bereitet. Erstens wurden Standardmethoden zur Identifizierung psychischer Erkrankungen entwickelt; zweitens erfuhr das Konzept der zyklischen Zeit eine neue Wertschätzung. Die Entwicklung von Kriterien zur Identifizierung psychischer Syndrome ging von einer Gruppe psychiatrischer Diagnostiker an der Washington University in St. Louis aus. Diese Gruppe plädierte dafür, den Krankheitsverlauf zu untersuchen und sich nicht vorwiegend auf den Seelenzustand des Patienten zu verlassen, wie er sich dem Psychiater zu einem bestimmten Zeitpunkt darstellt. Darüber hinaus wurden die großen Fortschritte, die man in den vergangenen Jahren bei der Erforschung biologischer Rhythmen bei Tieren erzielt hatte, auf den Menschen übertragen. Bahnbrechende Studien in Deutschland und in den USA zeigten, daß Menschen ähnlich wie Tiere ein endogenes circadianes System besitzen. Die medizinische Bedeutung der zyklischen Zeit war damit wiederentdeckt.

Aufbauend auf derartigen Forschungsarbeiten entwickelte die Gruppe am NIMH unter der Leitung von Dr. Thomas A. Wehr die Hypothese, Störungen der biologischen Rhythmen könnten eine Ursache für zyklische Stimmungsschwankungen sein. Die Zyklen von Tag und Nacht sowie Licht und Dunkelheit regulieren den Tagesablauf der Tiere. Aus dieser Erkenntnis erwuchs das neue Interesse der Psychiatrie an der Heilkraft des Lichts, dessen Bedeutung vor etwa fünfzig Jahren in Vergessenheit geraten war. Damit aber war der Boden für den Wissenschaftler und Patienten Herb Kern bereitet: Mit den Aufzeichnungen, die er fünfzehn Jahre lang über seine saisonabhängigen Phasen der Depression und Hypomanie führte, begründete er eine neue Ära der Erforschung und Behandlung von SAD.

19

Jahreszeiten und Kreativität

Große Geister sind sicher dem Wahnsinn eng verbunden,
und dünne Scheidewände trennen beide Bereiche.
John Dryden, *Absalom und Achitophel*

Die Assoziation zwischen Genie und Wahnsinn ist tief in unserer Kultur verankert. Die feine Linie zwischen dem brillanten Künstler und dem verschrobenen Kauz ist uns ein Begriff. Aber trifft diese Behauptung wirklich zu? Haben große Künstler der Vergangenheit tatsächlich unter psychischen Störungen gelitten, und wenn ja, in welcher Form? Wo, wenn überhaupt, passen saisonabhängige Stimmungsveränderungen in dieses Bild? Ist mit der erhöhten Lichtempfindlichkeit von SAD-Patienten auch eine tiefere Empfänglichkeit für innere und äußere Eindrücke verbunden?

Die Gemeinsamkeit zwischen Stimmungsstörungen, Kreativität und Jahreszeiten

Die Vorstellung, daß Genie und Wahnsinn nicht zu trennen sind, geht mindestens auf Aristoteles zurück: »Kein großer Geist war ohne Beimischung von Wahnsinn.« Und er fügt hinzu: »Menschen, die sich in der Philosophie, der Politik und den schönen Künsten hervortun, haben alle eine Neigung zur Melancholie.« Der römische Dichter Seneca stößt in das gleiche Horn, wenn er schreibt: »Der gesunde Geist ist nicht zu Höherem befähigt.« Dieser Glaube hielt sich jahrhundertelang; der Melancholie wurde ein kultureller Wert zugeschrieben. Wie Geisteskrankheit galt auch Genialität als erblich.

Aber erst in unserem Jahrhundert wurde das Thema systematisch erforscht. Dr. Nancy Andreasen ging als erste dem Zusammenhang zwischen Kreativität und Geisteskrankheit nach. Zu diesem Zweck befragte sie dreißig Autoren des angesehenen Iowa Writer's Workshop nach ihrer psychischen Gesundheit und der ihrer engsten Verwandten. Die Antworten verglich sie mit den Angaben von dreißig Kontrollpersonen. Das Ergebnis: Der Anteil psychischer Erkrankungen lag bei den Autoren und ihren Angehörigen signifikant höher als bei der Kontrollgruppe. Ausgangspunkt der Studie war die Hypothese, es gäbe eine Verbindung zwischen Schizophrenie und Kreativität. Überraschenderweise aber unterschied sich die Gruppe der Autoren nicht durch Schizophrenie von der Kontrollgruppe, sondern durch Störungen der Stimmungsregulierung. Davon wiederum machten Störungen, für die außer Depression auch eine Neigung zur Manie oder Hypomanie typisch ist, den größten Anteil aus. Dr. Andreasen schloß daraus, daß Kreativität und Stimmungsstörungen anscheinend gemeinsam vererbt werden und genetisch bedingt sein können.

In einer jüngeren Studie untersuchte Dr. Kay Redfield Jamison eine Gruppe herausragender britischer Schriftsteller und Künstler. Ihr Interesse galt Hinweisen auf psychiatrische Erkrankungen und saisonabhängige Stimmungs- und Produktivitätsschwankungen. Außerdem wollte sie wissen, wie Stimmungen nach Meinung der Untersuchten den kreativen Prozeß beeinflussen. Sie wählte die Künstler und Schriftsteller nach ihrem Ansehen aus – nach objektiven Kriterien wie gewonnenen Preisen und anderen Formen der Wertschätzung. In umfassenden Interviews stellte sie einen auffallend hohen Anteil von Stimmungsstörungen innerhalb der Gruppe fest. Über ein Drittel der Befragten war wegen Stimmungsproblemen medikamentös oder stationär behandelt worden. Die Wahrscheinlichkeit, Medikamente gegen Depressionen bekommen zu haben, war bei den Dichtern am größten, und nur Mitglieder dieser Gruppe waren wegen Manie behandelt worden. Bei den Dramatikern war der Anteil an Behandlungen wegen Stimmungsstörungen am größten, wobei die Behandlung sich zumeist auf eine Psychotherapie beschränkt hatte. Eine Ausnahme in bezug auf die Stimmungsstabilität machten die Biographen: Keiner von ihnen berichtete von früheren Stimmungsschwankungen oder Phasen der Hochstimmung. Obwohl die Mitglieder dieser Gruppe bezogen auf ihre objektiven Erfolge ebenso herausragend waren wie die der anderen Gruppen, waren sie alles in allem vielleicht doch weniger kreativ: Damit ist gemeint, daß das Schreiben einer Biographie anders als das Schreiben eines Gedichts oder Theaterstücks keine rein schöpferische Leistung darstellt.

Fast alle Befragten (ausgenommen die Biographen) berichteten von intensiven, überaus produktiven und kreativen Perioden, die meistens eine Woche bis vier Wochen anhielten. Diese Episoden waren gekennzeichnet durch »ein Mehr an Enthusiasmus, Energie, Selbstvertrauen, schneller Assoziation, Gedankenflüssen und gehobener Stimmung sowie großem Wohlgefühl«. Das klingt sehr nach »hypomanischen« Episoden, ohne die damit verbundenen Verhaltensstörungen. Es ist hochinteressant, daß 90 Prozent der von Jamison befragten Künstler sehr intensive Stimmungen und Gefühle als einen integralen oder notwendigen Bestandteil für den Fortgang und das Gelingen ihrer Arbeit bezeichneten.

Jamison ging darüber hinaus auch der Verbindung zwischen Jahreszeiten, Stimmungen und Produktivität nach. Dabei stellte sie fest, daß die Stimmungsveränderungen bei vielen Künstlern und Schriftstellern einem auffälligen saisonalen Muster unterliegen, wobei die höchsten Stimmungswerte im Sommer und die niedrigsten im Winter auftreten. Auch produktive Hochphasen waren saisonabhängig; die Spitzenwerte verteilten sich auf Frühjahr und Herbst. Offenbar bewirkte der Stimmungsanstieg zu Sommerbeginn ein gewisses Abfallen der Produktivität. Im Herbst nahm die Leistungsfähigkeit dann wieder zu. Bei den Befragten, die wegen Stimmungsstörungen behandelt worden waren, war der Produktivitätsabfall im Sommer steiler als bei den anderen Befragten.

Obwohl sich also die Stimmung der Befragten im Sommer aufhellte, ließ ihre Kreativität nach. Für diesen scheinbaren Widerspruch gibt es mehrere plausible Erklärungen: Wenn Menschen zu euphorisch sind, sind sie oft nicht in der Lage, ihre persönliche Höchstleistung zu erbringen. Ihre Gedanken überschlagen sich, und sie lassen sich leicht ablenken. Sie neigen dazu, alle möglichen Dinge in Angriff zu nehmen, aber nichts zu Ende zu bringen. Kurz gesagt: Sie verzetteln sich. Möglicherweise waren bei den Befragten in Jamisons Studie, die wegen Stimmungsstörungen behandelt worden waren, die Hochphasen sehr stark ausgeprägt, so daß ihnen die Konzentration auf anstehende Aufgaben besonders schwerfiel. Manchmal legen Künstler oder Autoren im Sommer auch gar keinen Wert darauf, kreativ zu sein. Eine mir bekannte Autorin mit SAD gibt offen zu, sie hätte im Sommer zuviel Spaß, um an diesen kostbaren sonnigen Tagen am PC sitzen zu wollen.

Dr. Ruth Richards und Dr. Dennis Kinney von der Universität Harvard haben eine neue Möglichkeit der Kreativitätsmessung entwickelt. Ihre »Skala der Lebenskreativität« hat den Vorteil, daß man damit nicht nur die Kreativität außergewöhnlicher Talente, sondern auch die von »Durchschnittsmenschen« messen kann. Mit Hilfe ihrer Skala konnten Richards und Kinney bei manisch-depressiven (bipolaren) Patienten höhere Kreativitätswerte als erwartet nachweisen. Und: Verwandte bipolarer Patienten, die kaum oder überhaupt nicht unter Stimmungsschwankungen litten, erreichten noch höhere Kreativitätswerte als diese selbst. Möglicherweise erklärt diese höhere Kreativitätsrate, warum bipolare Depressionen so häufig von Generation zu Generation weitergegeben werden: Es ist nicht auszuschließen, daß Menschen mit bipolaren Genen wegen ihrer kreativen Fähigkeiten überlebens- und fortpflanzungsfähiger sind. Menschen mit bipolaren Tendenzen und ihre Angehörigen scheinen eher bereit zu sein, Risiken einzugehen und zum Beispiel auszuwandern. In Krisenzeiten kann das eine wichtige Form der Anpassung darstellen.

Alle diese Studien deuten darauf hin, daß Aristoteles zu Recht einen Zusammenhang zwischen Stimmungsstörungen und Kreativität herstellte. Es sieht so aus, als seien Menschen mit milden Formen der Stimmungsstörung am kreativsten. Das würde auch unserer klinischen Erfahrung entsprechen. Schwere Depressionen oder wilde Manien dagegen sind nicht produktivitätsfördernd. Das Gegenteil gilt für leichte Depressionen, auf die Phasen der Hypomanie folgen: Während der hypomanischen Episoden fließen die Gedanken und Assoziationen rasch, das Selbstvertrauen und das Energieniveau sind hoch, das Schlafbedürfnis ist verringert, Ideen stellen sich wie von selbst ein. In den schwach-depressiven Phasen ist es dann an der Zeit, die Ideen kritisch zu überprüfen. Gedanken, die zu grandios oder wenig erfolgversprechend sind, werden verworfen; vielversprechende Ideen, die auch der nüchternen Betrachtung standhalten, werden weiterverfolgt. Möglicherweise sind schwache Depressionen sogar den Routinearbeiten dienlich, die mit jedem kreativen Unternehmen verbunden sind – der disziplinierten Anstrengung, ohne die die Umsetzung hochfliegender Pläne nicht denkbar ist.

Saisonabhängige Menschen werden dieses Stimmungsmuster und seine Auswirkungen auf die Kreativität unschwer erkennen. Die mit SAD verbundenen Depressionen sind oft relativ schwach ausgeprägt, die hypomanischen Phasen halten sich in Grenzen und fördern die Produktivität. Wir wissen heute, daß die Stimmungsveränderungen von SAD-Patienten mit der Menge des Tageslichts zu tun haben. Viele Kreative haben den Zusammenhang zwischen Lichtveränderungen und ihrer Stimmung und Produktivität erkannt. Der folgende Abschnitt befaßt sich mit berühmten und kreativen Menschen, die unter Stimmungsschwankungen verbunden mit einer ausgeprägten Saisonfühligkeit oder Lichtempfindlichkeit litten.

Launenhaft und weltberühmt

Die Liste berühmter Menschen mit Stimmungsstörungen ist eindrucksvoll. Zwar haben die meisten der in diesem Abschnitt genannten Menschen niemals einen Psychologen oder Psychiater aufgesucht, der ihr psychisches Befinden mit Hilfe eines modernen Diagnosehandbuchs klassifiziert hätte. Ihre Werke und Briefe aber liefern reichhaltiges Beweismaterial für wiederkehrende Stimmungsstörungen. Unter Stimmungsstörungen litten – um nur einige besonders aufschlußreiche Beispiele zu nennen – die bildenden Künstler Michelangelo, Albrecht Dürer und Vincent van Gogh; die Komponisten Georg Friedrich Händel, Gustav Mahler und Robert Schumann; die Schriftsteller John Milton, Edgar Allen Poe, Ernest Hemingway und Virginia Woolf; die Politiker Abraham Lincoln und Winston Churchill, der seine Depressionen als seinen »schwarzen Hund«

bezeichnete. Sir Isaac Newton war der vielleicht bekannteste Wissenschaftler mit manischen Depressionen.

Dagegen ist es kaum möglich, mit klinischer Sicherheit zu sagen, wie viele dieser großen Persönlichkeiten besonders saisonfühlig oder lichtempfindlich waren. Das liegt unter anderem daran, daß SAD erst lange nach ihrem Tod als eigenständiges Krankheitsbild erkannt wurde. Trotzdem: Die Statistik spricht dafür, daß viele der genannten Persönlichkeiten tatsächlich saisonfühlig waren. Es ist bekannt, daß jeder dritte bis sechste Patient mit wiederkehrenden Depressionen auch unter SAD leidet. Aus den oben genannten Gründen sind außergewöhnlich kreative Menschen eher von leichteren Stimmungsstörungen wie SAD betroffen als von schwereren Formen der Stimmungsstörung, von denen wir wissen, daß sie die Produktivität stärker beeinträchtigen. In einigen Fällen liegen uns auch recht eindeutige Hinweise auf Saisonfühligkeit und Lichtempfindlichkeit vor.

Bei den Schriftstellern ist Emily Dickinson eine wahrscheinliche Kandidatin für eine SAD-Diagnose (siehe Kapitel 20). Auch T. S. Eliot könnte unter SAD gelitten haben. Seine Ärzte rieten ihm, die Winter im Süden zu verbringen. Wollten sie damit eine Winterdepression behandeln? Wir wissen es nicht. Von Milton heißt es, er hätte unter Sommer-SAD gelitten; nach einem Biographen konnte er am *Verlorenen Paradies* immer nur einen Teil des Jahres arbeiten – bezeichnenderweise in den Herbst- und Frühjahrsmonaten.

Ein anderer Schriftsteller mit Stimmungsstörungen war der französische Schriftsteller Guy de Maupassant. Gegen Ende seines Lebens unternahm er einen Suizidversuch und er starb in einer Nervenklinik. In dem folgenden Ausschnitt aus einer Kurzgeschichte von Maupassant erinnert sich der Erzähler – auch er endet in einer Anstalt – wie er nach Italien reiste und unter der südlichen Sonne aufblühte.

> Danach kehrte ich über Marseille nach Frankreich zurück und trotz der Farbenpracht der Provence deprimierte mich die geringere Intensität des Sonnenlichts. Bei meiner Rückkehr auf den Kontinent hatte ich das seltsame Gefühl eines Patienten, der glaubte, geheilt zu sein, nun aber von einem dumpfen Schmerz gewarnt wird, daß die Krankheit doch nicht mit Stumpf und Stiel ausgerottet wurde.

War Maupassant saisonfühlig? Es sieht ganz so aus.

Bei den Musikern tritt Saisonfühligkeit am klarsten bei Händel und Mahler zutage. Beide, so wissen wir, leisteten einen Großteil ihrer kreativen Arbeit in den Sommermonaten. Händels *Messias* entstand in ungestümer Schaffenskraft in nur 23 Tagen zwischen Ende August und Mitte September. Mahler, der sich selbst als »Sommerkomponist« bezeichnete, war glücklicherweise ein leidenschaftlicher Briefeschreiber. Seine Briefe sind ein Spiegel seiner saisonabhängigen Stimmungsveränderungen. Sehen Sie sich zunächst den folgenden Brief an Josef Steiner vom 19. Juni 1879 an:

> Lieber Steiner!
> Nun kehre ich schon den dritten Tag zu Ihnen zurück, heute, um fröhlich Abschied zu nehmen. Es ist die Geschichte meines Lebens, die in diesen Blättern verzeichnet steht. Seltsames Verhängnis, das mich auf den Wogen meiner Sehnsucht bald im Sturme umherwirft, bald im lachenden Sonnenschein fröhlich dahinweht. Ich fürchte nur, daß mich im Sturme einst eine Klippe zerschellt – meinen Kiel hat sie schon oft berührt!
> Es ist sechs Uhr früh! Ich war draußen auf der Weide, und bin bei Fárkas, dem Hirten, gesessen, und habe dem Klange seiner Schalmei gelauscht. Ach, wie klang sie traurig, und doch so leidenschaftlich verzückt, die Volksweise, die er spielte. Die Blume, die ihm zu Füßen wuchs, erbebte unter der träumerischen Glut seines dunklen Auges und das braune Haar wehte um seine sonnenverbrannten Wangen. Ach, Steiner! Sie schlafen noch in Ihrem Bette, und ich habe schon den Tau auf den Gräsern gesehen. – Ich bin nun friedlich heiter, und das stille Glück um mich herum schleicht sich auch in mein Herz wie die Frühlingssonne auf die winterlichen Gefilde. Wird's nun Lenz in meinem Busen?! Und so lassen Sie uns Abschied nehmen, treuer Freund!

Vergleichen Sie das mit einem Brief an Friedrich Löhr am 1. April 1885, in dem es heißt: »Ich bin so zerrissen. Aus vielen Wunden blutet mein Herz.« Aber noch im gleichen Monat – der Frühling hatte seinen Einzug gehalten – schreibt Mahler an Löhr:

> Mein lieber Fritz!
> Meine Fenster stehen offen und der sonnige, duftende Frühling schaut zu mir herein, überall unendlicher Friede und Ruhe. Zu dieser schönen Stunde, die mir geschenkt ist, will ich mit Dir zusammen sein ...

> Mit dem Frühling ist es wieder gar lind in mir geworden. Von meinem Fenster aus sehe [ich] über die Stadt hin auf die Berge und Wälder, und die freundliche Fulda zieht sich behaglich durch; wenn so die Sonne nun ihre farbigen Lichter hineinwirft, da weißt Du ja, wie sich alles in einem löst. So ist mir nun heute zu Mute, während ich an meinem Schreibtisch beim Fenster sitze und von Zeit zu Zeit einen Blick des Friedens hinauswerfe in die Stätte der Ruhe und Unbekümmertheit.

Viele andere Briefe deuten darauf hin, daß Mahler unter SAD litt.

Bei Malern und Bildhauern ist eine posthume Diagnose schwieriger zu stellen als bei Schriftstellern. Die oben diskutierte Studie von Dr. Kay Redfield Jamison legt aber den Gedanken nahe, daß sie genauso anfällig für Stimmungsstörungen sind wie Autoren. Mehr als alle anderen untersuchten Gruppen ringen bildende Künstler darum, die ganze Intensität des Lichts in ihren Werken einzufangen. Bestimmte Maler erkennen wir auf den ersten Blick an der einzigartigen Darstellung von Lichtwirkungen: Turners Licht, in dessen Leuchten sich alles auflöst; Rembrandts dramatisches *chiaroscuro*, das die nachdenklichen Gesichter seiner Modelle nur partiell beleuchtet; und natürlich die vibrierenden Farben van Goghs.

Van Gogh ist der einzige dieser drei Maler, dessen Stimmungsstörungen eindeutig belegt sind. Vieles deutet darauf hin, daß er unter manischen Depressionen litt. Allerdings erschwert van Goghs Absinth-Vergiftung die Bestimmung seines Krankheitsbildes – Absinth enthielt damals einen toxischen Bestandteil. In Zeichnungen wie *Schmerz* oder *Trauernder alter Mann* wird spürbar, daß van Gogh depressive Gefühle nur allzu vertraut waren. Im völligem Gegensatz dazu steht der *Sämann bei untergehender Sonne* (Arles, Juni 1888), ein junger Mann, der mit weit ausgreifenden Schritten über ein Feld schreitet, über dem tief am Horizont eine riesige, strahlende Sonnenscheibe steht. Van Goghs unnachahmliche Verwendung von Licht und Farbe läßt auf eine extreme Lichtempfänglichkeit schließen. Diese Vermutung bestätigt sich, wenn man van Goghs Briefe an seinen Bruder Theo liest – eindringliche Beschreibungen seiner Schwermut und Lebensfreude, seiner Empfänglichkeit für Wettereindrücke und vor allem seiner Sensibilität für Licht und Dunkelheit.

> [Herbst in Drenthe, 1883]
> Wir haben jetzt trostlose Regentage, und wenn ich in das Bodenkämmerchen komme, wo ich mich installiert habe, so ist alles von einer merkwürdigen Trübseligkeit; durch einen einzigen Glasziegel fällt das Licht auf einen leeren Malkasten, auf ein Bündel Pinsel, deren Haar kaum mehr etwas taugt, kurz, es ist alles so wunderlich trübselig, daß es glücklicherweise auch eine komische Seite hat, und wenn man nicht darüber weinen will, kann man auch seinen Spaß daran haben. [. . .]
> Solange schönes Wetter war, habe ich manches nicht empfunden, weil ich soviel Schönes sah, aber jetzt, da es seit ein paar Tagen andauernd regnet, sehe ich immer mehr, wie ich eigentlich festgefahren und eingeengt bin. (BRIEF 328)

Im Februar 1888 ging van Gogh von Paris nach Arles im Süden Frankreichs auf die Suche nach dem gleißend-hellen Licht der Provence. Dort produzierte er in einem ungeheuer kreativen Elan im Sommer 1888 ein Meisterwerk nach dem anderen:

> Es ist die Erregung, die Ehrlichkeit des Naturempfindens, die uns die Hand führt, und wenn diese Erregung manchmal so stark ist, daß man arbeitet, ohne zu merken, daß man arbeitet – wenn manchmal die Pinselstriche kommen und sich aneinanderfügen, wie die Worte in einem Gespräch oder einem Brief, so darf man nicht vergessen, daß es nicht immer so gewesen ist und daß auch in Zukunft viele niederdrückende Tage ohne Inspiration kommen werden. (BRIEF 504)

Das Gelb der Sonne wird für ihn zum Synonym für den Süden:

> Jetzt haben wir hier eine glorreiche, gewaltige Hitze ohne Wind, das ist etwas für mich. Eine Sonne, ein Licht, das ich mangels besserer Bezeichnungen nur gelb, blasses Schwefelgelb, blasses Zitronengelb nennen kann. Ach, schön ist das Gelb! (BRIEF 522)

Fassen wir zusammen: Patienten mit Stimmungsstörungen, vor allem relativ schwach ausgeprägten Stimmungsstörungen, und deren Verwandte scheinen mehr Kreativität zu besitzen als »Durchschnittsmenschen«. Es ist gut denkbar, daß die Gene für Kreativität und Stimmungsstörungen gemeinsam vererbt werden. Psychiater, die mit diesen Menschen arbeiten, müssen sich dessen bewußt sein. Es besteht die

Gefahr, daß eine umfassende Behandlung bei Menschen mit leichten Stimmungsschwankungen die Kreativität beeinträchtigt, während sie bei Menschen mit starken Stimmungsumschwüngen wahrscheinlich eine enorme Verbesserung im Befinden bringt. Wir stehen heute kurz davor, das menschliche Genom zu entschlüsseln. Es ist wissenschaftlich vorstellbar, in der nächsten Generation bestimmte unerwünschte Gene unterdrücken zu können. Es ist deshalb ratsam, die positiven Aspekte, die mit manchen Formen von Stimmungsstörungen verbunden sind, wahrzunehmen, ohne dabei den Schmerz zu vergessen, den sie verursachen können. Hätte man die Geburt aller depressiven Menschen in der Geschichte erfolgreich verhindern können, lebten wir heute in einer völlig anderen und keineswegs besseren Welt.

Ausgeprägte saisonabhängige Veränderungen der Stimmung und des Verhaltens scheinen kreativitätsfördernd zu sein; sie sind nachweislich bei vielen kreativen Persönlichkeiten der Vergangenheit und der Gegenwart aufgetreten.

20

Worte für alle Jahreszeiten

Jahrhundertelang haben die Jahreszeiten Dichter und Liedtexter inspiriert: In einem reichen Vermächtnis künden sie uns von den Veränderungen, die Jahr für Jahr in unserer Umwelt wie auch in uns selbst auftreten, während sich die Erde dreht und ihre Bahn um die Sonne zieht. Was macht den Reiz der Jahreszeiten für die Weltliteratur aus? Meiner Meinung nach sind es drei Dinge: erstens erweckt der Wechsel der Jahreszeiten intensive Gefühle; zweitens rufen jahreszeitliche Bilder Erinnerungen in uns wach; und drittens ist der Zyklus der Jahreszeiten auch eine Metapher des menschlichen Lebens.

Die saisonbedingten Veränderungen unserer Energie, Gefühle und Triebe, die wir heute als normale Bestandteile der menschlichen Erfahrung anerkennen, werden von charakteristischen Veränderungen der Welt um uns herum begleitet: wechselnden Farben, Düften, Temperaturen und Geräuschen. Indem uns ein Dichter an diese Sinneseindrücke erinnert, kann er die Gefühle beschwören, die sie oft begleiten. Die Jahreszeiten rufen aber nicht nur Gefühle und damit verbundene Sehnsüchte wach, sie erinnern uns auch an den Kreislauf des Lebens, an Verlust und Wiederherstellung – Geburt, Tod und Erneuerung.

In der Poesie steht der Frühling meistens für Wiedererwachen, Wiedergeburt, Sexualität und Lebensfreude, und so wird er auch von vielen Menschen erlebt. Andere dagegen empfinden den Frühling als schwierige und schmerzliche Jahreszeit. Der Sommer wird im allgemeinen als eine Zeit des Glücks und der Fruchtbarkeit gesehen – auch wenn wir wissen, daß er bei manchen Menschen Depressionen oder Aggressionen auslösen kann. Der Herbst ruft gemischte Gefühle wach. Die Natur ist zu ihrer vollen Schönheit erblüht und quillt über von der Ernte des Sommers. Gleichzeitig stellen sich die ersten Vorboten des Winters ein, die oft von Melancholie begleitet werden. Dann kommen der Winter und der Tod der Vegetation, Kälte, unwirtliche Temperaturen, Nahrungsmittelknappheit, der Rückzug der Vögel und Tiere und natürlich das Schwinden des Sonnenlichts.

Viele Schriftsteller und bildende Künstler haben den Zyklus der Jahreszeiten mit dem Leben des Menschen verglichen. Eigentlich ist diese Vorstellung seltsam. Wäre es nicht angemessener, das Leben des Menschen als linear aufzufassen, als gerade Linie zwischen Geburt und Tod? Aber vielleicht ist ein lineares Bild des Lebens – Leben als Abschnitt einer langen Schnur, mit einem festen Anfang und einem festen Ende – schwerer für uns zu ertragen. Bereitwillig sehen wir einmal mehr das Leben als Kreislauf – »Asche zu Asche, Staub zu Staub« – und schaffen uns ein tröstlicheres Bild: das Leben als Ring, rund und vollkommen.

Wenn die Dichter die Jahreszeiten mit den Phasen des menschlichen Lebens assoziieren, symbolisiert der Frühling die Jugend, der Sommer den Höhepunkt der Lebens, der Herbst die schwindenden Kräfte und der Winter das Greisenalter.

Jahreszeiten und Leidenschaft

Im Frühling, so heißt es, erwacht der Jüngling zu neuem Begehren. So sang schon in biblischen Zeiten König Salomo seiner Geliebten das Lied:

> Denn vorbei ist der Winter, verrauscht der Regen.
> Auf der Flur erscheinen die Blumen;
> die Zeit zum Singen ist da.
> Die Stimme der Turteltaube ist zu hören
> in unserem Land.

Daran hat sich in Tausenden von Jahren nichts geändert. Shakespeare schildert in *Wie es Euch gefällt* die Ausgelassenheit, die der Frühling bringt:

> Und zwischen Halmen auf dem Rain;
> Mit Heisa und Ha und Juchheisa tralla:
> Legt sich das hübsche Paar hinein;

Zur Maienzeit, der lustigen Paarezeit,
Wenn Vögel singen, tirlirelirei:
Süß Liebe liebt den Mai.

Aber nicht immer wird das Frühjahr nur und ausschließlich mit Freude und Heiterkeit assoziiert. So sehr das Erwachen der Natur den Menschen beflügelt, ist er doch nur Beobachter, nicht Teil ihres Wiedererwachens. Emily Dickinson, eine der saisonfühligsten Dichterinnen, distanziert sich von romantischer Frühlingsekstase:

Ein wenig Tollheit im Frühling
Tut selbst dem König gut,
Doch Gott ist mit dem Narren –
Der diese Riesenschau bedenkt –
Dies ganze Experiment in Grün –
Als sei es von ihm gelenkt!

T. S. Eliot schildert in seinem *Wüsten Land* das Zwischenstadium zwischen Winterstarre und neuem Leben:

April ist der grausamste Monat, er zeugt
Flieder aus dem toten Land, vermischt
Erinnern und Verlangen, belebt
tote Wurzeln mit Frühlingsregen.

Die Blues-Sängerin Betty Carter singt mit den Worten des Komponisten Tommy Wolf von der irritierenden Sogkraft des Frühlings nach der Behaglichkeit des Winters:

Old man winter was a gracious host,
But spring can really hang you up the most.

Den Sommer feiern viele Dichter als eine Zeit der rauschhaften Wonne. Emily Dickinson verglich sich mit einer Biene, die trunken im Sonnenlicht taumelt, das berauschender als Branntwein ist:

Berauscht von Luft – bin ich –
Und verführt vom Tau –
Taumle – den endlosen Sommertag –
Aus Schenken von schmelzendem Blau –

Obwohl manche Dichter den Herbst wie John Keats als »neblige Zeit, die weiche Früchte häuft«, als Zeit der Schönheit und Erfüllung sehen, empfinden andere ihn als eine traurige Jahreszeit, in der die Kraft der Sonne nachläßt und der Winter sein Kommen ankündigt. Max Frisch zum Beispiel schrieb in seinem Roman *Die Schwierigen oder J'adore ce qui me brûle*:

> Schwermut der Herbste, aller zusammen, dunkelt um fremde Gehöfte, bitter von Rauch. Wälder versteigen in Nebel; Stämme, nichts weiter, Schauder von Wind und Wirbel von Laub, Nässe der Stauden, das Tropfen auf einsame Bänke, das Modern im Moos, nachher die wuchernde Fülle der Pilze, die man in tauben Händen zerbricht, Blust der Verwesung.

Während sich die Dichter in der Darstellung des Herbstes somit uneins sind, behandeln sie den Winter nahezu einmütig als eine Jahreszeit der Niedergeschlagenheit und Schwermütigkeit. Bei Shakespeare heißt es: »Für den Winter passen die Märchen besser, die traurig sind.« James Thomson beschied 1726 in seinem Gedicht *Winter* kurz und bündig:

> O seht! Nunmehro kommt der Winter, um das veränderliche Jahr
> In Ordnung wiederum zu bringen, betrübt und grämlich.

Jahreszeiten und Erinnerungen

Die Dichter können darauf zählen, daß der Leser starke Erinnerungen und Gefühle mit den Jahreszeiten assoziiert. Jede Jahreszeit hat ihre eigenen Farben, Gerüche und Besonderheiten, die uns wie auf das Stichwort Ereignisse ins Gedächtnis rufen, die sich in dieser Zeit ereignet haben. Umgekehrt bekommt die Erinnerung an ein bedeutsames Ereignis oft erst durch die Jahreszeit, in der es stattfand, Farbe und Kontur. Sinneseindrücke wie Wolkenformationen, das Wetter oder besondere Düfte verbinden sich mit dem Geschehen. Die Bedeutung solcher Assoziationen, auf die Freud in seinen Arbeiten aufmerksam machte, steht bis heute außer Frage – bei den Psychologen ebenso wie bei den Schriftstellern. Daran ändern auch unsere neueren Erkenntnisse über die Biologie jahreszeitlich bedingter Stimmungs- und Verhaltensänderungen nichts.

Wie sich Erinnerungen mit einer bestimmten Jahreszeit verknüpfen können, beschreibt zum Beispiel Edgar Allan Poe in seiner Ballade *Ulalume:*

> Er war aschgrau, der Himmel, und nüchtern;
> sie waren verdorrt, die Blätter, und kraus –
> sie waren versengt, die Blätter, und verwelkt:
> Es war Nacht im einsamen Oktober
> des Jahres, das mir am weitesten der Erinnerung
> entrückt ist

Im Verlauf des Gedichtes wird deutlich, daß der Sprecher, getrieben von einem ihm unverständlichen Zwang, einem Pfad zum Grab seiner Geliebten folgt, die er ein Jahr zuvor am gleichen Tag im Oktober begraben hatte. Er hat diese Erinnerung unterdrückt, bis er auf ein Grab stößt, auf dem der Name der Geliebten steht: Ulalume. Bei diesem Anblick überfällt ihn die Erinnerung an ihren Verlust, und er weiß nun, warum der Herbst mit seinen krausen und verdorrten Blättern sein Herz kalt werden läßt. Poe stellt hier eindrucksvoll dar, wie wir wichtige Lebensereignisse mit den Jahreszeiten verbinden, in denen sie sich ereignet haben.

Ein weiteres Beispiel für eine solche Assoziation enthält das Gedicht *Adonais* von Percy Bysshe Shelley, in dem der Dichter den Tod von Keats beklagt, der am Ende des Winters gestorben war.

> Weh mir! Der Winter ist gekommen und gegangen,
> Aber der Schmerz kehrt mit dem neuen Jahr wieder.

Die Jahreszeiten des Lebens

In seinem Gedicht *Die menschlichen Jahreszeiten* setzt der englische Dichter John Keats die Jahreszeiten den Phasen des Lebens gleich:

Vier Zeiten füllen eines Jahres Maß;
Es gibt vier Zeiten in des Menschen Geist.
Er steht im satten Frühling seines Jahrs,
Wenn Phantasie das Schöne klar umreißt.
Er steht im Sommer, wenn er nochmals spürt,
Wie honigsüß der Frühling, jugendlich
Sein Denken war, und nur vom Traum geführt,
Wie nah dem Himmel. Schlupfwinkel für sich
Hat seine Seele dann im Herbst und rollt
Die Flügel ein; beruhigt so, schaut er aus
Nach Nebeln – lässig läßt er alles Gold
vorbeiziehn, achtlos wie den Bach vorm Haus.
Auch ist sein Winter bleich voll Mißgestalten,
Sonst würde er sich für unsterblich halten.

Shakespeare verglich den letzten Lebensabschnitt mit dem Winter und schilderte beide als morbide und unproduktiv:

In mir magst du die Zeit des Jahres sehn,
Da wenig Blätter oder keine hangen
An Bäumen, die vor Frost erschauernd stehn,
Zerfallne Münster, drin einst Stimmen sangen.

Jahreszeitliche Bilder dienten auch der Beschreibung geschichtlicher Epochen: Charles Dickens zum Beispiel charakterisierte in *A Tale of Two Cities* die Zeit der Französischen Revolution als »Frühling der Hoffnung ... Winter der Verzweiflung«.

Die Schönheit des Lichts

> Denke nur an die unendliche Fülle und die wunderbare Herrlichkeit des Lichts, oder an die Schönheit der Sonne, des Mondes und der Sterne.
>
> AUGUSTINUS, *De Civitate Dei*

Das Licht hat für uns ganz unterschiedliche Bedeutungen, denen Dichter und Autoren in ihren Werken immer wieder Ausdruck verleihen. Licht macht nicht nur die Welt um uns herum sichtbar, sondern beeinflußt auch unser Fühlen. Neben dem Licht als Sinneseindruck wurde auch viel über das »innere Licht« geschrieben.

Daß Licht Staunen und Freude in uns wachrufen kann, mag für den Wissenschaftler neu sein. Den Schriftstellern ist diese Wirkung des Lichts von jeher bekannt. Im zweiten Vers der Genesis heißt es: »Gott sprach: Es werde Licht. Und es wurde Licht. Gott sah, daß das Licht gut war.« Ebenfalls im Alten Testament, im Buch Kohelet, steht zu lesen: »Dann wird das Licht süß sein, und den Augen wird es wohltun, die Sonne zu sehen.«

So wie das Licht für Freude steht, wird die Dunkelheit mit Trauer in Verbindung gebracht. Wohl kein Dichter konnte die Dunkelheit so gut nachempfinden wie der blinde Milton, der schrieb:

> Sie kehren mit dem Jahr
> Die Jahreszeiten wieder, aber nicht
> Zu mir zurück der Tag, das süße Nahen
> Des Abends und des Morgens, noch die Pracht
> Der Frühlingsblüte, noch des Sommers Rose,
> Noch Herdenzug, noch göttlich Menschenantlitz;
> Statt dessen nur umdunkelt mich Gewölk
> Und ewig schwarz; vom heitern Tagesspiel
> Der Menschen abgeschnitten;

Aber auch für Sehende kann das dunkle Winterlicht bedrückend sein. Wenn der Leser noch nicht davon überzeugt ist, daß Emily Dickinson unter SAD litt, so sollten die folgenden Verszeilen den überzeugenden Beweis liefern:

Es ist ein Licht von schrägem Fall,
Winternachmittags –
Drückt uns nieder wie die Wucht,
Eines Domchorals –
Wirkt Himmlische Verheerung –
Narben läßt es nicht,
Nur ein inneres Anderssein,
Wo Bedeutung – liegt –

Dickinsons Intuition ist erstaunlich. Sie stellt nicht nur eine Verbindung zwischen ihrer düsteren Stimmung und dem schief einfallenden Licht des Winternachmittags her, sondern erkennt auch, daß Verletzungen nicht unbedingt äußerlich sichtbar sein müssen – daß es Gehirnregionen gibt, wo die Bedeutung der Dinge aufgezeichnet wird, wo Freude und Leid erlebt werden.

Dickinson thematisierte aber nicht nur die deprimierende Wirkung des schwachen und schwindenden Lichts. Ihr fiel auch auf:

Wir gewöhnen uns an das Dunkel –
Wenn die Lampe erlischt – . . .
Entweder ändert sich das Dunkel –
Oder etwas im Blick
paßt sich der Mitternacht an –
und das Leben schreitet beinahe sicher voran.

Auch hier erfaßt die Dichterin den Bezug zwischen ihrer Stimmung und den physiologischen Veränderungen des Auges und möglicherweise des Gehirns, die auftreten, wenn wir von Dunkelheit umgeben sind. Das Auge paßt sich an die Dunkelheit an: Die Pupille vergrößert sich, und die Stäbchen, die lichtempfindlichsten Rezeptoren der Netzhaut, übernehmen die Aufgabe, die bei normalen Sichtverhältnissen die Zäpfchen erledigen. Es ist gut denkbar, daß auch im Gehirn eine entsprechende Anpassung an die Dunkelheit stattfindet.

Wird das an die Dunkelheit adaptierte Auge (möglicherweise auch das Gehirn) von Licht überflutet, so kann das eine starke Wirkung auf die Stimmung haben. T. S. Eliot beschreibt in *Little Gidding*, wie ein sonniger Wintertag in einer verschneiten Landschaft auf das Gemüt wirkt:

> Frühling mitten im Winter ist eine eigene Jahreszeit
> Von unendlicher Dauer, wenn auch zum Abend hin aufgeweicht,
> Zur hellsten Stunde des kurzen Tags mit Frost und Feuer
> Entflammt die jähe Sonne das Eis, das Teich und Tümpel zudeckt,
> In windstiller Kälte, die herzscharfe Glut ist,
> Zurückgestrahlt im wäßrigen Spiegel
> Ein Glast, der Blindheit bedeutet am Frühnachmittag.
> Helleres Feuer als flammender Zweig und glühender Rost
> Zündet den tauben Geist; [...]
> In der dunkelsten Zeit. Zwischen Schmelzen und Frieren
> Regen sich Säfte der Seele.

Der bekannte Psychologe William James – der Bruder des Schriftstellers Henry James – beschrieb in seinem Buch *Die Vielfalt der religiösen Erfahrung* die Fähigkeit des Lichts, die Stimmung zu beeinflussen. Er zitierte ein Beispiel aus der Autobiographie von J. Trevor, in der Trevor beschrieb, wie er sich eines Sonntagmorgens außerstande fühlte, seine Frau und seine Söhne in die Kirche zu begleiten, »so als wäre es in diesem Moment geistiger Selbstmord, den Sonnenschein auf den Hügeln zu verlassen und hinunter in die Kirche zu gehen. Und ich fühlte ein starkes Bedürfnis nach neuer Inspiration und Weite in meinem Leben.« Ungern verabschiedete er sich von seiner Frau und seinen Söhnen und machte sich mit Hund und Stock auf in die Berge.

> Angesichts des herrlichen Morgens und der Schönheit der Hügel und Täler verlor ich bald das Gefühl von Trauer und Schmerz ... Auf dem Rückweg erschien es mir plötzlich, ohne Vorwarnung, als sei ich im Himmel. Ein unbeschreiblich intensives Gefühl des inneren Friedens, der Freude und der Sicherheit erfüllte mich, verbunden mit der Empfindung, in einen warmen Lichtschein eingetaucht zu sein, als hätten die äußeren Bedingungen auf mein Inneres eingewirkt – ein Gefühl, durch die Helligkeit, in deren Mitte ich mich zu befinden schien, den Körper hinter mir gelassen zu haben. Diese tiefe Empfindung begleitete mich, wenn auch mit nachlassender Stärke, bis ich nach Hause kam, und auch noch einige Zeit danach – sie ging nur allmählich vorüber.

Architekten wissen, daß die Lichtverhältnisse im Inneren eines Gebäudes ein wichtiger Faktor für das Wohlbefinden von Bewohnern und Besuchern sind. Als kürzlich in London eine kleine, von Christopher Wren erbaute Kirche restauriert wurde, setzten die Architekten alles daran, den Eindruck entstehen zu lassen, als sei die Kuppel von Tageslicht durchflutet. Ein Lichtberater erzählte, er suche nach »diesem magischen Moment, in dem sich das Licht materialisiert, und nicht nur etwas ist, worin man sich aufhält«. Hätte man die Lichtgestaltung der Kirche, die Trevor besuchte, ebenso ernst genommen, hätte er sich vielleicht nicht dafür entschieden, den Morgen auf den sonnigen Hügeln zu verbringen.

Trevors Reaktion auf die sonnenhellen Hügel erinnert an die Reaktionen der Menschen in *Tromsø* am *Soldag* – oder an die Gefühle vieler SAD-Patienten nach der Lichtbehandlung. Emily Dickinson litt unter der Dunkelheit, weil sie dort wirkt, »wo Bedeutung – liegt«. Möglicherweise rührt die aufmunternde Wirkung des Lichts daher, daß es auf die gleiche Gehirnregion wirkt wie die Dunkelheit und Bedrücktheit in Lebensfreude verkehrt. Wir dürfen mit Emily Dickinson annehmen, daß eine bestimmte Gehirnregion durch das über die Augen einfallende Licht stimuliert wird und Gefühle des Staunens und der Freude aktiviert. Fehlt es der Gehirnregion an Licht, so löst das möglicherweise Gefühle der Trauer und Verzweiflung aus. Ich möchte vermuten, daß sich der Teil des Gehirns, der so empfindlich auf vorhandenes oder fehlendes Licht reagiert, im Hypothalamus im Zwischenhirn befindet.

Neben den Beschreibungen, wie das uns umgebende Licht der Außenwelt unsere Stimmung beeinflußt, liegen uns auch viele Berichte über ein innerlich wahrgenommenes Licht vor, das oft mit starken Emotionen, religiöser Umkehr und anderen größeren Lebensveränderungen assoziiert wird. Mircea Eliade, die dieses innere Licht als »das mystische Licht« bezeichnet, berichtet von zahlreichen Erfahrungen dieser Art – sowohl bei Priestern und Geistlichen aller Religionen als auch bei ganz normalen Menschen. Ein berühmtes Beispiel für eine mystische Lichterfahrung findet sich im Neuen Testament in der Erfahrung des Saulus von Tarsus, den auf der Straße nach Damaskus ein gleißendes Licht überkam, das ihn zum Christentum bekehrte. Ein weiteres Beispiel ist im hinduistischen *Bhagavadgita* nachzulesen, wo Krishna Arjuna »mit dem Glanz Tausender von Sonnen« erschien. Der Dichter Henry Vaughan (1622–1695) beschrieb eine ähnliche Erfahrung:

> Ich sah die Ewigkeit gestern nacht
> wie einen großen Ring aus reinem und endlosem Licht,
> ganz so ruhig wie es hell war

Wie lassen sich mystische Lichtvisionen erklären, wenn wir sie nicht einer göttlichen Intervention zuschreiben wollen? Ich meine, sie wirken ähnlich euphorisierend wie die Licht-Therapie auf SAD-Patienten oder die Rückkehr der Sonne auf die Menschen im hohen Norden nach vielen Wochen der Dunkelheit. Während der Licht-Therapie wirkt das Licht, das über die Augen hereinkommt, auf eine Gehirnregion, »wo Bedeutung – liegt«, und ruft Gefühle der wiedererwachenden Energie, Ausgeglichenheit, Harmonie und Heiterkeit hervor. Vielleicht läßt sich der gleiche Teil des Gehirns unter bestimmten Umständen auch spontan oder durch einen anderen Reiz als das Licht aktivieren.

Ungeachtet der Mechanismen solcher mystischen Lichterfahrungen und ungeachtet ihrer Einflüsse auf den einzelnen besteht kaum ein Zweifel daran, daß sie tatsächlich auftreten. Ihre tiefe emotionale Wirkung steht mit dem Gedanken in Einklang, daß das Licht die Stimmung und das Verhalten grundlegend verändern kann – eine Lektion, die wir durch die jahrelange Behandlung von SAD-Patienten gelernt habe.

21

Saisonfühlige Künstler unserer Tage

Wir arbeiten gern mit SAD-Patienten: Erstens läßt sich die Erkrankung überaus gut behandeln. Zweitens hat es uns von jeher fasziniert, wie das Licht Stimmung und Verhalten beeinflußt. Drittens und vor allem aber machen die Leute, mit denen wir es zu tun haben, den Reiz meiner Spezialisierung aus. Wir haben selten Menschen getroffen, die so sensibel, künstlerisch und kreativ veranlagt waren wie unsere SAD-Patienten, und wir haben viel von ihnen gelernt. Das begann schon mit dem ersten saisonfühligen Patienten, Herb Kern, einem kreativen Wissenschaftler, der seine Stimmungsmuster aus eigenem Antrieb wahrnahm und auf Lichtveränderungen zurückführte. Wir haben gelernt, bewußter auf das Licht zu achten: die verschiedenen Nuancen von Leuchtstoffröhren zu unterscheiden, den Einfallswinkel der Sonne wahrzunehmen, die Wolkendichte zu registrieren, die Beschaffenheit von Nebel wahrzunehmen.

Unter den stark saisonfühligen Menschen, die wir kennen, sind Künstler aller Art. Einige von ihnen haben ihre Empfänglichkeit für das Licht und die wechselnden Jahreszeiten in ihre Werke eingebracht. Eine Patientin sammelt im Sommer Wildblumen und formt sie zu Kränzen und Girlanden, an denen die Erinnerung an lange, sonnendurchflutete Sommertage haftet. Ein anderer schreibt Geschichten, in denen – wie in seinem eigenen Leben – Licht- und Stimmungsveränderungen eng miteinander verwoben sind. Ihre Geschichten sind das Thema dieses Kapitels und sie zeigen, daß SAD als Erkrankung und Saisonfühligkeit als Begabung zwei Seiten einer Medaille sein können.

Jessica: Eine Blumenkünstlerin

Jessica, Mitte Vierzig, hat blondes wehendes Haar, blaue Augen und ein strahlenden Lächeln. Sie leidet seit Jahren unter SAD, hat ihre Depressionen aber mit Hilfe der Licht-Therapie gut im Griff. Wie alle saisonfühligen Menschen will sie sich keinesfalls auf die Rolle der »SAD-Patientin« reduzieren lassen. Sie ist beruflich erfolgreich, Mutter, eine zuverlässige Freundin, engagiert in der Gemeinde – alles in allem eine ungewöhnlich sympathische Frau. In diesem Kapitel möchte ich Jessica nicht als Patientin, sondern als Künstlerin vorstellen.

Sie hatte immer den Wunsch in sich verspürt, kreativ zu arbeiten, ihn aber jahrelang verdrängt, weil ihre Eltern einen künstlerischen Beruf nicht akzeptiert hätten. Ihr Vater war Arzt, ihre Mutter Krankenschwester, und für sie hatte das Leben im Dienst anderer zu stehen; Kunst war in ihren Augen allenfalls ein schönes Hobby. Jessica gab sich alle Mühe, Therapeutin zu werden, letztlich aber setzte sich doch die Künstlerin in ihr durch.

Ich (Dr. Rosenthal) interviewte Jessica im Hochsommer auf ihrer Veranda. Auf dem Tisch stand eine Glaskanne mit aromatisiertem Eistee, der mit Minze garniert war. Bienen summten um uns herum, angezogen von blumengefüllten Körben, die die Veranda in ein Kaleidoskop bunter Farben verwandelten. Die Blumen sind Jessicas Arbeitsmaterial: Wir befanden uns im Studio der Künstlerin.

Jessica hatte nicht immer mit Blumen gearbeitet, sondern zunächst als Photographin begonnen. Aber auch damals schon fühlte sie sich im Einklang mit dem Licht und den Jahreszeiten. Ihr ganzer Körper, sagt sie, schwingt mit den Jahreszeiten mit.

> Mein Körper ist ein Teil des Tages und der Nacht. In einer Periode der Trockenheit, wenn die Erde hart und staubig ist, fühle auch ich mich ausgetrocknet. Wenn es dagegen draußen regnet, fühle ich mich aufgeschwemmt und naß. Wenn es dunkel ist, fühle ich mich dunkel; und wenn es hell ist, fühle ich mich hell. Ich liebe die Natur, weil ich wie durch eine Nabelschnur mit ihr verbunden bin. Wenn die Tage kürzer werden, fühle ich in meinen Ohren eine Art tonloses Dröhnen. Es begleitet mich überall hin und wird immer schlimmer, je schwerer mein Körper wird. Im Frühling

fühle ich mich dann so leicht und unbeschwert, als hätte ich einen schweren Wintermantel abgelegt. Wenn die Tage heller werden, hellt sich meine Stimmung auf. Im März geht es mir wie den Pflanzen. Ich kann es nicht erwarten, nach draußen zu kommen, und Erde an meinen Händen zu fühlen. Wenn ich eine Pflanze gieße und in der Sonne wachsen sehe, denke ich mir: »Ich bin diese Pflanze. Diese Pflanze ist ich.«

Obwohl Jessica unter den wechselnden Jahreszeiten leidet, möchte sie auf keinen Fall darauf verzichten müssen. Sogar der triste, trübe Winter hält magische Momente für sie bereit – die vom Schnee reflektierte Sonne, ein prasselndes Feuer am Abend, die Architektur der kahlen Bäume –, und sie würde sie vermissen, wenn sie in ein Klima ohne Jahreszeiten zöge. Einmal wurde bei ihr eine manische Depression diagnostiziert, und sie sollte Lithium einnehmen, um ihre Gefühlslandschaft auszugleichen; sie wollte jedoch ihren sommerlichen Überschwang und die mit ihren Stimmungsschwankungen verbundenen kreativen Impulse nicht aufgeben.

Jessica porträtiert mit großer Faszination die Dunkelheit, aber auch Licht, das aus dem Dunkeln zum Vorschein kommt. Als Photographin arbeitete sie gern mit künstlicher Beleuchtung und legte ihren ganzen Ehrgeiz in meisterhafte Nachtaufnahmen. Sie dachte daran, eine verschneite Winterlandschaft bei Sonnenuntergang zu photographieren – den Moment, in dem in den Häusern die Lichter angehen. Die Frage war, wie ihr das ohne den Einsatz zusätzlicher Lichtquellen gelingen sollte. Sie war wie besessen von dem Wunsch, die Dunkelheit in ihren Photos einzufangen. Jetzt, wo sie das Photographieren aufgegeben hat, drückt sich dieses Interesse an Licht und Dunkelheit in anderen Projekten aus: Sie versucht sich an einer Weihnachtsdekoration, bei der unter den Wurzeln eines riesigen Baumes ein Häuschen aus Pappmaché eingebaut ist. Innen soll es moosbedeckte Höhlen und Zimmer geben, die von kleinen Tieren – Mäusen und Maulwürfen – bewohnt und von winzigen Lichtern beleuchtet werden. Ihr Ziel ist es, den winterlichen Frieden darzustellen – das tröstliche Gefühl, nur das tun zu müssen, was man möchte, warm und behaglich eingepackt zu sein und sich in einer dunklen Erdhöhle verkriechen zu können.

Bis heute unterscheiden sich Jessicas Winterprojekte grundlegend von den lichtdurchfluteten Bildern, die sie im Sommer anstrebt. Mit Begeisterung fing sie in ihren Photos die Sonnenreflexionen ein – »diese kleinen gesprenkelten, achteckigen Flecken, die man erhält, wenn das Objektiv zu stark auf die Sonne ausgerichtet ist«. Sie wollte eine Wirkung erzeugen, die den Betrachter zum Staunen bringt: »Schau dir nur dieses Licht an! Unglaublich!«

Nach ihrer photographischen Phase arbeitete Jessica im Blumengeschäft ihres Mannes und fand neue Formen, die Jahreszeiten in ihre Arbeit einzubringen. Ihre Kreationen hängen von den Blumen ab, die es gerade am Markt zu kaufen gibt und spiegeln so den Jahreslauf wider:

> Jede Woche blühen neue Pflanzenarten auf und andere ab. Im Mai muß man noch Blumen aus Kalifornien kaufen. Aber im Juni kommen die Schafgarben – weiße Schafgarben mit grünem Ampfer. Nach ihnen halte ich als erstes Ausschau und plötzlich, Anfang Juni, sind sie da. Das ist der Beginn der Zeit, in der ich mit dem Pflücken anfange. Im Juli ist das Grün des Ampfers braun geworden, und es ist an der Zeit, ihn abzuernten. Dann kommen die Goldruten. Ende Juli und Anfang August blühen viele Stauden gleichzeitig auf. Ich fahre in den Norden und pflücke Rainfarn in den Catskill-Bergen und Strohblumen in den Berkshires. Auf dem Weg dorthin gibt es etwa fünfzig verschiedene Goldrutenarten. Außerdem sammle ich den ganzen Sommer über Gräser. Im Herbst kommen dann die Hortensien. Ich warte mit dem Pflücken, bis sie trocken sind. Im Oktober gibt es Tabakpflanzen aus der Gegend von Williamsburg. Den ganzen Sommer über gibt es etwas zu finden und zu pflücken. Manchmal geht die ganze Familie noch an Thanksgiving zum Pflanzensammeln.

Blumen sind Jessicas Metier. Sie trocknet sie, bindet sie zu Kränzen, arrangiert je nach Jahreszeit Gebinde und Weihnachtsdekorationen. Außerdem bastelt sie kleine Tiere aus Pappmaché. Ihre Stimmungsschwankungen und ihre produktiven Phasen befinden sich im Einklang mit den Veränderungen der Welt um sie herum und befähigen sie, aus der Schönheit der Natur zu schöpfen. Die Jahreszeiten geben ihr nicht nur künstlerische Anregungen, sondern sichern auch ihr finanzielles Auskommen.

Robert Wilhelm: Geschichten von Licht und Dunkelheit

Robert Wilhelm stellte sich als Geschichtenerzähler vor, als er anrief, um sich für das Seasonal Studies Program am NIMH zu bewerben. Schon am Telefon konnte ich (Dr. Rosenthal) mir gut vorstellen, wie er in seiner tiefen, sonoren Stimme seine Geschichten spann, und daran dachte ich, als ich in seine Wohnung fuhr, um ihn zu interviewen. Nichts in seinem Aussehen oder seiner Wohnung deutet darauf hin, daß Robert Wilhelm Künstler ist. Er ist Mitte Vierzig, hat eine gesunde Gesichtsfarbe, einen Schnurrbart und volles, dunkles Haar, das an den Schläfen grau zu werden beginnt. Man könnte ihn leicht für einen Geistlichen oder Theologieprofessor halten – tatsächlich ist er beides einmal gewesen. Nachdem wir ein paar Stunden zusammen verbracht hatten, war seine künstlerische Ader offenkundig, denn er hatte mich in seinen Bann geschlagen – mit seiner Lebensgeschichte und den Geschichten, mit denen er sein Geld verdient.

Als Sohn europäischer Immigranten lernte Robert die Kunst des Geschichtenerzählens von seiner Mutter, die ihm beim Kochen Märchen erzählte. Sein Vater lehrte ihn die Liebe zu Büchern. Seine früheste Erinnerung ist der erste Geburtstag seines Bruders, als er selbst drei war: Er starrte fasziniert in das Licht der Kerze auf dem Geburtstagskuchen. Robert Wilhelm erinnert sich auch gut an die Jahreszeiten seiner Kindheit:

> Ich erinnere mich, daß ich als Kind sehr empfänglich für die Jahreszeiten war. Ich fühlte mich im Sommer, wenn es heiß und feucht war, immer unbehaglich, aber ich mochte den Frühling. Ich liebte Wasser und die klaren, schneeglitzernden Tage, die es in New Jersey leider nur selten gibt.

Die Winter seiner Kindheit an der Ostküste waren »herrlich, sehr hell und klar und kalt, sehr frisch«. Erst sehr viel später – als er als Dreiundzwanzigjähriger mit seiner Frau Mary Jo nach Minnesota zog, um seinen ersten Job als College-Lehrer zu übernehmen – wurden die Jahreszeiten für ihn zum Problem. Um die Weihnachtszeit herum fühlte er sich so deprimiert und körperlich krank, daß er sich schwor, im nächsten Jahr nach Kalifornien zu ziehen, obwohl ein so schneller Wechsel seiner Karriere nicht eben förderlich sein würde.

Robert und seine Frau zogen nach Nordkalifornien und wählten einen Ort, an dem es gelegentlich etwas Hochnebel gab. Robert genoß die Mischung aus Sonne und Nebel. Er und Mary Jo bekamen drei Kinder, die alle unter einer seltenen genetischen Krankheit litten und im Säuglingsalter starben. Robert reagierte auf den Tod seiner Kinder eher mit Ärger als mit Depression. Er erinnert sich, wie er gegen die Ungerechtigkeit wütete und sich gegen Gott und die Welt wandte. Auch Mary Jo war außer sich vor Verzweiflung und unterzog sich viele Jahre lang einer therapeutischen Behandlung, um mit dem Verlust fertigzuwerden.

Robert promovierte in Theologie und bewarb sich um einen Job in Niagara Falls. Das Vorstellungsgespräch fand um die Weihnachtszeit herum statt, und als er zurückkam, wußte er, daß er den Job hatte. Gleichzeitig war er tief unglücklich, weil er nicht in den Norden zurück wollte. Er erinnert sich, wie er an einem grauen Tag am Ontariosee entlanglief und am Horizont die Skyline von Toronto kaum wahrnehmen konnte: »Es war schrecklich, aber der Job war nun mal hier.« Er war ein begeisterter Lehrer, und so lebte das Paar drei Winter lang in Niagara Falls – für beide eine schwere Zeit. Robert unterzog sich einer Gestalttherapie und arbeitete an seinen ambivalenten Gefühlen seinem Vater gegenüber, dem er sehr ähnlich ist. Obwohl ihm die Therapie half, ist es zweifelhaft, ob er sich ohne das düstere Winterwetter dafür entschieden hätte. Die Sommer in Niagara Falls dagegen waren eine einzige Freude für ihn. Es war in einem dieser Sommer, als er einen Geschichtenerzähler kennenlernte, der einen großen Einfluß auf seine endgültige Berufswahl ausüben sollte.

Im Januar seines dritten Winters kehrte er in die San Francisco Bay zurück, um an einem Workshop teilzunehmen. An einem hellen sonnigen Tag schlenderte er durch den Golden Gate Park. Auf dem Gras liegend überwältigte ihn das Grün, das er geradezu körperlich spürte, und er fragte sich: »Was mache ich bloß in Niagara Falls?« Robert und Mary Jo kehrten nach San Francisco zurück und lebten dort fünf Jahre lang. Am Ende dieser Zeit hatte er zwei gescheiterte Bewerbungen um eine Professur auf Lebenszeit hinter sich und blickte düster in die Zukunft. Später arbeitete er kurze Zeit als katholischer Laienpriester, ohne eine realistische Karriereoption für sich darin zu sehen. Mary Jo, die San Francisco schon immer mehr haßte als liebte, wartete nur darauf, die Stadt verlassen zu können, in der ihre Kinder gestorben waren. Robert hatte noch immer nicht gelernt, seine Winterprobleme ernst zu nehmen: Das Paar ging nach Seattle, eine der dunkelsten Städte der USA. Sie zogen im Sommer um, in ein schön gelegenes Haus mitten in einem Tannenwald. Das Haus war von hohen Nadelbäumen umgeben und im Sommer strömte die Sonne durch einen hohen Spalt zwischen den Baumspitzen herein. Robert machte sich nicht klar, daß die Bäume im Winter, wenn die Sonne tief stand, dem Haus jedes Licht nehmen würden.

Zwei sehr schwierige Winter vergingen. Robert erinnert sich, wie er am Fenster saß, in den strömenden Regen hinaussah und weinte. Immer wieder mußte er an den Anfang von Dantes *Inferno* denken. »Plötzlich, in der Mitte meiner Lebensreise«, ging es ihm im Kopf herum, »finde ich mich im wahrsten Sinne des Wortes in einem dunklen Wald wieder. Ich bin beruflich gescheitert. Meine akademische Karriere hat sich in Luft aufgelöst. Ich werde es als Laienpriester nie zu etwas bringen. Aber ich bin nicht als Mensch gescheitert.« Dieser letzte Gedanke war eine Offenbarung für ihn. Eigentlich war seine Midlife-Crisis – verglichen mit dem Verlust seiner Kinder – relativ bedeutungslos. Er lernte auch seine Eltern neu zu schätzen, vielleicht zum ersten Mal seit der Pubertät; er erkannte, daß sie ihn geliebt hatten und als Mensch respektierten. Mitten in diese grauen Tage hinein erhielt Mary Jo das Angebot, nach Washington, D.C., zurückzukehren.

Robert beschloß daraufhin, das Geschichtenerzählen zu seinem Beruf zu machen. Er wollte Reisende in Länder begleiten, die als dramatischer Hintergrund seiner Geschichten dienten – zum Beispiel Kanada und Großbritannien. Aber seine saisonalen Probleme beeinträchtigten seine Kreativität. Vom Frühjahr bis zum Frühherbst entwickelte er Reiserouten und Pläne. Aber dann machten die quälenden Wintermonate, die seine ganze Widerstandskraft erforderten, dem erst einmal ein Ende. Im Winter brachte er nicht die Energie auf, seine Pläne umzusetzen und fühlte sich »unglaublich müde«, wenn er sich von einer Verpflichtung zur nächsten schleppen mußte. Dazu kamen körperliche Krankheiten wie Grippe und Erkältungen, die an seinen Kräften zehrten.

Auf Drängen seiner Frau entschloß sich Robert dann endlich, am Seasonal Studies Program des NIMH teilzunehmen. Er selbst hatte nie bewußt daran gedacht, daß Licht für sein Lebensgefühl wichtig sein könnte, »obwohl meine Probleme mit den grauen Tagen im Norden mich eigentlich eines Besseren hätten belehren sollen. Es war so offensichtlich, aber ich konnte den Zusammenhang einfach nicht erkennen.«

Die Licht-Therapie schlug gut an. Schon ein paar Stunden nach Behandlungsbeginn fühlte er sich sehr viel besser, und er überstand den Winter problemlos. Trotzdem stand Robert der Sache skeptisch gegenüber und fragte sich, ob er vielleicht einem Placebo-Effekt aufgesessen war. Was ihn schließlich überzeugte, waren die Folgen mehrerer Behandlungsunterbrechungen: Er war ein paar Mal im Winter ohne seine Lichtboxen verreist und hatte jedesmal innerhalb weniger Tage einen Rückfall erlitten. Robert ist froh, daß ihm schwere Winterdepressionen in Zukunft erspart bleiben werden. Andererseits belastet ihn der Gedanke, seine Kreativität könnte darunter leiden, wenn seine Gefühlslandschaft das ganze Jahr über »zu ausgeglichen« ist. Aber dieses Problem ist zweitrangig für ihn, und er hat vor, die Lichtboxen auch künftig im Winter zu nutzen.

Seit einiger Zeit ist Robert von Geschichten aus dem hohen Norden fasziniert – Geschichten von Winterreisen, Märchen sibirischer Schamanen und Legenden der Indianer aus Kanada und dem amerikanischen Nordwesten. In vielen dieser Geschichten steht das Licht für Liebe und Leben, die Dunkelheit für Verlust und Verzweiflung. Robert hat sich auch mit der nordischen und keltischen Mythologie beschäftigt, in der das Licht eine wichtige Rolle spielt, und erklärte mir mit seiner tiefen, vollen Stimme ein paar Geschichten daraus. Dabei lernte ich nicht nur das Handlungsgeschehen kennen (in das er sich gelegentlich verlor), sondern auch die Bedeutung, die jede der Geschichten für

Robert selbst hat. Und mir wurde klar, wie er seinen Geschichten ihre Spannung und ihre Wirkung verleiht. Ich gebe die folgenden Geschichten so wieder, wie Robert sie mir erzählt hat.

Die selbstsüchtige Seemöwe

Diese Geschichte geht auf die Nootka-Indianer in British Columbia zurück – einer Provinz Kanadas, in der der Himmel meist bewölkt ist:

> Die Potlach-Tradition, ein Winterfest der Indianer des Nordwestens, geht auf die folgende Überlieferung zurück: Bei der Erschaffung der Welt wurden die Geschenke der Schöpfung, eingepackt in Zedernkästchen, an alle Tiere verteilt. Die Kästchen wurden nacheinander geöffnet und die Tiere zeigten sich gegenseitig ihre Geschenke. Nur ein Kästchen bleibt geschlossen: das, in dem das Sonnenlicht enthalten ist. In der Geschichte geht es darum, daß das Hervorholen des Sonnenlichts irgendwie schmerzhaft ist. Das trägt sich so zu: Die Seemöwe, die das Licht bekommen hat, ist nicht bereit, die anderen Tiere daran teilhaben zu lassen. Der Rabe – in der Kultur der Indianer der Gauner unter den Tieren – weiß, daß die Seemöwe das Licht besitzt, und versucht mit allen Mitteln, es ihr abzuluchsen. Er umschmeichelt die Seemöwe, bittet und bettelt, aber umsonst – die Seemöwe beharrt darauf: »Es gehört mir, mir ganz allein.«
>
> Also denkt der Rabe: Es geschähe der Seemöwe ganz recht, wenn ihr etwas Schreckliches passieren würde – zum Beispiel, wenn sie mit ihrem Fuß in einen Dorn treten würde. Kaum hat der Rabe seinen Gedanken zu Ende gedacht, geht sein Wunsch schon in Erfüllung: Die Seemöwe kreischt laut auf vor Schmerz. Da sagt der Rabe: »Ich helfe dir«, und macht sich daran, der Seemöwe den Dorn aus dem Fuß zu ziehen. Aber er hat gar nicht vor, den Dorn herauszuziehen, sondern ihn noch tiefer in den Fuß zu drücken. Das gibt ihm Gelegenheit – und das ist der Angelpunkt der Geschichte – zu sagen: »Es tut mir leid, aber ich kann nichts sehen. Ich brauche mehr Licht, wenn ich den Dorn herausziehen soll. Mach das Kästchen auf.« Und dann, so heißt es in der Geschichte, wird das Kästchen geöffnet – aber nur einen winzigen Spalt weit, so daß die Szene wiederholt werden muß. Das passiert ein zweites und drittes Mal, und die Spannung steigt. Das Entscheidende dabei ist, daß jedes Mal, wenn das Kästchens geöffnet wird, ein stärkeres Licht herauskommt. Beim ersten Mal tauchen die Sterne auf, beim zweiten Mal der Mond und erst nach dem dritten Mal

kommt die Sonne hervor. Die Welt ist voll Licht. Die Geschichte endet so, wie sie nach anderen Überlieferungen beginnt: Am Anfang war das Licht.

»Und wird die Seemöwe von ihrem Dorn befreit?« fragte ich wie ein Kind am Ende einer Gute-Nacht-Geschichte.

»Es gibt unterschiedliche Varianten der Geschichte«, sagte Robert. »Es hängt davon ab, wie man sie erzählen möchte. Religiöse Menschen lehnen die Geschichte ab, weil sie sie für grausam halten. Ich spürte dagegen schon immer, daß die Geschichte eine gewisse Gültigkeit besitzt, ohne sagen zu können, warum. Heute erkenne ich, daß es die Verbindung zwischen Lichtmangel und Schmerzen war, die mich dazu veranlaßte, sie unverändert weiter zu erzählen.«

Nach Robert gibt es in einer estnischen Version der Geschichte vier verschiedene, unterschiedlich helle Arten des Lichts: die Sonne, den Mond, die Sterne und zusätzlich die Nordlichter. Als flackernde Lichterscheinung am Himmel besitzen sie noch weniger Leuchtkraft als die Sterne. In der estnischen Variante der Geschichte befindet sich eine Frau auf der Suche nach dem Mann, den sie heiraten wird. Die vier Lichtarten personifizieren die Bewerber, denen sie begegnet: das Nordlicht steht für den schlechtesten, die Sonne für den glühendsten Liebhaber.

Als Robert mir diese Geschichten erzählte – und er ist ein fesselnder Erzähler –, mußte ich unwillkürlich an unsere Forschungsergebnisse denken. Sie haben uns zweifelsfrei gezeigt, daß nur sehr helles Licht eine stimmungsverändernde Kraft besitzt: Wenn das Licht wirken soll, muß es die Intensität des durch ein Fenster hereinströmenden Sonnenlichts besitzen. Eine geringere Leuchtkraft, wie etwa die des Mond- oder Sternenlichts, genügt nicht. So waren Robert und ich durch zwei völlig unterschiedliche Ansätze – alte Volksmärchen und moderne wissenschaftliche Studien – zu dem gleichen Schluß gekommen.

Der Wigwam der Verstorbenen

Nach der Überlieferung der Ojibwa-Indianer dauerte der erste Tag siebzig Jahre lang. Die Sonne schien. Freude herrschte überall – bis die erste Nacht hereinbrach. Die Menschen fürchteten sich, und manche von ihnen starben.

Der Listige war traurig und wollte mit den Freunden zusammensein, die gestorben waren. Dann sah er ein neues, rundes, blasses Licht aus dem Wasser aufsteigen. Die kluge Eule sagte, der Name dieses Lichts sei »Mond«.

Der Listige paddelte mit einem Kanu über das Wasser und sah, daß der Mond im Wigwam der Verstorbenen wohnte. Aber die toten Seelen waren nicht traurig. Sie aßen und tanzten und lachten. Die Eule und der Listige verkleideten sich und nahmen unbemerkt am Fest teil. Bei Morgengrauen holte der Frosch den Mond vom Pfahl herunter und versteckte ihn unter einer Decke, und alle Geister gingen schlafen.

Nur der Listige und die Eule blieben wach. Der Listige legte die schlafenden Seelen in einen Beutel aus Elchhaut und paddelte mit dem Kanu über den See. Aber noch ehe er das Land der Lebenden erreicht hatte, öffnete er neugierig den Beutel und spähte hinein. Alle Seelen schwangen sich zum Himmel empor und schwebten zurück zum Wigwam der Toten.

Daraufhin ließ sich die Eule auf dem Kanu des Listigen nieder und sagte: »Die wirst sie nie mehr dazu bringen, dich in den Wigwam der Toten einzulassen. Du wirst sie nie mehr wiedersehen.« Der Listige war traurig, aber dann faßte er sich ein Herz. Er sagte: »Die Eule spricht die Wahrheit, aber ich kenne eine tiefere Wahrheit. Jede Nacht werden ich und alle Menschen auf den Flügeln der Eule und ihrer Geschwister über den Großen See fliegen. Man wird uns zwar nicht in den Wigwam der Toten einlassen, aber wir werden uns davor schlafen legen. Und wir werden die Stimmen der Vergangenheit hören. Wir werden uns derer erinnern, die wir verloren haben. Wir werden hören, wie sie lachen und tanzen und sich Geschichten erzählen. Und die Nächte der Lebenden werden angefüllt sein mit Erinnerungen und Abenteuern.

Der Listige verstummte. Die Eule blinzelte und sagte: »Und wie soll das heißen?« Der Listige lächelte: »Das soll ... Träumen ... heißen.« Und so entstanden die Träume.

Als ich dieser Geschichte lauschte, dachte ich an die Assoziation zwischen Dunkelheit und Verlust, an den Wunsch, mit den Verstorbenen in Verbindung zu bleiben. Es ist ein allgemein-menschliches Bedürfnis, Bewältigungsstrategien für den Verlust geliebter Menschen zu finden. Ich dachte an die drei Kinder, die Robert so früh verloren hatte. In der Geschichte der Ojibwa wird der Tod mit dem ersten Sonnenuntergang, dem Verlust der Sonne, assoziiert. Das wirft die Frage auf, ob es einen Zusammenhang gibt zwischen den chemischen Veränderungen im Gehirn, die durch Verlust und Leid ausgelöst werden, und denen, die durch die Dunkelheit ausgelöst werden. Dylan Thomas schrieb in einem Gedicht an seinen sterbenden Vater:

> Geh nicht ruhig in jene gute Nacht,
> das Alter sollte brennen und toben am Ende des Tages;
> wüte, wüte gegen das Verlöschen des Lichts.

Dazu paßt auch eine Anekdote, die mir Robert erzählte: Ein schottischer Geschichtenerzähler bindet in seine Märchen über Winterreisen refrainartig den Satz »Wo Licht ist, da ist Leben« ein, um die Spannung Schritt für Schritt aufzubauen.

Bruder Wolf

Bei einer meiner Geschichten, einer von denen, die ich am liebsten erzähle, ist die Reaktion meiner Zuhörer immer die gleiche. Im Mittelpunkt der Geschichte steht eine Legende über Franz von Assisi. Er spricht darin mit einem Wolf, der im Dunkeln lebt und ab und zu in einer nahegelegenen Stadt auftaucht, sich einen Menschen packt und ihn auffrißt. Die Leute der Stadt fürchten den Wolf und wenden sich mit ihrem Problem an Franz von Assisi. Franz von Assisi beschließt, den Wolf aufzusuchen. Die Bürger sind entsetzt, trotzdem macht er sich auf in den Wald.

Beim Schildern dieser Szene achte ich darauf, den Zuhörern die tiefe Dunkelheit des Waldes vor Augen zu führen. Ich erzähle, daß Franz von Assisi ohne Waffen und ohne Licht unterwegs ist. Er geht in die Dunkelheit hinein – ich schließe immer meine Augen, wenn ich an diese Stelle der Geschichte komme –, bis er sich im allerdunkelsten Teil des Waldes befindet. Dort angelangt, bleibt er stehen. Er weiß, daß er nur die Hand auszustrecken braucht, um den Wolf zu spüren. Mensch und Tier verhalten sich ganz still, bis Franz von Assisi zu sprechen anfängt: Er sagt nur zwei Worte: »Bruder Wolf.«

Die beiden verstehen einander. Franz von Assisi geht zurück in die Stadt und sagt den Leuten, daß sie den Wolf füttern müssen, um mit ihm auszukommen. Dann kehrt er in sein Dorf zurück. Die Menschen sind über seinen Rat verwirrt und beraten, was zu tun ist. Dann wird es Nacht. Der Wolf kommt in die Stadt und streift durch die dunklen Straßen und Gassen.

> Alle Türen sind verriegelt, alle Fenster sind geschlossen, alles ist vergittert und dunkel. Als der Wolf um eine Ecke biegt, öffnet sich plötzlich eine Tür und – ich verwende immer diesen Ausdruck, weil ich die Szene so klar vor mir sehe – Licht strömt heraus. Jemand tritt durch die Tür und stellt einen Teller mit Essen auf die Straße. Der Wolf schaut den Spender mit brennenden Augen an, wendet sich dann dem Futter zu und verschlingt es.
> Die Geschichte geht hier noch weiter. Aber wenn sie zu Ende ist – sie dauert etwa fünfundzwanzig Minuten –, sagen immer drei von vier Leuten, sie würden sich am klarsten an das Bild der sich öffnenden Tür und des herausströmenden Lichts erinnern. Ich glaube, das liegt daran, daß die ersten zwanzig Minuten der Geschichte in tiefer Dunkelheit spielen, in die ich beim Erzählen eintauche. Wenn ich dann an die Stelle mit dem Licht komme, kann ich die plötzliche Helligkeit förmlich vor mir sehen. Meine Augen sind weit offen, und ich schaue meine Zuhörer an, aber ich fühle mich, als wäre ich in der nächtlichen Dunkelheit unterwegs gewesen und würde eine Tür öffnen und einen hell erleuchteten Raum betreten. Dieses Gefühl überträgt sich auf meine Zuhörer – das Erscheinen des Lichts bewirkt eine unmittelbare emotionale Reaktion.

Robert reguliert beim Erzählen dieser und anderer Geschichten die Lichtmenge, die seine Augen erreicht; das scheint seine Stimmung zu beeinflussen, die er auf seine Zuhörer überträgt. Wenn er in seinen Geschichten die Dunkelheit beschreibt, schließt er seine Augen und spürt die Nacht um sich herum. Wenn er über das Licht spricht, öffnet er seine Augen und sieht es vor sich. Der dramatischste Moment in dieser Geschichte und anderen Geschichten von Winterreisen ist immer der, wenn der Protagonist inmitten einer dunklen Landschaft plötzlich und unerwartet ein helles Licht vor sich sieht. Ich frage mich, ob die Rezeptoren des Auges, die nach Licht gehungert haben, als Reaktion auf das Licht die Ausschüttung chemischer Stoffe bewirken und damit diese Überflutung unserer Sinne bewirken.

Das war nur ein kurzer und zwangsläufig unvollständiger Einblick in Roberts Gedankenwelt. Aber wenn ich seine Biographie an mir vorbeiziehen lasse, erstaunt mich vor allem seine erste Erinnerung: Ich sehe den kleinen, dreijährigen Jungen vor mir, wie er an einem Wintertag auf die Flamme auf dem Geburtstagskuchen seines Bruders starrt. Schon mit drei Jahren schlug ihn das Licht an einem dunklen Tag in seinen Bann.

Roberts Geschichten rufen meine Erinnerung an all die Menschen wach, die Ihnen in diesem Buch begegnet sind: Peggy, die müde und traurig durch die dunkle Landschaft Neuenglands nach Hause fuhr und die nur der Gedanke an Plätzchen noch aufrechterhielt; Alan, der an dunklen Wintertagen die Schule versäumte; Angela, die vor ihrer Lichtbox an ihrem neuesten Buch arbeitet; Jessica, die an einem Sommermittag Wildblumen pflückt; und schließlich Robert, der Wintermärchen erzählt, in denen das Dunkel dem Licht weicht. Die ungewöhnliche Empfänglichkeit dieser Menschen für Licht und Dunkelheit vermittelt uns neue Einsichten in das Wechselspiel zwischen Mensch und Umwelt, die uns ohne ihre Sensibilität entgangen wären.

Epilog

Es ist kein Wunder, daß uns die physikalische Welt, in der wir leben, beeinflußt: der Himmel, der sich abwechselnd strahlend blau oder tiefschwarz über uns wölbt, die Luft, die heute feucht und drückend und morgen frisch und klar ist, Hitze und Kälte, die Schönheit des Lichts oder die lähmenden Schatten eines Winternachmittags. Unsere natürliche Umwelt berührt uns, weil wir uns in Tausenden von Jahren unter ihrem Einfluß entwickelt haben. Sie orchestriert die inneren Rhythmen des Körpers und des Gehirns, die »Zeiten in des Menschen Geist«.

In der unendlichen Vielfalt der Natur sind alle Menschen anders. Sie unterscheiden sich darin nicht von anderen Lebewesen. So reagieren manche Menschen gleichmütig auf den Jahreslauf, während andere feine Antennen für saisonale Veränderungen besitzen. In der Tier- und Pflanzenwelt gibt es eine Fülle von Beispielen, wie Lebewesen auf Veränderungen des Lichts, der Wärme oder der Feuchtigkeit ihrer Umgebung reagieren. Menschen, die deutlich ausgeprägte saisonale Veränderungen an sich feststellen, haben keinen Grund, sich allein zu fühlen. Millionen von Menschen sind von ähnlich starken Reaktionen betroffen. Nach einer Hochrechnung, die wir durchgeführt haben, leiden im Winter bis zu 20 Prozent der amerikanischen Bevölkerung – 36 Millionen Menschen – unter einer verringerten Funktionsfähigkeit und/oder einer niedrigeren Lebensqualität.

Es ist für saisonfühlige Menschen wichtig zu wissen, daß Millionen anderer von den gleichen Veränderungen wie sie geplagt werden. Dieses Wissen hilft ihnen dabei, den Botschaften zu vertrauen, die Körper und Geist aussenden. Bevor SAD als Krankheit anerkannt war, wurden Menschen, die unter SAD litten, mit ihren Problemen mehr oder weniger allein gelassen. Wenn SAD-Symptome auftraten, wurden eine Reihe von Standarduntersuchungen und -tests durchgeführt, in dem Versuch, eine Diagnose zu stellen. Verliefen die Tests negativ, blieben die Betroffenen mit dem Eindruck zurück, sie würden sich ihre Beschwerden nur einbilden. Heute können wir SAD auch ohne chemische Tests diagnostizieren und behandeln. Allerdings sind die uns vorliegenden Erkenntnisse relativ neu und nicht allen Ärzten bekannt. Wenn Sie unter SAD leiden, Ihr Arzt aber die Krankheit nicht kennt, sollten Sie mit ihm über die Informationen in diesem Buch sprechen. Vielleicht können Sie das Problem gemeinsam lösen. Falls Sie das Gefühl haben, Ihr Arzt stehe den starken Wirkungen der Jahreszeiten und ihrer Behandelbarkeit auch dann noch skeptisch oder zu wenig aufgeschlossen gegenüber, rate ich Ihnen, sich lieber einen anderen Arzt zu suchen, als den zuverlässigen und unmißverständlichen Signalen ihres Körpers und Geistes zu mißtrauen.

Dieses Buch beschreibt, wie Sie die Art, die Stärke und den Rhythmus Ihrer Saisonfühligkeit evaluieren können. Falls Saisonfühligkeit ein Problem für Sie darstellt, läßt sich viel dagegen tun. Sie können Ihre physische Umgebung verändern – am leichtesten, indem Sie für mehr Licht sorgen, aber auch auf andere Weise. Auch Veränderungen der psychologischen Umwelt zeigen eine gute Wirkung. Streß läßt sich abbauen. Angehörige und Freunde können unterstützend wirken. Oft ist es schon hilfreich, das Problem einordnen zu können. Wenn Sie möchten, können Sie auch Ihre Weltsicht und Ihre sozialen Beziehungen einer kritischen Überprüfung unterziehen und gegebenenfalls verändern. Eine entscheidende Voraussetzung für unsere geistige Gesundheit ist das Gefühl, nicht hilflos zu sein – der Glaube, unser Schicksal und Erleben steuern zu können. Deshalb ist es ein Glücksfall, daß saisonabhängige Menschen so viel tun können, um ihre Lebensqualität zu verbessern.

Allerdings sind unseren Möglichkeiten, uns zu verändern, Grenzen gesetzt. Vieles – und dazu gehört möglicherweise auch unsere Saisonfühligkeit – wollen wir gar nicht ändern. Viele Menschen betrachten ihre Saisonfühligkeit als wesentlichen Teil ihrer selbst. Sie ist ein unverzichtbarer Begleiter ihre Hochs und Tiefs, ihrer Kreativität, ihres

Lebensgefühls. Übersensibilität kann eine wichtige Voraussetzung für Kunst und Poesie sein. Hätte ein allmächtiger Therapeut alle kreativen Rhythmen und Schwankungen eingeebnet, wäre unser Leben ärmer.

Wir glauben, wir sollten unsere Saisonfühligkeit nutzen, um im Einklang mit der Natur und unserem kreativen Potential zu leben – uns vom Fluß der Jahreszeiten inspirieren zu lassen und die Produkte unseres geistigen Schaffens mit anderen zu teilen. Dieses Buch ist unser Beitrag dazu, und wenn es für Sie auch nur einen Lichtstrahl in einen dunklen Wintertag bringt, haben wir unser Ziel erreicht.

TEIL V

WEITERFÜHRENDE INFORMATIONEN

Hilfe bei saisonabhängigen Problemen

Lichtboxen und Lichthelme

Die Technik von Geräten zur Lichtbehandlung wird sich in den nächsten Jahren zwangsläufig ändern. Zur Zeit sind die effektivsten Geräte Lichtboxen aus Metall (manchmal in einem Holzgehäuse), in die Leuchtstoffröhren montiert sind. Obwohl manche Lichtboxen UV-Strahlen abgeben, deutet derzeit nichts darauf hin, daß ultraviolettes Licht die SAD-Behandlung unterstützt. Angesichts seiner schädlichen Wirkung auf die Augen und die Haut empfiehlt sich der Einsatz von Lichtboxen, die ultraviolette Strahlen so gründlich wie möglich ausfiltern.

Die Lichtboxen unterscheiden sich in ihrer Größe und lassen sich deshalb mehr oder weniger gut transportieren. Einige werden in einem Winkel positioniert, der eine größere Lichtstärke erlaubt als die traditionellen 2500-Lux-Boxen. Eine größere Lichtstärke hat den Vorteil, daß sich die antidepressive Wirkung in kürzerer Zeit erreichen läßt. Standardboxen mit 2500 Lux oder 10 000 Lux dürfen als sehr sicher gelten. Ausführlichere Informationen über die Anwendung der Licht-Therapie und eventuell angezeigte Vorsichtsmaßnahmen finden Sie in Kapitel 6.

In Deutschland können Sie Lichtboxen und Lichthelme bei den folgenden Herstellern beziehen:

Deutschland:

52076 Aachen
SML Licht- und Therapiesysteme
Schleidener Straße 138 A
Tel.: 02408/80527
Fax: 02408/80851

38116 Braunschweig
Reiher GmbH
Saarbrückener Str 254
Tel.:0531/52081-82
Fax:0531/507929

32555 Löhne
Davita Medizinische Produkte
Postfach 1255
Tel.:05732/10955-0
Fax:05732/109562

80469 München
METEC Medizin-Technische GmbH
Buttermelcherstr. 15
Tel.:089/227271
Fax:089/226030

78056 Villingen
Waldmann Medizintechnik
GmbH & Co.
Postfach 3720

78026 Villingen-Schwenningen
bzw. Peter-Henlein-Str. 5
Tel.:07720/601-0
Fax:07720/601-290

Österreich:

A-8047 Graz
Grubholz Medizin Technik (GMT)
Eisslgasse 2
Tel.:0316/302677
Fax:0316/302677-7

A-2352 Gumpoldskirchen
Leupamad Medizintechnik
Alleeweg 10
Tel.: 02252/63880
Fax: 02252/627804

A-9852 Trebesing
HIRSCH Medizintechnik
Hans Hirsch
Radl 29
Tel. und Fax 04732/3354

A-1160 Wien
G. Tatschl
Medizin-Technik
Hyrtlgasse 16
Tel.: 0222/4953461
Fax: 0222/4953461-4

Schweiz:

CH-4132 Muttenz
Wolff System AG
Bahnhofstraße 47a
Tel.: 050/61610021
Fax: 050/61610051

Ärzte, Kliniken, Forschungsprogramme

Die folgenden Forschungszentren, Kliniken, Ärzte und Therapeuten beschäftigen sich mit der Anwendung der Licht-Therapie. Die Liste erhebt keinen Anspruch auf Vollständigkeit. Sie wird zwangsläufig länger werden, je mehr sich die Licht-Therapie als anerkannte Behandlungsform durchsetzt.

Deutschland

01477 Arnsdorf

Sächsisches Krankenhaus für Psychiatrie und Neurologie
Dr. M. Heim, Dr. Dipl.-Psych. Hubert Heilemann
Hufelandstr. 15
Tel.: 035200/26270
Fax: 035200/26222

86156 Augsburg

Bezirkskrankenhaus Augsburg
Dr. Reinertshofer
Dr.-Mack-Str. 1
Tel.: 0821/480313 5
Fax: 0821/480313 3

76530 Baden-Baden

Praxis Dr. Gheorghe Olteanu
IMF Klausenburg
Sophienstr. 27
Tel.: 07221/391450

57319 Bad Berleburg

Klinik Wittgenstein
Klinik für psychotherapeutische Medizin
Dr. Mersmann
Sählingstr. 60
Tel.: 02751/810

37581 Bad Gandersheim

Paracelsus Roswitha Klinik 2
Dr. Claus Jacobi
Hildesheimer Str. 6
Tel.: 05382/740
Fax: 05382/74473

97688 Bad Kissingen
Praxis Dr. medic Romulus Bentia
Am Kurgarten 3
Tel.:0971/2070
Fax:0971/99461

88427 Bad Schussenried
Zentrum für Psychiatrie
Dr. Durnke, Dr. Metzger
Klosterhof 1
Tel.:07583/33301
Fax:07583/33201

65812 Bad Soden
Klinik Weisses Haus, Dr. F. K. Hausmann
Arzt für Psychiatrie und Psychotherapie
Parkstr. 3
Tel.:06196/2030
Fax:06196/26060

26160 Bad Zwischenahn
Niedersächsisches Landeskrankenhaus Wehnen
Psychiatrie und Psychotherapie
Dr. M. Becker-Emner
Hermann-Ehlers-Str. 7
Tel.:0441/96150
Fax:0441/691448

72270 Baiersbronn
Schwarzwald Sanatorium Obertal
Privatklinik f. Innere Medizin und Naturheilverfahren
Dr. Karl Pflugbeil
Rechtmurgstr. 27
Tel.:07449/8134
Fax:07449/84531

12683 Berlin
Wilhelm-Griesinger-Krankenhaus
Schlaflabor
Dr. B. Kurella
Brebacher Weg 15
Tel.: 030/5680283
Fax: 030/5680241

13589 Berlin
Max-Bürger-Zentrum
1. Psychiatrische Abteilung
Dr. S. Dannecker
örtlicher Bereich Griesingerstr. 27–33
Tel.: 030/37011
Fax: 030/37013502

14050 Berlin
Freie Universität Berlin
Psychiatrische Klinik und Poliklinik
Interdisziplinäre Schlafmedizin
Dr. Susanne Kraemer
Eschenallee 3
Tel.: 030/84458626
Fax: 030/84458393

33611 Bielefeld
Evangelisches Johannes Krankenhaus
Neurologische Klinik
Prof. Dr. Peter Clarenbach
Schildescher Str. 99
Tel.: 0521/8014551
Fax: 0521/8014009

66440 Blieskastel
Bliestal Kliniken
Dr. R. Sandweg
FA für Neurologie und Psychiatrie

44791 Bochum
Westfälisches Zentrum für Psychiatrie und Psychotherapie
Universitätsklinik
Prof. Dr. Th. R. Payk
Alesandrinenstr. 1–3
Tel.:0234/5077202
Fax:0234/5077235

44795 Bochum
Praxis Dr. Bernd Sczesni (Psychotherapie) und
Dr. Albert Niederhofer
Ärzte f. Neurologie und Psychiatrie
Karl-Friedrich-Str. 123
Tel.:0234/47721
Fax:0234/47722

53111 Bonn
Rheinische Landesklinik Bonn
Abteilung Allgemeine Psychiatrie I
Dr. Yonka Dutschewska-Kothes
Kaiser-Karl-Ring 20
Tel.:0228/5512281
Fax:0228/5512484

38700 Braunlage
Sanatorium Dr. Barner
klinisches Sanatorium für Innere Krankheiten
Psychiatrie und Psychosomatik
Dipl.-Psych. Werner Helms
Arzt für Neurologie u. Psychiatrie
Dr.-Barner-Str. 1
Tel.:05520/8040
Fax:05520/3032

38126 Braunschweig
Städt. Klinikum
Dr. K.L. Vollbrecht
Salzdahlumer Str. 90
Tel.:0531/595-2452
Fax:0531/595-2659

27574 Bremerhaven
Zentralkrankenhaus Reinkenheide
Klinik für Psychiatrie und Psychotherapie
Dr. Gisbert Eikmeier
Postbrookstr. 103
Tel.:0471/2993400
Fax:0471/2993401

64297 Darmstadt
Praxis Dr. A. Pelzer
Heinrich-Delp-Str. 164
Tel.:06151/537619

94469 Deggendorf
Bezirkskrankenhaus Mainkofen
Dr. L. Blaha
Dr. H. Simmerl

Tel.:09931/870
Fax:09931/87292

66763 Dillingen
Caritas Krankenhaus
Neurologische Klinik und Schlafmedizinisches Zentrum
Prof. Dr. W. Emser
Werkstr. 1
Tel.:06831/708249o.250
Fax:06831/708321

96250 Ebensfeld
Bezirksklinikum Kutzenberg
Klinikum f. Psychiatrie und
Psychotherapie
Dr. Commiachau
Tel.:09547/812226
Fax:09547/812377

85435 Erding
Praxis Dr. J. Hoffmann
Landshuter Str. 9
Tel.:08122/48935

99089 Erfurt
Klinikum für Psychiatrie und Psychotherapie
des Klinikums Erfurt GmbH
PD Dr. K. Peter. Nordhäuserstr. 74
Tel.:0361/7812171
Fax:0361/7812172

91054 Erlangen
Psychiatrische Klinik u. Poliklinik der Universität
Dr. W.-D. Braunwarth
Schwabachanlage 6
Tel.:09131/854160
Fax:09131/854862

09557 Flöha
FA für Neurologie/Psychiatrie/Chirotherapie/Homöopathie
Dipl. Bodo Böhme
Bahnhofstr. 9
Tel.:03726/6193
Fax:03726/6105

60528 Frankfurt a. M.
Zentrum der Psychiatrie
Prof. Dr. B. Pflug
Heinrich Hoffmannstr. 10
Tel.: 069/63015419
Fax: 069/63015936

36013 Fulda
Klinik für Psychiatrie und Psychotherapie Prof. Dr. Czernik
Postfach 1380
Tel.: 0661/842241
0661/842244

82131 Gauting
Zentralkrankenhaus Gauting
Pneumologische Abteilung, Schlaflabor
Dr. Dipl. Psych. R. Lund
Robert-Koch-Allee 2
Tel.: 089/85791367
Fax: 089/85791495

37075 Göttingen
Psychiatrische Klinik der Universität Göttingen
Dr. A. Rodenbeck, Dr. G. Hajak
Von-Siebold-Str. 5
Tel.: 0551/396761
Fax: 0551/396761

89312 Günzburg
Bezirkskrankenhaus Günzburg, Station 55/2
Dr. R. Hoffmann
Postfach 1162
Ludwig-Heilmeier-Str. 2
Tel.: 08221/9600
Durchwahl (Station): 962557

91709 Gunzenhausen
Sanatorium Hensoltshöhe
Dr. H.-U. Linke
Internist – Naturheilverfahren
Hesoltstr. 58
Tel.: 09831/507661
Fax: 09831/507700

35114 Haina (Klöster)
Psychiatrisches Krankenhaus Haina
Dr. R. Speier
Landgraf-Philipp-Platz
Tel.: 06456/91238
Fax: 06456/91238

39340 Haldensleben
Fachkrankenhaus für Psychiatrie, Psychotherapie, Neurologie
PD Dr. A. Genz
Dipl. Mediziner C. Jendrny
Kliefholzstr. 04
Tel.: 03904/475206
Fax: 03904/475216

06097 Halle/Saale
Klinik und Poliklinik für Psychiatrie der
Martin-Luther-Universität
Prof. Dr. A. Marneros
Julius-Kühn-Str. 7
Tel.: 0345/5573651
Fax: 0345/5573607

30163 Hannover
Medizinische Hochschule Hannover
Sozialpsychiatrische Poliklinik
Dr. H. Elgeti
Walderseestr. 1
Tel.: 0511/962900
Fax: 0511/9629023
(nur für Patienten aus dem zugeordneten Einzugsgebiet,
Versorgungssektor III A der LHS Hannover)

30625 Hannover
Medizinische Hochschule
Psychiatrische Poliklinik I
Dr. H. Becker,
Konstanty-Gutschow-Str. 8
Tel.: 0511/5323167
Fax: 0511/5322415

69115 Heidelberg
Psychiatrische Universitätsklinik
PD Dr. Kick
Vossstr. 4

69115 Heidelberg
Nervenarztpraxis Dr. H. Kähler
Sofienstr. 23
Tel.: 06221/20472
Fax: 06221/189993

89522 Heidenheim
Kreiskrankenhaus Heidenheim
Abt. Psychiatrie u. Psychotherapie
Dr. W. Voigtländer
Schloßhaustr. 100
Tel.: 07321/332452
Fax: 07321/332453

58675 Hemer
Hans-Prinzhorn-Klinik
Fachkrankenhaus für Psychiatrie
PD Dr. U. Trenckmann
Postfach 1765
Tel.:02372/861224
Fax:02372/861400

35745 Herborn
Psychiatrisches Krankenhaus
Dr. Med Kurt Haedke
Austr. 40
Tel.:02772/504-501

44625 Herne
Praxis Burckhard Straub
Facharzt f. Psychiatrie und Psychotherapie
Hölkeskampring 175
Tel.:02323/57664
Fax:02323/58605

50354 Hürth
Privatklinik Somnia Köln-Hürth
Dr. H. W. Ebeling-Golz
Friedrich-Ebert-Str. 11a

07743 Jena
Friedrich-Schiller-Universität
Klinik und Poliklinik für Psychiatrie und Neurologie
»Hans Berger«
Prof. Dr. Sauer
Bachstr. 8
Tel.:03641/6300

34117 Kassel
Praxis Dr. Armin Ulrich
Arzt für Neurologie und Psychiatrie
Königsplatz 55
Tel.:0561/12197
Fax:0561/713397

50924 Köln
Klinik für Psychiatrie und Psychotherapie der Universität zu Köln
Dr. Stephan Ruhrmann
Josef-Stelzmann-Str. 9
Tel.:0221/4784015
Fax:0221/4785593

51107 Köln (Ostheim)
Praxis H.-M. Schuchardt
Arzt für Psychiatrie
Frankfurter Str. 716
Tel.:0221/8902091
Fax:02263/5325

51109 Köln
Rheinische Landesklinik Köln
Fachklinik für Psychiatrie
Dr. R. Blother
Wilhelm-Griesinger-Str. 23
Tel.:0221/8993628
Fax:0221/8993593

78126 Königsfeld
Michael-Balint-Klinik
Fachklinik f. Psychosomatik u. Ganzheitsmedizin
Hermann-Voland-Str. 10
Tel.:07725/9320
Fax:07725/932499

61462 Königstein/Taunus
Privatklinik Dr. Amelung
Dr. Florian N. Brandt
Altkönigstr. 16
Tel.: 06174/2980
Fax: 06174/298118

84028 Landshut
Praxis Dr. Margit Staudinger
Altstadt 28
Tel.: 0871/21286
Fax: 0871/21271

30853 Langenhagen/H.
Klinik für Psychiatrie und Psychotherapie der
Landeshauptstadt Hannover
Dr. Gunther Kruse
Rhodehof 5
Tel.: 0511/7300500 oder 730051 9
(stationär)

88299 Leutkirch
Praxis Dr. M. Steinle
Eschachstr. 2
Tel.: 07561/2088
Fax: 07561/2089

97816 Lohr
Krankenhaus für Psychiatrie und Neurologie des Bezirks
Unterfranken
PD Dr. G. Jungkunz
Am Sommerberg 34
Tel.: 09352/5030
Fax: 09352/503469

23538 Lübeck
Klinik für Psychiatrie der Medizinischen Universität
Prof. Dr. H. Dilling
Ratzeburger Allee 160
Tel.:0451/5002910
Fax:0451/5002603

15907 Lübben
Landesklinik Lübben
Dr. J. Rimpel
Luckauer Str. 17
Tel.:03546/29200
Fax:03546/29242

66663 Merzig
Landeskrankenhaus Merzig
Abteilung Neurologie
Dr. N. Rauber
Neurologie und Psychiatrie
Tel.:06861/708311

41238 Mönchengladbach
Privatklinik Somnia
Dr. J. Husser
Horst 48
Tel.:02166/86850
Fax:02166/868532

88336 München
Psychiatr. Klinik und Poliklinik der Universität
Ambulanz für saisonal affektive Erkrankungen
Dr. I. Dähne
Nußbaumstr. 7
Tel.:089/5160-2760
Fax:089/5160-4490

80796 München
Praxis Dr. Johannes Kemper
Bauerstr. 15
Tel.: 089/2713721

80801 München
Praxis Dr. Zander
Ainmillerstr. 7
Tel.: 089/333712

48129 Münster
Westfälische Wilhelms-Universität Münster
Klinik und Poliklinik für Psychiatrie
Prof. Dr. G. Rudolf
Albert-Schweitzer-Str. 11
Tel.: 0251/836601

24534 Neumünster
Praxis Dr. Burkhard Gülsdorff
Nervenarzt
Parkstr. 26
Tel.: 04321/45979
Fax: 04321/42133

16816 Neuruppin bei Berlin
Landesklinik
Dr. F.-Ch. Göhlert
Fehrbellinerstr. 38

22846 Norderstedt
Praxis Dr. A. Stahl
FA für Neurologie u. Psychiatrie
Rathausallee 7
Tel.: 040/5253001
Fax: 040/5253335

90419 Nürnberg
Klinikum Nürnberg Nord
Klinik für Psychiatrie
Dr. Dr. Günter Niklewski
Flurstr. 17
Tel.: 0911/3982829
Fax: 0911/3983224

46045 Oberhausen
St.-Josef-Hospital
Psychiatrische Abteilung
PD Dr. E. Holzbach
Mülheimer Str. 83
Tel.: 0208/837401
Fax: 0208/837419

46145 Oberhausen
Evangelisches und Johanniter Klinikum
Psychiatrie und Psychotherapie
Prof. Dr. G.-K. Köhler
Steinbrinkstr. 96 A
Tel.: 0208/6974101
Fax: 0208/6974103

49088 Osnabrück
Landeskrankenhaus Osnabrück
Dr. Lothar Neitzel
Leitender Arzt
Knollstr. 31
Tel.: 0541/313302
Fax: 0541/313313209

49093 Osnabrück
Kinderhospital
Kinder- und Jugendpsychiatrische Abteilung
Dr. Horst Trappe
Postfach 6063

85521 Ottobrunn
Praxis Dr. Niederberger
Ottostr. 47
Tel.: 089/6091478

88190 Ravensburg
Psychiatrisches Landeskrankenhaus Weissenau
Prof. Dr. W.P. Kaschka
Weingartshoferstr. 2
Postfach 2044

93042 Regensburg
BKH
PD Dr. J. Zulley
Universitätsstr. 84
Tel.: 0941/9411500
Fax: 0941/9411505

93047 Regensburg
Praxis Dr. Gerhard Vogl
Psychiatrie und Psychotherapie
Krebsgasse 2/II
Haidplatz
Tel.: 0941/565216
0941/561955

78477 Reichenau
Zentrum für Psychiatrie
Depressionsstation
Dr. Aman
Postfach 300
Tel.: 07531/9770
Fax: 07531/932499

33378 Rheda Wiedenbrück
Praxis Dr. Werner Regel
Allgemeinmedizin und Psychotherapie
Bahnhofstr. 23
Tel.:05242/43473
Fax:05242/46039

66119 Saarbrücken
Kliniken Sonnenberg
Psychiatrie
Prof. Dr. Dr. W. Schmitt
Sonnenbergstr.
Tel.:0681/8892203
Fax:0681/8892409

66125 Saarbrücken-Dudweiler
Gemeinschaftspraxis Dr. U. Hutschenreuter, Dr. G. Domanowsky
FA für Neurologie und Psychiatrie
Dudoplatz 1
Tel.:06897/768143
Fax:06897/768181

57392 Schmallenberg-Grafschaft
Fachkrankenhaus Kloster Grafschaft
Zentrum für Pneumologie und
Allergologie, Innere Medizin und Pneumologie
Dr. Peter Haidl
Tel.:02972/7911

34613 Schwalmstadt
Hephata Klinik
Prof. Dr. Meier-Ewert
Schimmelpfengstr. 2
Tel.:06691/18260
Fax:06691/18189

95152 Selbitz
Gemeinschaftspraxis
Dr. M. Feldwieser, FA für Allgemeinmedizin und Chirotherapie
Dr. S. Richter, Praktischer Arzt, Dipl. S. Berkowski
Josef-Witt-Str. 1
Tel.: 09280/9780
Fax: 09280/97878

70191 Stuttgart
Bürgerhospital der Landeshauptstadt Stuttgart
Psychiatrische Klinik
Prof. Dr. K.-L. Täschner
Tunzhofer Str. 14–16
Tel.: 0711/2532801
Fax: 0711/2532175

84416 Taufkirchen/Vils
Bezirkskrankenhaus Taufkirchen/Vils
Psychiatrie und Psychotherapie
PD Dr. M. Dose
Bräuhausstr. 5
Tel.: 08084/9340
Fax: 08084/934400

53840 Troisdorf
Praxis Dr. Hartmut Kollikowski
Facharzt für Nervenheilkunde
Hofgartenstr. 31
Tel.: 02241/70883
Fax: 02241/81925

72076 Tübingen
Psychiatrische Klinik der Universität,
PD Dr. H. Giedke
Neurologie und Psychiatrie
Osianderstr. 22
Tel.:07071/298231 1
Fax:07071/294141

72070 Tübingen
Praxis Dr. Klaus Heide
Psychiater
Schwärzlocherstr. 37
Tel.:07071/43001
Fax:07071/440020

27239 Twistringen
Krankenhaus St.-Annen-Stift
Psychiatrische Institutsambulanz
Dr. Werner Theis
St.-Annen-Str. 15
Tel.:04243/141 5172
Fax:04243/415196

89073 Ulm
Praxis Dr. G. Wild-Seibold
Ärztin f. Psychiatrie u. Psychotherapie
Zeitblomstr. 20
Tel.:0731/66633
Fax:0731/6333

26316 Varel
Praxis Dr. Peter Steiner
Facharzt für Psychiatrie und Neurologie
Schloßstr. 3
Tel.:04451/84015
Fax:04451/861158

42549 Velbert
Klinikum Niederberg
Psychiatrische Abteilung
Robert-Koch-Str. 2
Tel.: 02051/9821601
Fax: 02051/9823019

66707 Weiskirchen
Klinik Sonnental
Fachklinik für Neurologie u. Schlafstörungen
Dr. K. Herz
Tel.: 06876/174000
Fax: 06876/174010

46485 Wesel
Psychologische Praxis
Dipl.-Psych. Rudolf K. Oberdorfer
Kurt-Kräcker-Str. 47
Tel.: 0281/89996
Fax: 0281/09997

35578 Wetzlar
Gemeinschaftspraxis & Tagesklinik für Psychiatrie, Psychotherapie und Psychosomatik
Dr. Wulf Steglich & Dr. Brigitte Schwan-Steglich
Ernst-Leitz-Str. 32
Tel.: 06441/27175
Fax: 06441/211227

88529 Zwiefalten
Münsterklinik Zwiefalten
Depressionsstation
Dr. Berthold Müller
Hauptstr. 9
Tel.: 07373/100
Fax: 07373/10409

Österreich

A-8036 Graz
Universitätsklinik für Psychiatrie
Prof. Dr. H.-G. Zapotoczky
Auenbruggerplatz 22
Tel.:0316/3853612
Fax:0316/3853556

A-6020 Innsbruck
Universitätsklinik für Psychiatrie
Dr. Ch. Neudorfer
Anichstr. 35
Tel.:0512/5043621
Fax:0512/5043628

A-9026 Klagenfurt
A.Ö. Landeskrankenhaus Klagenfurt
Psychiatrische Abt.
St. Veit Str. 47
Tel.:0463/538-0
Fax:0463&/538-2285

A-3400 Klosterneuburg
NÖ Landesnervenklinik Gugging
Hauptstr. 2
Maria Gugging
Tel.:02243/83312-0
Fax:02243/83312-318

A-4020 Linz
A.Ö. Krankenhaus der Stadt Linz
Neurologische Abt.
Krankenhausstr. 9
Tel.:0732/7806-0
Fax:0732/7806-3300

A-4020 Linz
Landes-Kinderklinik Linz
Krankenhausstr. 26
Tel.: 0732/6923-0
Fax: 0732/6923-1109

A-4020 Linz
Landes-Nervenklinik Wagner-Jauregg
Wagner-Jauregg-Weg 15
Tel.: 0732/6921-0
Fax: 0732/6921-5382

A-4014 Linz
A.Ö. Krankenhaus der Barmherzigen Brüder
Seilerstätte 2
Tel.: 0732/7897-0
Fax: 0732/7897-1099

A-4010 Linz
A.Ö. Krankenhaus der Barmherzigen Schwestern
Seilerstätte 4
Tel.: 0732/7677-0
Fax: 0732/7677-7200

A-6830 Rankweil
Landeskrankenhaus Rankweil
Abt. für Psychiatrie und Neurologie
Valdunastr. 16
Tel.: 05522/403
Fax: 05522/4031

A-5020 Salzburg
Landes-Nervenklinik
Ignaz-Harrer-Str. 79
Tel.: 0662/4483-0
Fax: 0662/2222

A-3100 St. Pölten
A.Ö. Krankenhaus der Stadt St. Pölten
Propst-Führer-Str. 4
Tel.:02742/300
Fax:02742/300-2248

A-9100 Völkermarkt
Dr. Jakob Rados
Tel.:0432/4848

A-1180 Wien
Haus der Barmherzigkeit
Vinzenzgasse 2–6
Tel.:01/40199
Fax:01/40199-222

A-1220 Wien
Sozialmedizinisches Zentrum Ost der Stadt Wien
Neurologische Abteilung
Langobardenstr. 122
Tel.:01-28802

A-1030 Wien
Krankenanstalt der Stadt Wien Rudolfstiftung
Neurologische Abteilung
Juchgasse 25
Tel.:01-71165-0

A-1090 Wien
AKH (Allgemeines Krankenhaus der Stadt Wien)
Universitätsklinik für Psychiatrie
O. Univ. Prof. Dr. S. Kasper
Währinger Gürtel 18–20
Tel.:01/40400/3568
Fax:01/40400/3099

Schweiz

CH-4025 Basel
Psychiatrische Universitätsklinik
Prof. Dr. A. Wirz-Justice
Wilhelm-Klein-Straße 27
Tel.:061/3255473

CH-4031 Basel
Psychiatrische Universitätspoliklinik
Dr. H. Hasslocher
Dr. H.-R. Wacker
Petersgraben 4
Tel.:061/2655040

CH-3010 Bern
Psychiatrische Universitätspoliklinik
Prof. Dr. H.-U. Fisch
Murtenstr. 21
Tel.:031/6328811

CH-1225 Chenobourg Geneve
Institutions Universitaires de Psychiatrie Geneve Belide
Dr. P. Bovier
2 chemin du Petit Belvedere
Tel.:022/3054111

CH-1205 Geneve
Consultations Jonction
Dr. F. Gross, 16–18 Bd. St. Georges,
Tel.:022/3211422

CH-5200 Königsfelden
Psychiatrische Klinik Königsfelden
Dr. M. Macko
Dr. M. Etzensberger
Tel.:056/4622111

CH-1004 Lausanne
Dr. P. Bovet, Tel.: 0 21/6 46 44 45
Dr. Ch. Marin Blondel, Tel.: 0 21/6 46 44 00
Dr. Y. Denogent, Tel.: 021/6 46 08 88
43, avenue de Beaulieu

CH-1005 Lausanne
Policlinique psychiatrique Universitaire B.
Dr. G. Winterhalter
Rue du Tunnel 1
Tel.:021/3 167979

CH-6900 Lugano
Praxis Dr. C. Calanchini
via Luvini 7
Tel.:091/237272

CH-8596 Münsterlingen
Kantonale Psychiatrische Klinik
Dr. G. Ruckstuhl
Tel.:072/76864141

CH-4915 St. Urban
Kantonale Psychiatrische Klinik
Dr. J. Fleischhauer
Tel.:063/485555

CH-9500 Wil
Kantonale Psychiatrische Klinik
Zürcherstr. 30
Tel.:071/9131111

CH-8029 Zürich
Psychiatrische Universitätsklinik
Dr. M. Kirsten-Krüger
Lenggstr. 31
Tel.:01/3842111

CH-8091 Zürich
Psychiatrische Universitätsklinik
Dr. J-W. Meyer
Culmanstr. 8
Tel.:01/2555280

Diätvorschriften, Tagespläne und Rezepte

Wie in Kapitel 7 (unter »Diät und Bewegung«) beschrieben, gibt es zur Zeit mindestens zwei verschiedene Ansätze zur Behandlung der mit SAD verbundenen Gewichtszunahme und Energielosigkeit. Die beiden Diäten werden im folgenden vorgestellt. Wir empfehlen Ihnen, auszuprobieren, welcher Ansatz Ihnen am besten zusagt. Die zwei vorgestellten Diättypen sind:

- Die Heller-Diät für kohlenhydratabhängige Patienten (The Carbohydrate Addict's Diet) und
- die Paläolithische Diät, die auf die Ausgewogenheit kohlenhydrathaltiger und eiweißhaltiger Nahrungsmittel setzt.

Die Heller-Diät für kohlenhydratabhängige Patienten

Dr. Rachael Heller und Dr. Richard Heller haben uns freundlicherweise erlaubt, die von ihnen entwickelte 7-Tage-Start-Diät in diesem Buch abzudrucken. Die Tagespläne sind so zusammengestellt, daß sie dem Heißhunger nach Kohlenhydraten möglichst sofort Einhalt gebieten und eine erste Gewichtsabnahme bewirken. Wenn Sie feststellen, daß Ihnen die Start-Diät hilft, sollten Sie danach auf eine von vier verschiedenen Anschlußdiäten umsteigen, die auf Ihren Energieverbrauch und die von Ihnen gewünschte Gewichtsabnahme abgestimmt sind. Anweisungen, wie Sie die Anschlußdiät an Ihre persönlichen Bedürfnisse anpassen, finden Sie in dem Buch der Hellers: *The Carbohydrate Addict's Diet*, Dutton, 1991.
Bei der Heller-Diät ist es überflüssig, Kalorien zu zählen, Mengen abzuwiegen und zu messen oder Lebensmittel gegeneinander auszu-

tauschen. Wenn nichts anderes angegeben ist, sind alle Portionen normal groß. Schlemmermahlzeiten müssen innerhalb von 60 Minuten gegessen werden. Die Diät läßt sich gut mit einer fettarmen, vegetarischen und/oder salzarmen Ernährung vereinbaren.

Speisepläne

1. Tag

Frühstück

Käse-Omelett (wahlweise Ei-Ersatz und fettarmen Käse verwenden)
Wurst oder Frühstücksspeck (wahlweise Putenwurst)
Tee oder Kaffee

Mittagessen

Kopfsalat mit normalem oder leichtem Dressing
Krabben mit Pilzen
Eistee, heißer Tee, Kaffee, Tafelwasser oder Mineralwasser

Abendessen (Schlemmermahlzeit)

½ Grapefruit
Ceasar-Salat
Spaghetti mit Hackfleischsauce
Knoblauchbrot
Spargel
Apfelstrudel mit einer Kugel Eis oder Sorbet
Kaffee, Tee, Wein, Bier, Limonade oder Diätlimonade

2. Tag

Frühstück

Muffins für Kohlenhydrat-Fans, leicht und luftig (Rezept Seite 397)
Tee oder Kaffee

Mittagessen

Gemischter Salat mit Schinkenstreifen, gebratenen Hähnchenbruststreifen oder Putenbruststreifen und Käse
Normales oder leichtes Dressing

Abendessen (Schlemmermahlzeit)
Fruchtsalat von frischen Früchten
Gemischter Salat mit normalem oder leichtem Dressing
Fleischbällchen mit grünen Bohnen und Mandelblättchen
1 mageres Steak mit gedünsteten Pilzen
1 Vollkornbrötchen mit Butter (oder Margarine)
1 Stück Schokoladenkuchen (normal oder kalorienreduziert)
Kaffee, Tee, Wein, Bier, Limonade oder Diätlimonade

3. Tag
Frühstück
Rührei (wahlweise Ei-Ersatz verwenden)
Wurst (normal oder fettarm)
Gekühlte Gurkenscheibchen
Tee oder Kaffee

Mittagessen
Gemischte Blattsalate mit normalem oder leichtem Dressing
Grüne und schwarze Oliven
Hähnchenbrust-, Putenbrust- oder Krabbensalat mit einem hartgekochten, in Scheiben geschnittenen Ei
Eistee, heißer Tee, Kaffee, Tafelwasser oder Mineralwasser

Abendessen (Schlemmermahlzeit)
Orangensaft
Gemischter Salat mit normalem oder leichtem Dressing
Brokkoli-Spieße, mit Käse überbacken
Paprika-Hähnchen (Rezept Seite 398) auf Reis
Toscana-Brot mit Butter (wahlweise Margarine)
Schokoladenpudding oder Fruchtjoghurt (fettarm)
Kaffee, Tee, Wein, Bier, Limonade oder Diätlimonade

4. Tag
Frühstück
Brot für Kohlenhydrat-Fans (Rezept Seite 399)
Tee oder Kaffee

Mittagessen
Salat von Sellerie, grüner Paprikaschote, Radieschen, Oliven und Pilzen
Normales oder leichtes Dressing
Cheeseburger (statt Rinderhack kann als leichte Variante auch gehacktes Putenfleisch verwendet werden)
Grüne Bohnen, sautiert
Dillgurken
Eistee, heißer Tee, Kaffee, Tafelwasser oder Mineralwasser

Abendessen (Schlemmermahlzeit)
Tomatensaft
Spinatsalat mit knusprig gebratenen Speckwürfeln und Pilzen
Normales oder leichtes Dressing
Steak mit eingelegtem grünem Pfeffer auf Reis
Baguette mit Butter (wahlweise Margarine)
Fruchtsalat von frischen Früchten
Schokoladenkuchen (normal oder kalorienreduziert)
Kaffee, Tee, Wein, Bier, Limonade oder Diätlimonade

5. Tag
Frühstück
Frühstücks-Crêpes für Kohlenhydrat-Fans (Rezept Seite 400)
Tee oder Kaffee

Mittagessen
Gemischter Salat mit normalem oder leichtem Dressing
Hähnchen, gebacken, gekocht oder gegrillt
Brokkoli, mit Käse überbacken (wahlweise normalen oder leichten Käse verwenden)
Eistee, heißer Tee, Kaffee, Tafelwasser oder Mineralwasser

Abendessen (Schlemmermahlzeit)
1/4 Honigmelone
Gemischter Salat mit normalem oder leichtem Dressing
Flunder, gebraten, gebacken oder gekocht

Folienkartoffel mit Butter und Sauerrahm (wahlweise mit Margarine und fettarmem Joghurt)
Vollkornbrötchen mit Butter (wahlweise Margarine)
Apfelmus
Erdbeertörtchen
Kaffee, Tee, Wein, Bier, Limonade oder Diätlimonade

6. Tag

Frühstück
Schinken-Käse-Omelett (wahlweise mit fettarmen Zutaten)
Gurkenscheiben
Tee oder Kaffee

Mittagessen
Gemischter Salat mit normalem oder leichtem Dressing
Heiße Würstchen mit Brötchen
Sauerkraut, Oliven und Dillhappen
Eistee, heißer Tee, Kaffee, Tafelwasser oder Mineralwasser

Abendessen (Schlemmermahlzeit)
Wan-tan-Suppe
Fernöstlicher Salat (z. B. Sojabohnensprossen-Salat) mit normalem oder leichtem Dressing
Hähnchenbrust mit Cashewkernen oder Schweinefleisch süß-sauer
Reis oder Nudeln
Bratapfel mit Sahne (wahlweise Joghurt)
Mandel- oder Glückskekse
Kaffee, Tee, Wein, Bier, Limonade oder Diätlimonade

7. Tag

Frühstück
Frühstücks-Soufflé (Rezept Seite 400)
Tee oder Kaffee

Mittagessen
Salatplatte mit Oliven, Gurken, Tomaten, Kopfsalat, Thunfisch oder Lachs
Normales oder leichtes Dressing
Eistee, heißer Tee, Kaffee, Tafelwasser oder Mineralwasser

Abendessen (Schlemmermahlzeit)
Antipasti-Platte mit Parmaschinken, Salami, Mortadella, Oliven, eingelegten Pilzen, eingelegten Paprikaschoten
¼ Honigmelone
Würstchen (wahlweise fettarm)
Lasagne (wahlweise auch Gemüse-Lasagne)
Knoblauchbrot
Frische Erdbeeren mit Sahne (wahlweise Joghurt)
Kaffee, Tee, Wein, Bier, Limonade oder Diätlimonade

Rezepte

Muffins für Kohlenhydrat-Fans, leicht und luftig

Dieses Rezept ergibt lockere Muffins, die so ähnlich schmecken wie Windbeutel. Warm oder kalt mit Butter, Margarine, Frischkäse oder eingemachtem Obst mit geringem Zuckergehalt servieren.

Zutaten für 14 Muffins:
½ EL Pflanzenöl mit mehrfach ungesättigten Fettsäuren
4 Eier
1 Prise Salz
2 EL Hüttenkäse
2 EL Sojamehl (in Reformhäusern erhältlich)

Süßstoff (flüssig oder streufähig, zum Backen geeignet), die Menge soll 2 EL Zucker entsprechen

Den Backofen auf 160° vorheizen. 14 Backförmchen für Muffins mit Pflanzenöl, Butter oder Margarine ausstreichen. Die Eier vorsichtig trennen. Die Eiweiße mit dem Mixer schaumig schlagen. Das Salz zugeben. Die Eiweißmasse steif schlagen.

Eigelbe, Hüttenkäse, Sojamehl und Süßstoff vermengen. Den Eischnee vorsichtig unter die Eigelbmischung heben. Die vorbereiteten Muffinförmchen zu zwei Dritteln mit Teig füllen. Auf der zweiten Schiene von unten etwa 30 Minuten backen, bis die Muffins goldbraun sind.

Variante:
Sie können die Muffins würzen, indem Sie 1/2 TL Zimt, 1/4 TL gemahlenen Ingwer und 1/8 TL Nelken unter das Mehl mischen, bevor Sie es mit den Eigelben vermengen.

Paprika-Hähnchen
Für 3–4 Personen

2 EL Butter oder Margarine
2 EL Olivenöl oder Pflanzenöl mit mehrfach ungesättigten Fettsäuren
1 bis 2 EL Paprikapulver edelsüß
4 EL gehackte Zwiebeln
4 EL gewürfelte Paprikaschoten (grün oder rot)
1 Hähnchen (1000–1500 g), in Stücke zerteilt
2 Tassen Hühnerbrühe
1 TL Mehl
1 Tassen Sauerrahm (wahlweise fettarmer Joghurt)

Butter oder Margarine in einer großen, schweren Pfanne bei mäßiger Hitze zerlassen. Öl und Paprikapulver zugeben und erhitzen. Zwiebeln und Paprikaschoten zugeben und 2 Minuten andünsten. Zwiebeln und Paprikaschoten an den Pfannenrand schieben. Hähnchenteile mit der Haut nach unten dazugeben. Etwa 3 Minuten anbraten, bis die Haut angebräunt ist. Umdrehen und die andere Seite in etwa 3 Minuten anbräunen.

Hühnerbrühe hineinrühren. Zugedeckt 45 bis 60 Minuten köcheln lassen, bis die Hähnchenteile weich sind und beim Einstechen mit der Gabel klare Flüssigkeit austritt. Die Hähnchenteile herausnehmen und auf eine vorgewärmte Platte legen. Das Mehl mit dem Sauerrahm verrühren und die Mischung langsam in die Sauce einrühren. Zugedeckt bei mäßiger Hitze 3 Minuten leicht köcheln lassen. Umrühren und weitere 2 Minuten zugedeckt leicht köcheln lassen. Nicht aufkochen lassen. Sauce über die Hähnchenteile gießen.

Brot für Kohlenhydrat-Fans (mit Varianten)

Dies ist eine ungewöhnlicher, aber köstlicher Ersatz für kohlenhydratreiche Brotsorten. Servieren Sie es mit Butter oder Margarine oder eingemachtem Obst mit geringem glykämischen Index.

Pflanzenöl mit mehrfach ungesättigten Fettsäuren
3 Eier
1 Prise Salz
2 EL Hüttenkäse
2 EL Sojamehl
Süßstoff (flüssig oder streufähig, zum Backen geeignet), die Menge soll 1 EL Zucker entsprechen

Den Backofen auf 160° vorheizen. Kleine Kastenform (20 cm Länge) mit Pflanzenöl oder Butter ausstreichen. Die Eiweiße mit dem Mixer schaumig schlagen. Das Salz zugeben. Die Eiweißmasse steif schlagen. Eigelbe, Hüttenkäse, Sojamehl und Süßstoff vermengen. Den Eischnee vorsichtig unter die Eigelbmischung heben. Den Teig in die vorbereitete Form gießen. Auf der zweiten Schiene von unten etwa 40–45 Minuten backen, bis der Brotlaib leicht gebräunt ist.

Varianten:

Für Zimtbrot ½ TL Zimt unter das Mehl mischen, bevor Sie es mit den Eigelben vermengen.

Für Zwiebelbrot ¼ Zwiebel fein würfeln. In 1 EL Pflanzenöl mit mehrfach ungesättigten Fettsäuren, Butter oder Margarine glasig dünsten. Abkühlen lassen und mit einem Papiertuch abtupfen. Die Zwiebeln unter den Teig heben, bevor er in die vorbereitete Form gefüllt wird.

Frühstücks-Crêpes für Kohlenhydrat-Fans

3 Eiweiße
1 Prise Salz
2 EL Hüttenkäse
1/4 TL Mark einer Vanillestange
Süßstoff (flüssig oder streufähig, zum Backen geeignet), die Menge soll 1 EL Zucker entsprechen
1/2 EL Pflanzenöl

Die Eiweiße mit dem Salz steif schlagen. Hüttenkäse, Vanillemark und Süßstoff gut vermischen. Eischnee vorsichtig unterheben.

Eine antihaftbeschichtete Pfanne mit Öl ausstreichen. Bei mäßiger Hitze erhitzen. Etwa 2 EL des Teiges in die Pfanne gießen. Bei mäßiger Hitze den Pfannkuchen von der Unterseite goldbraun backen. Wenden und die andere Seite ebenfalls goldbraun backen. Mit dem restlichen Teig genauso verfahren.

Ergibt 4 bis 6 Crêpes.

Variante:
Für Blinis 1 TL Sauerrahm auf jede Crêpe streichen und aufrollen.

Frühstücks-Soufflé

Schmeckt pur oder mit Speck, Schinken, Würstchen (wahlweise auch fettarme Wurst).

2 Eiweiße
1 Prise Salz
8 EL Hüttenkäse
1 Eigelb
Süßstoff (flüssig oder streufähig, zum Backen geeignet), die Menge soll 1 EL Zucker entsprechen

Den Ofen auf 160° vorheizen. Eine runde Backform (25 cm Durchmesser) mit etwas Butter oder Pflanzenöl ausstreichen. Die Eiweiße mit dem Mixer schaumig schlagen. Das Salz zugeben. Die Eiweißmasse steif schlagen. Eigelbe, Hüttenkäse und Süßstoff vermengen. Den Eischnee vorsichtig unter die Eigelbmischung heben.

Den Teig in die vorbereitete Form gießen. In der Mitte des Backofens auf den Rost stellen. Im vorgeheizten Ofen 25 bis 30 Minuten backen. Ganz wichtig: Während des Backens den Backofen nicht öffnen, das Soufflé fällt sonst zusammen.

Ergibt 2 Portionen.

Die Paläolithische Diät: Balance aus Kohlenhydraten und Proteinen

Die paläolithische Diät setzt auf einen höheren Eiweißanteil und einen niedrigeren Kohlenhydratanteil als die zuerst vorgestellte Diät. Die Diätvorschriften wurden von Dr. S. Boyd Eaton und Dr. Melvin Konner in einem Artikel im *New England Journal of Medicine* entwickelt und später in einem populären Buch, *The Paleolithic Prescription*, erweitert (siehe »Weiterführende Literatur«). Die folgenden Menüs und Rezepte wurden von der Ernährungsspezialistin Bette Flax unter strenger Einhaltung der Richtlinien von Eaton und Konner zusammengestellt und auf moderne Zutaten und Eßgewohnheiten abgestimmt. Es ist bei dieser Diät nicht notwendig, Kalorien zu zählen. Die Mengen sind auf ein durchschnittliches Gewicht und einen durchschnittlichen Energieverbrauch abgestimmt. Eventuell müssen Sie sie je nach Ihrem Gewicht und Energieverbrauch nach oben oder unten korrigieren.

Hinweise zu den Zutaten

Zur Zubereitung der Gerichte, die in den folgenden Speiseplänen aufgeführt sind, sollten Sie diese Zutaten wählen:

Suppen mit geringem Natriumgehalt (< 100 mg pro Portion) und geringem Fettgehalt (< 3 g pro Portion)
Hüttenkäse mit einem Fettgehalt von max. 1 g pro Portion
Gelee oder Sirup mit vollem Fruchtgehalt
Folgende Gewürze als Salzersatz:
– Knoblauchpulver/Zwiebelpulver
– gehackter Knoblauch/gehackte Zwiebeln
– Dill, Basilikum, Oregano, schwarzer Pfeffer, Cayenne-Pfeffer, Paprika

Zum Süßen:
– Zimt
– Gelee oder Sirup mit vollem Fruchtgehalt

Speisepläne

1. Tag

Frühstück
4 EL Joghurt natur mit Fruchtgelee und ½ Tasse Weizenflocken
2 EL Beeren

Vormittag
Kräutertee

Mittagessen
½ Vollkornbrötchen mit 1 bis 2 Scheiben Putenfleisch, ½ Scheibe Mozarella und Tomatenscheiben

Abendessen
70 g Vollkornnudeln mit Fisch oder Meeresfrüchten gemischt
50 bis 75 g Gemüse
Salat

Zwischenmahlzeit
Obst
Milchmixgetränk

2. Tag

Frühstück
1 Becher Joghurt natur mit Früchten

Vormittag
Kräutertee

Mittagessen
Salat von rohem Gemüse mit gegrillter Hähnchenbrust
Vollkornbrot, Obst

Abendessen
1 kleines Stück gegrilltes Hähnchen oder gegrillter Fisch
Kartoffelbrei mit Hüttenkäse, Zimt und Muskatnuß
Brokkoli
Salat

Zwischenmahlzeit
1/8 l fettarme Milch
Obst

3. Tag
Frühstück
1 kleiner Vollkornfladen (z. B. Vinschgauer) gefüllt mit Salatblättern, Gurkenscheiben und einer Mischung aus in Würfel geschnittenen Eiweißen von 2 bis 3 gekochten Eiern, gewürfeltem Sellerie, gewürfelten Karotten, gewürfelten Zwiebeln und 1 TL Joghurt (fettarm) und Senf

Vormittag
Kräutertee

Mittagessen
Salat von rohem Gemüse, Bohnen, in Würfel geschnittenen Eiweißen von gekochten Eiern, gebratenen Putenbruststreifen oder Krabben
Gefüllte Kartoffel (Rezept Seite 407)

Abendessen
100 g Aprikosenhähnchen oder -fisch, süß-sauer (Rezept Seite 407)
4 EL Couscous (Hirsebrei)
125 g gedünstetes Gemüse

Zwischenmahlzeit
Obst
Selbstgemachtes Joghurteis (Rezept Seite 406)

4. Tag

Frühstück
6 EL Hüttenkäse gemischt mit Erdbeeren, Zimt und 2 EL ungesüßtem Apfelmus

Vormittag
Kräutertee

Mittagessen
Thunfisch gemischt mit Joghurt oder Essig
Verschiedene Gemüse
Vollkornweizenbrot

Abendessen
Geflügelsalat
2 EL Bohnen
Gemüse
ungesüßtes Apfelmus

Zwischenmahlzeit
Obst
1/8 l fettarme Milch

5. Tag

Frühstück
2 Eiweiße, Zwiebelwürfel und 1 gewürfelte Paprikaschote in einer antihaftbeschichteten Pfanne braten; zusammen mit Salatblättern und Tomatenscheiben in einen Vollkornfladen (z. B. Vinschgauer) füllen

Vormittag
Kräutertee

Mittagessen
60 g Hähnchen oder Fisch
Schwarze Bohnen à la Roseanne mit Reis (Rezept Seite 407)

oder
Gemüse-Lasagne à la Bette (Rezept Seite 408)
Salat
Obst

Abendessen
Hähnchen-, Putenbrust- oder Fischfilet, gedünstet in Weißwein und Hühnerbrühe
250 g gedünstetes Gemüse mit gekochten Frühkartoffeln

Zwischenmahlzeit
Joghurt natur, gemischt mit Beeren und Sirup (mit vollem Fruchtgehalt)

6. Tag
Frühstück
4 EL Joghurt natur, gemischt mit 4 EL Hüttenkäse und Sirup (mit vollem Fruchtgehalt)
Vollkornfladen
oder
Gefüllte Vollkornweizen-Tortilla mit Joghurt-Dip (Rezepte Seite 409)

Vormittag
Kräutertee

Mittagessen
Fisch oder Hähnchenbrust, gegrillt
Gemüse oder Salat
Obst oder 1 Scheibe Vollkornweizenbrot

Abendessen
Gefüllte Paprikaschoten (Füllung aus gehacktem Putenfleisch, Bohnen, ½ Tasse Wildreis, Kräutern und Gewürzen), in Brühe im Backofen gegart

Zwischenmahlzeit
Selbstgemachtes Joghurteis (Rezept Seite 406)

7. Tag

Frühstück

1 Stück Vollkornweizentoast, in verquirltem Eiweiß gewendet und in einer antihaftbeschichteten Pfanne von beiden Seiten gebräunt; dazu Fruchtgelee und 2 EL Joghurt natur (fettarm)

Zwischenmahlzeit

Kräutertee

Mittagessen

Obstsalat mit 4 EL Hüttenkäse

Abendessen

Eiweiß-Omelett (Rezept Seite 409), gefüllt mit Gemüse

Zwischenmahlzeit

Obst

1/8 l fettarme Milch

Rezepte

Selbstgemachtes Joghurteis

Joghurt natur (fettarm)
Sirup mit vollem Fruchtgehalt (zum Aromatisieren)
1 Tasse Beeren nach Wahl

Die Zutaten vermischen. Die Mischung in eine verschließbare Gefrierbox füllen und ins Gefrierfach stellen. Mindestens sechs Stunden gefrieren.

Milchmixgetränk

1/8 l fettarme Milch
1/2 Tasse Erdbeeren (Blaubeeren, Himbeeren)
1 Messerspitze vom Mark einer Vanillestange
1 gehäufter EL Erdbeersirup
Eiswürfel

Mit dem Mixer oder dem Pürierstab pürieren.

Gefüllte Kartoffel

1 kleine Kartoffel
Zwiebel (als Pulver oder frisch)
2 kleine Champignons, in Scheiben geschnitten
1 gehäufter EL Joghurt natur (fettarm)
1 gehäufter EL Senf
1 gehäufter EL Hüttenkäse
¼ Tasse fettarme Milch

Die Kartoffel unter fließendem kalten Wasser waschen. In einem Topf mit Wasser bedeckt 20–25 Minuten kochen lassen. Wasser abgießen. Den Ofen auf 225° vorheizen. Die Kartoffel der Länge nach aufschneiden. Das Innere mit einem Teelöffel herausheben. Das Kartoffelinnere mit den restlichen Zutaten verrühren. Die Mischung in die Kartoffelschale füllen. 10 Minuten backen.

Aprikosen-Hähnchen oder -Fisch, Süß-sauer

Hähnchenbrustfilets oder Fischfilets
Aprikosengelee
2 EL Joghurt natur (fettarm)
Dijon-Senf

Aprikosengelee, Joghurt und Senf miteinander verrühren. Hähnchenbrustfilets oder Fischfilets einige Stunden darin marinieren. Die marinierten Filets in Alufolie einpacken und im Backofen garen.

Schwarze Bohnen à la Roseanne mit Reis

1 Tasse gehackter Sellerie
1 große Zwiebel, gehackt
1 große grüne Paprikaschote, gewürfelt
2 Knoblauchzehen, gehackt
2 EL Olivenöl
2 Dosen schwarze Bohnen à 450 g
½ TL Oregano (getrocknet)
1 TL Salz (kann auch weggelassen werden)
3 EL Zitronensaft
½ TL Piment
200 g Langkornreis, gekocht, mit ½ TL Safran vermischt

Das Öl in einer Pfanne erhitzen. Den Sellerie, die Zwiebel, die grüne Paprikaschote und die Knoblauchzehen anbraten. Bohnen, Oregano, Salz und Piment zugeben. Zugedeckt bei kleiner Hitze ungefähr 20 Minuten köcheln lassen. Den Zitronensaft kurz vor dem Servieren zugeben.

Auf Safranreis servieren.

Ergibt 6 bis 8 Portionen.

Gemüse-Lasagne à la Bette

Tomaten-Basilikum-Sauce (Fertiggericht)
fettarmer Ricotta
Knoblauchpulver
Oregano
Pfeffer
Lasagneblätter
Zwiebeln
Je 1 kleine grüne, rote und gelbe Paprikaschote, in Streifen geschnitten
Frische Champignons, in Scheiben geschnitten
1 Zucchini, in Scheiben geschnitten
1 Aubergine, in Scheiben geschnitten
1 Packung tiefgekühlter Brokkoli oder Blumenkohl
1 Packung tiefgekühlte Karotten
fettarmer Mozarella

Die Zwiebeln, die Champignons und die Paprikaschoten einzeln in einer Pfanne andünsten. Alle anderen Gemüse einzeln blanchieren. Den Ofen auf 175° vorheizen. Eine große Auflaufform mit folgenden Schichten füllen: 1 Schicht Tomatensauce, 1 gehäufter EL Ricotta, 1 Schicht Zwiebeln und Champignons, 1 Schicht Lasagneblätter, 1 Schicht Tomatensauce, 1 Schicht Karotten und Auberginenscheiben, 1 Schicht Lasagneblätter, 1 Schicht Tomatensauce, 1 Schicht Zucchini, 1 Schicht Lasagneblätter, 1 Schicht Tomatensauce, 1 Schicht Paprikaschoten, 1 Schicht Lasagneblätter, 1 Schicht Tomatensauce, 1 Schicht Brokkoli bzw. Blumenkohl, 1 Schicht Lasagneblätter, 1 Schicht Tomatensauce. Mit Mozarellascheiben belegen. 30 bis 45 Minuten überbacken. Dazu Salat reichen.

Tip:

Alternative zur Tomatensauce: Gehacktes Putenfleisch anbraten. Tomatensauce zugeben und zusammen einköcheln lassen. Dafür weniger Gemüse verwenden.

Tomatensauce mit Gewürzen und Kräutern nach Belieben variieren.

Gemüse nach Belieben würzen.

Gefüllte Vollkornweizen-Tortilla

Den Ofen auf 220° vorheizen. Vollkornweizen-Tortilla mit fettarmem Ricotta, in Scheiben geschnittenen Champignons, gehackten Zwiebeln, gewürfelter Paprikaschote u. ä. füllen. 10 bis 15 Minuten überbacken.

Süße Variante:

Tortilla mit 1 EL Hüttenkäse und Fruchtgelee oder Zimt füllen.

Joghurtfrischkäse oder Joghurt-dip

Joghurt natur (fettarm)

Kaffee-Filtertüte

Eine Kaffee-Filtertüte auf ein hohes Glas setzen. Den Rand der Filtertüte um den Glasrand legen und mit Klebeband festkleben. Joghurt in die Filtertüte füllen. Über Nacht in den Kühlschrank stellen. Am Morgen hat der Joghurt, der in der Filtertüte geblieben ist, die Beschaffenheit von Frischkäse. Nach Belieben würzen. Als Frischkäse oder als Dip zu Gemüse verwenden.

Eiweiß-Omelett

Spinat, Champignons, Zucchini oder andere Gemüse weichdünsten. 3 Eiweiße steif schlagen. Das Gemüse dazugeben. 1 TL Margarine bei mittlerer Hitze in einer Pfanne erhitzen. Die Masse in der Pfanne verteilen und backen.

Weiterführende Literatur

Dieses Literaturverzeichnis erhebt keinen Anspruch auf Vollständigkeit. Es beschränkt sich darauf, eine Liste von Texten zu nennen, die für Sie nützlich oder interessant sein könnten. Eine umfassende Liste mit Artikeln über SAD und Licht-Therapie finden Sie in den beiden erstgenannten Fachtexten, die jeweils Hunderte von Literaturangaben enthalten.

Teil 1: Jahreszeitlich bedingte Krankheitsbilder

Blehar, M. C., Lewy, A. J.: »Seasonal Mood Disorders: Consensus and Controversy«, Psychopharmacology Bulletin, 26(4): 465–494, 1990.

Kasper, S.: Jahreszeit und Befindlichkeit in der Allgemeinbevölkerung. Eine Mehrebenenbeleuchtung zur Epidemiologie, Biologie und therapeutischen Beeinflußbarkeit (Licht-Therapie) saisonaler Befindlichkeitsschwankungen. Monographien aus dem Gesamgebiet der Psychiatrie, Band 66, Springer Verlag, 1991.

Kasper, S., Rogers, S., Yancey, A., Schulz, P. M., Skwerer, R. G., Rosenthal, N. E.: Phototherapy in individuals with and without sussyndromal seasonal affective disorder. Archives of General Psychiatry 46: 837–844, 1989.

Kasper, S., Wehr T. A., Rosenthal, N. E.: Saisonal abhängige Depressionsformen (SAD) I. Grundlagen und klinische Beschreibung des Syndroms. Nervenarzt 59: 191–199, 1988.

Oren, D. A., Rosenthal N. E.: »Seasonal Affective Disorders.« In: Handbook of Affective Disorders, 2nd edition, E. S. Paykel, (ed.), 551–567, Edinburgh: Churchill Livingstone, 1992.

Rosenthal, N. E., Blehar, M. C., (eds.): Seasonal Affective Disorders and Phototherapy. New York: Guilford Press, 1989.

Thompson, C., Silverstone, T., (eds.): Seasonal Affective Disorders. London: CNS Neuroscience Press, 1989.

Teil 2: Behandlungsformen

Licht-Therapie

Kasper, S., Kapitany, T., Neumeister, A., Rieder, N.: Der antidepressive Effekt der Lichttherapie, in: Psychiatrie für die Praxis 21, MMW-Taschenbuch. München: MMV Medizin Verlag, 163–168.

Kasper, S., Ruhrmann, S., Neumann, S., Möller, H. J.,: Use of the light therapy in the German psychiatric hospitals. European Psychiatry 9: 288–292, 1994.

Kasper, S., Ruhrmann, S., Schuchardt, H.-M.: The effects of light therapy in treatment indications other than seasonal affective disorder (SAD), 1994. In: Holick, M. F., Jung, E. G. (Hg.): Biologic effects of light 1993. Berlin, New York: De Gruyter & Co, 206–218.

Kasper, S., Wehr T. A., Rosenthal, N. E.: Saisonal abhängige Depressionsformen (SAD) II. Beeinflussung durch Photographie und biologische Ergebnisse. Nervenarzt 59: 200–214, 1988.

Lewy, A. J., Sack, R. L., Miller, S., Hoban, T. M.: »Antidepressant and Circadian Phase-Shifting Effects of Light«, Science, 235: 352–354, 1987.

Lewy, A. J., Sack, R. L., Singer, C. M.: »Treating Phase Typed Chronobiologic Sleep and Mood Disorders Using Appropriately Timed Bright Artificial Light«, Psychopharmacology Bulletin, 21: 368–372, 1985.

Neumeister, A., Rieder-Praschak, N., Heßelmann, B., Rao, M. L., Glück, J., Kasper, S.: Effects of tryptophyn depletion on drug-free patients with seasonal affective disorder during a stable response to bright light therapy, 1997. Arch Gen Psychiatry 54: 133–138.

Rosenthal, N. E., Sack, D. A., Gillin, J. C., Lewy, A. J., Goodwin, F. K., Davenport, Y., Mueller, P. S., Newsome, D. A., Wehr, T. A.: »Seasonal Affective Disorder: A Description of the Syndrome and Preliminary Findings with Light Therapy«, Archives of General Psychiatry, 41: 72–80, 1984.

Rosenthal, N. E., Wehr, T. A.: »Towards Understanding the Mechanism of Action of Light in Seasonal Affective Disorder«, Pharmacopsychiatry, 25(1): 55–60, 1992.

Sack, R. L., Lewy, A. J., White, D. M., Singer, C. M., Fireman, M. J., Vandiver, R.: »Morning vs. Evening Light Treatment for Winter Depression«, Archives of General Psychiatry, 47: 343–351, 1990.

Terman, M., Remé, C. E., Rafferty, B., Gallin, P. F., Terman, J. S.: »Bright Light Therapy for Winter Depression: Potential Ocular Effects and Theoretical Implications«, Photochemistry and Photobiology, 51(6): 781–791, 1990.

Diät und Bewegung

Carper, J.: The All-in-One Calorie Counter. New York: Bantam Books, 1974.

Eaton, S. B., Konner, M. J.: »Paleolithic Nutrition: A Consideration of its Nature and Current Implications«, New England Journal of Medicine, 312: 283–289, 1985.

Eaton, S. B., Shostak, M., Konner, M. J.: The Paleolithic Prescription. New York: Harper & Row, 1988.

Goor, Ron, Goor, Nancy, Boyd, Katherine: The Choose to Lose Diet. Boston: Houghton Mifflin, 1990.

Heller, Rachael F., Heller, Richard F. The Carbohydrate Addict's Diet: The Lifelong Solution to Yo-Yo Dieting. New York: Dutton, 1991.

Wurtman, Judith J. The Carbohydrate Craver's Diet. Boston: Houghton Mifflin, 1983.

Wurtman, Judith J. Managing your Mind and Mood through Food. New York: Rawson Associates, 1986.

Psychotherapie und Ratschläge für Freunde und Familie

Burns, David D.: Feeling Good: The New Mood Therapy. New York: Signet, 1981.

Papolos, Demitri F., Papolos, Janice: Overcoming Depression. New York: Harper & Row, 1987.

Storr, Anthony: The Art of Psychotherapy. New York: Methuen, 1979.

Jetlag, Schichtarbeit und allgemeine Informationen zum Thema Licht

Hyman, Jane: The Light Book. Los Angeles: Jeremy P. Tarcher, 1990.

Moore-Ede, Martin: The Twenty-Four Hour Society. Reading, MA: Addison Wesley, 1993.

Oren, D.A, Reich, W., Rosenthal, N. E., Wehr, T. A.: How to Beat Jet Lag: A Practical Guide for Air Travelers. New York: Holt, 1993.

Teil 4: Ein Hoch auf die Jahreszeiten

Boorstin, D. J.: The Discoverers. New York: Vintage Books, 1983.

Cameron, L.: Antarctica: The Last Continent. London: Cassell, 1974.

Cook, F. A.: »Medical Observations among the Esquimaux«, New York Journal of Gynaecology and Obtretrics, 4: 282–296, 1894.

Dewhurst, K.: »A Seventeenth-Century Symposium on Manic-Depressive Psychosis«, British Journal of Medical Psychology, 35: 111–125, 1962.

Eliade, Mircea: »Experiences of the Mystic Light.« In: Mephistopheles and Androgyne. New York: Sheed and Ward, 1965.

Eliade, Mircea: Das Mysterium der Wiedergeburt. Insel-TB. Erstmals erschienen 1954.

Esquirol, J. E. D.: Mental Maladies: Treatise on Insanity. New York: Hafner, 1965.

Frumkes, G.: »A Depression Which Recurred Annually«, Psychoanalytic Quarterly, 65: 351–364, 1946.

James, William: Die Vielfalt der religiösen Erfahrung. Insel-TB, 1996. (Erstmals erschienen: 1902)

Jamison, Kay Redfield: »Mood Disorders and Seasonal Patterns in Top British Writers and Artists«, Psychiatry, 52(2): 125–134, 1989.

Jamison, Kay Redfield: Touched with Fire: Manic-Depressive Illness and the Artistic Temperament. New York: Free Press, 1993.

Johnson, T. H., (ed.): The Complete Poems of Emily Dickinson. Boston: Little, Brown, 1960.

Jones, Jack Raymond: The Man Who Loved the Sun: The Life of Vincent van Gogh. London: Evans Brothers, 1966.

Marsh, Michael: Philosophy of the Inner Light (Pendle Hill Pamphlet 209). Pendle Hill, PA: Pendle Hill Publications, 1976.

Manner, Knud, (ed.): Selected Letters of Gustav Mahler. London: Faber & Faber, 1979.

Stone, I.: Vincent van Gogh. Ein Leben in Leidenschaft. rororo. Erstmals erschienen 1969.

Wechsberg, J.: »Mørketiden«, The New Yorker, 18. März 1972.

Der SAM-SAD-Test

Der SAM-SAD-Test (Self-Assessment Mood Scale for SAD) wurde 1988 von J. B. W. Williams, M. J. Link, N. E. Rosenthal und M. Terman auf der Grundlage des Structured Interview Guide for the Hamilton Depression Rating Scale entwickelt.

Wie beurteilen Sie Ihre Stimmungslage in der vergangenen Woche, verglichen mit Phasen, in denen Ihr Zustand normal oder ausgeglichen ist? Folgende Angaben sind möglich:

0 = Überhaupt nicht
1 = Etwas
2 = Mehr als etwas
3 = Mittel
4 = Merklich oder ernstlich

So ist es mir in der letzten Woche ergangen:	Vor Behandlungsbeginn	Nach 1	Nach 2	Nach 3	Nach 4	Nach 5
		Behandlungswoche(n)				
Ich habe mich down und deprimiert gefühlt.						
Ich war weniger interessiert an Unternehmungen.						
Ich war weniger interessiert an Sex.						
Ich war weniger interessiert an Essen.						
Ich habe etwas abgenommen.						
Ich kann abends nicht einschlafen.						

So ist es mir in der letzten Woche ergangen:	Vor Behandlungsbeginn	Nach 1	Nach 2	Nach 3	Nach 4	Nach 5
		Behandlungswoche(n)				
Ich schlafe unruhig.						
Ich wache zu früh auf.						
Meine Glieder sind schwer, ich habe Rücken-, Kopf- oder Muskelschmerzen, ich bin müder als sonst.						
Ich fühle mich schuldig oder als Versager.						
Ich wünsche mir, tot zu sein./Ich denke an Selbstmord.						
Ich bin angespannt, gereizt oder besorgt.						
Ich glaube, ich bin krank.						
Ich spreche und denke langsamer als sonst.						
Ich bin nervös, unruhig oder zappelig.						
Morgens geht es mir schlechter als abends.						
Abends geht es mir schlechter als morgens.						
Ich fühle mich unwirklich, wie im Traum.						
Ich bin mißtrauisch/paranoid.						
Ich bin davon in Anspruch genommen/besessen, alles nachprüfen zu müssen.						
Angstgefühle machen sich auch durch körperliche Symptome bemerkbar.						
Depressionswert I	______	____	____	____	____	____

Wie beurteilen Sie Ihre Stimmungslage in der vergangenen Woche, verglichen mit Phasen, in denen Ihr Zustand normal oder ausgeglichen ist? Folgende Angaben sind möglich:

0 = Überhaupt nicht
1 = Etwas
2 = Mehr als etwas
3 = Mittel
4 = Merklich oder ernstlich

So ist es mir in der letzten Woche ergangen:	Vor Behandlungsbeginn	Nach 1	Nach 2	Nach 3	Nach 4	Nach 5
		Behandlungswoche(n)				
Ich hatte weniger Interesse an sozialen Kontakten.						
Ich habe das Gefühl, mehr essen zu wollen als sonst.						
Ich verspüre einen Heißhunger auf Süßigkeiten und stärkehaltige Nahrungsmittel.						
Meine Stimmung sinkt nachmittags und abends ab.						
Depressionswert gesamt (Addieren Sie Depressionswert 1 und 2.)	______	____ ____	____ ____	____ ____	____ ____	____ ____

Die Columbia-Augenuntersuchung vor und während der Licht-Therapie

Vor und in regelmäßigen Abständen während der Licht-Therapie sind Augenuntersuchungen sinnvoll. Sie können Ihren Augenarzt bitten, die Ergebnisse in das folgende Formular einzutragen.

Die Ergebnisse des Amsler-Tests werden auf den beiden *kleinen* Amsler-Rastern eingetragen.

Die folgende Augenuntersuchung war obligatorisch für Patienten, die am Programm gegen Winterdepressionen des New York State Psychiatric Institute am Columbia-Presbyterian Medical Center teilnahmen. Der Test wurde entwickelt von: Pamela F. Gallin, Brian Rafferty und Michael Terman von der Columbia University, Ronald M. Burde vom Albert Einstein College of Medicine und Charlotte E. Remé von der Universität Zürich. Falls Augenerkrankungen vorliegen, so müssen diese in einem gesonderten Bericht festgehalten werden.

Patient: ____________________ Facharzt: ____________________

Adresse: ____________________ Adresse: ____________________

Telefon: ____________________ Telefon: ____________________

Überwiesen durch: ____________________ Tag der Untersuchung: ____________________

Checkliste

NETZHAUT	
Netzhautablösung	+ –
Diabetische Retinopathie	+ –
Retinitis/Netzhautentzündung	+ –
Arteriosklerotische Retinopathie	+ –
Maculadegeneration	+ –
Tapetoretinale Degeneration	+ –
Strahlenbedingte Retinopathie	+ –
Medikamentbedingte Retinopathie	+ –
Posttraumatische Retinopathie	+ –

AUGENBESCHWERDEN	
Lichtscheu	+ –
Blendung	+ –
Augentrockenheit	+ –
Verschwommenes Sehen	+ –
Metamorphopsie	+ –
Farbensehen (gut, schlecht)	+ –
Nachtsehen (gut, schlecht)	+ –
Andere Beschwerden:	+ –

ANDERE	
Entzündungen der vorderen Kammer/Linse	+ –
Glaukom (Grüner Star)	+ –
Katarakt (Grauer Star)	+ –
Krankheiten des Sehnervs	+ –
Bindehaut-, Hornhautentzündung	+ –
Hypothyreose (Schilddrüsen-unterfunktion)	+ –
Einnahme von Hormonen (ja, nein)	+ –
stabil (ja, nein)	+ –

EINGENOMMENE MEDIKAMENTE	
Antidepressiva (trizyklische)	+ –
Neuroleptika (Phenothiazin)	+ –
Lithium	+ –
Tryphtophan oder Melatonin	+ –
Psoralen	+ –
Medikamente gegen Malaria	+ –
Entwässernde Medikamente (Hydrochlorothiazid)	+ –
Porphyrin	+ –
Tetracyclin	+ –
Sulfonamid	+ –
Andere photosensibilisierende Medikamente:	

Augenuntersuchung

Optimal korrigierte Sehschärfe:

	Sph	Zyl
R	____	____
L	____	____

Augenbeweglichkeit (9 Hauptsehrichtungen)

R	L

Augendruck um _____ Uhr

R	L

Amsler-Raster

(Bitte tragen Sie hier die Ergebnisse des Tests auf der übernächsten Seite ein)

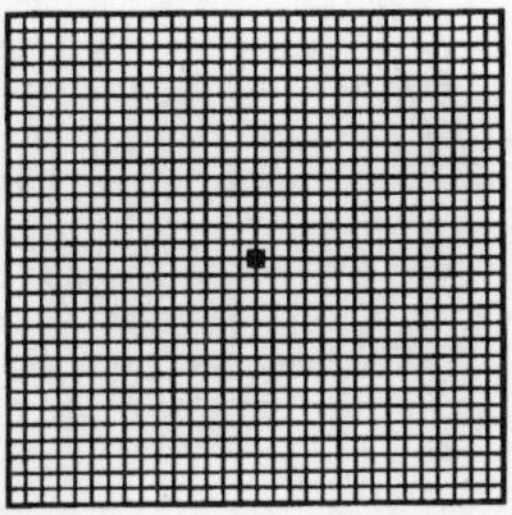

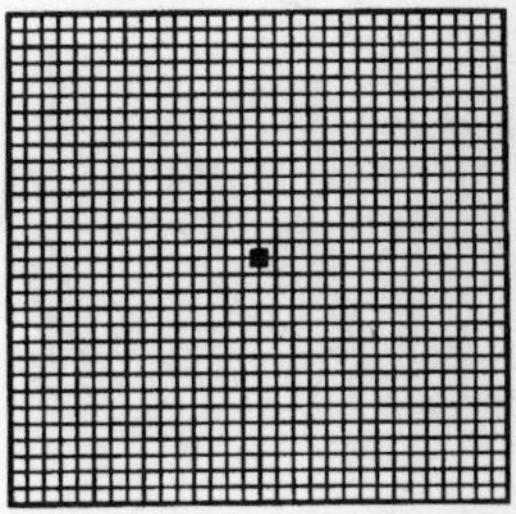

R normal/unnormal	L normal/unnormal

Pupillenreaktionen

R		L	
direkt	+ –	direkt	+ –
direkt	+ –	direkt	+ –

Spaltlampenuntersuchung

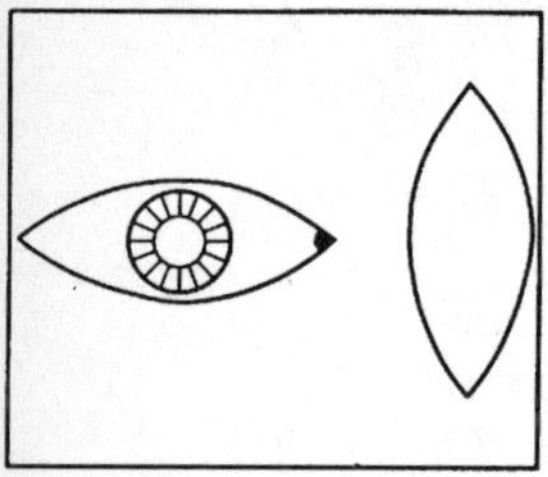

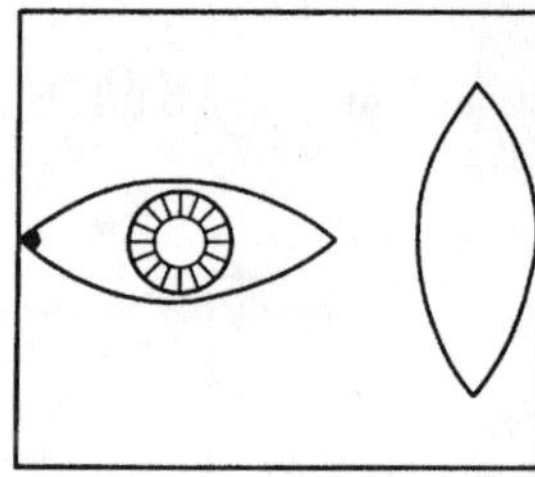

R	L

Augenhintergrund: direkt ________ indirekt ________ Mydriasis

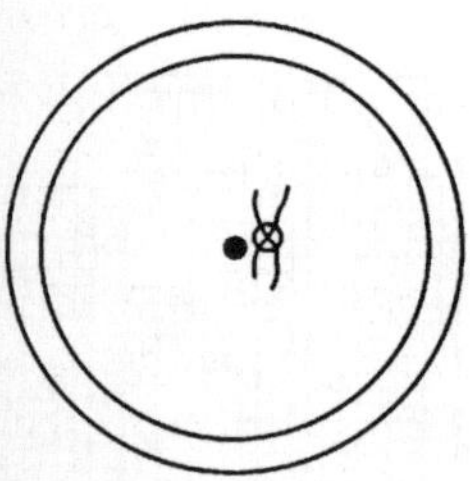

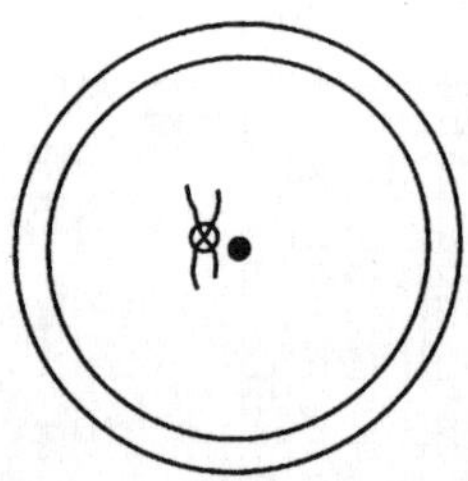

R Durchmesser = ____ L Durchmesser = ________

Amsler-Raster zur Selbstuntersuchung

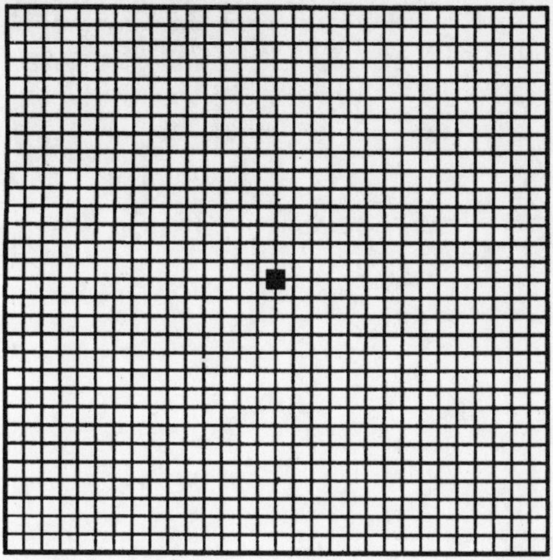

Verwendung des Amsler-Rasters. Führen Sie die Untersuchung in einem gut beleuchteten Raum durch. Falls Sie eine Brille wegen Kurzsichtigkeit tragen, behalten Sie sie während der Untersuchung auf. Halten Sie die Abbildung in Armlänge von sich entfernt. Halten Sie ein Auge mit der freien Hand zu, so daß es völlig abgedeckt ist. Schauen Sie nur auf den schwarzen Punkt in der Mitte des Bildes und prüfen Sie gleichzeitig, ob Sie auf der Abbildung Wellenlinien oder weiße Stellen wahrnehmen. (Wenn Ihre Augen gesund sind, sollten Sie das ganze Bild als exakt ausgerichtetes Karo wahrnehmen.) Nehmen Sie dann das Bild in die andere Hand, und führen Sie die Untersuchung für das andere Auge durch. Die Ergebnisse des Tests sollten auf einer Kopie der beiden weiter oben abgebildeten kleineren Amsler-Raster getrennt für das rechte und linke Auge festgehalten werden. Zeichnen Sie etwaige Wellenlinien so ein, wie Sie sie gesehen haben; falls Sie weiße Flecken wahrgenommen haben, markieren Sie die entsprechenden Bereiche mit einem Kreis.

Register